D1672342

Bircher-Benner Diätbücher

Handbuch für Frauenleiden und die Wechseljahre

Dieses Buch aus einem ärztlichen Zentrum modernster Heilkunst beschreibt alle Möglichkeiten der Empfängnisregelung, die Schwangerschaft, Geburt und Stillzeit, sowie alle Frauenleiden und die natürlichen Möglichkeiten der Heilung und Verhütung von Komplikationen, auf der Basis jahrzehntelanger Erfahrung und neuester wissenschaftlicher Evidenz.

Dr. med. Andres Bircher
und Mitarbeitende des
Bircher-Benner Zentrums
Lilli Bircher, Pascal Bircher,
Anne-Cécile Bircher

EDITION BIRCHER-BENNER
CH-8784 BRAUNWALD

Bircher-Benner Diätbücher

Die Ergebnisse weltweiter Forschung sind in diesen Handbüchern ebenso berücksichtigt, wie die über 100-jährige Entwicklung ärztlicher Kunst und Erfahrung in der bekannten Bircher-Benner Klinik. Der Leser spürt auf Schritt und Tritt die hilfreiche Art des kundigen Arztes.

1. Auflage 2021

Alle Rechte auch die des auszugsweisen Nachdrucks der photomechanischen Wiedergabe und der Übersetzung vorbehalten

info@bircher-benner.com   www.bircher-benner.com

Buchbestellungen: edition@bircher-benner.com
© Copyright by Edition Bircher-Benner, CH 8784 Braunwald
® Die Handelsmarken Bircher und Bircher-Benner sind weltweit geschützt
Printed in Germany

Die Ratschläge in diesem Buch sind von den Autoren und vom Verlag sorgfältig erwogen und geprüft, dennoch kann keine Garantie übernommen werden. Eine Haftung der Autoren bzw. des Verlages für Personen-, Sach- und Vermögensschäden ist ausgeschlossen.

Einbandentwurf: Eberl & Kœsel Studio GmbH, Krugzell
Gesamtherstellung: Eberl & Kœsel, Altusried-Krugzell

Inhalt

Vorwort

Für Männer war das Wesen der Frau stets etwas Unheimliches, das ihnen Angst machte, so dass sie dazu neigten, Frauen zu kontrollieren und zu unterdrücken. Bis vor 120 Jahren waren alle Ärzte Männer und man sieht aus der Geschichte, dass es ihnen sehr schwer fiel, ihre Patientinnen zu verstehen. Sie entwickelten phantastische Theorien zur Gebärmutter, zu Menstruationsbeschwerden, zu Hitzewallungen, zu seelischen Besonderheiten ihrer Patientinnen, ohne diese wirklich zu verstehen. Sie meinten, dass Menstruationsblut, das nicht abfliessen könne, sich im Körper verteile und Abszesse verursache. Der an sonst geniale griechische Arzt Hippokrates meinte, dass die Gebärmutter im ganzen Körper umherwandere. Diese Idee hielt sich bis in die Renaissance. Man findet sie bei Galenos von Pergamon, bis Paracelsus und Leonardo da Vinci. Die Gebärmutter hiess bei den Griechen ὑστέρα hystéra oder métra und Galenos war davon überzeugt, dass das Ausbleiben der Menstruation oder unterdrückte Vaginalsekrete Hysterie verursachen. Damit meinte er damals allerhand seelische Leiden, bis hin zu Depressionen und Schizophrenie.

Heute versteht man Hysterie als einen Angstzustand mit einem Verhalten, das unbewusst verzweifelt nach Hilfe, Beachtung und Anerkennung ruft. Nicht umsonst war die Erste eine Frau, nämlich Hildegard von Bingen, welche die Frauenheilkunde von all diesem Aberglauben befreite und „Frauenleiden" als Fachgebiet betrachtete, mit wirksamen Behandlungsmöglichkeiten. Was bei den Hitzewallungen geschah, konnten die Ärzte nicht verstehen. Diese „Vapeurs" wurden definiert als „Modekrankheit" der Damen, durch Beschwerden, die durch zum Gehirn aufsteigende „Blähungen" verursacht und zu „hysterischen" Launen führen würden. Der deutsche Enzyklopädist, Lexikograph, Naturwissenschaftler und Arzt Johann Georg Krünitz schrieb dazu: „Die Vapeurs zeigen sich gewöhnlich bei Frauenzimmern bei Eintritt oder bei Wegbleiben der Regel, aber auch beim vielen Sitzen, Essen, blähenden Speisen und bei nicht gehörigen Verdauungskräften des Magens etc. Sie gehen von den Nervengeflechten des Unterleibes aus." Im 19. Jahrhundert gaben die Ärzte die Theorie der „Vapeurs" auf und erklärten Hitzewallungen durch zu enges Schnüren des Korsetts, das die Leber einengte. Weiterhin waren sie davon überzeugt, dass die weiblichen Geschlechtsorgane ausserordentlich nervenreich seien und mit den anderen Organen, dem Magen-Darmkanal, dem Herzen und dem „psychischen Anteil des Gehirns" direkt verbunden seien, so dass sie mannigfache Funktionsstörungen und hysterische Verstimmungen verursachen. Zur Behandlung der „Hysterie" wurde noch bis in die 1930er-Jahre eine sofortige Heirat und Schwangerschaft empfohlen. Auch Vibratoren wurden eigesetzt und seit dem Ende des 19. Jahrhunderts wurde oft chirurgisch vorgegangen, durch Entfernung der Gebärmutter (Hysterektomie) oder deren Lagekorrektur. Die Männer verdrängten ihre eigenen psychischen Regungen sehr und projizierten sie oft auf Frauen. Sigmund Freud war der erste Arzt, der psychische Krankheiten nicht nur bei Frauen, sondern genauso bei Männern diagnostizierte. Dies war die Geburtsstunde der psychologischen Wissenschaft.

Lange standen die Ärzte Menstruationsbeschwerden hilflos gegenüber. Der erste Artikel der sich mit dem Thema Dysmenorrhoe befasste, erschien 1876 im „Archiv für Gynäkologie". Dann war es wieder still um dieses Thema, bis zwischen 1910 und 1930 sechs weitere Artikel veröffentlicht wurden. Bis 1970 entstanden 246 Artikel, von denen sich nur 18 mit Theorien zur Ursache der Dysmenorrhoe befassten. Noch 1965 schrieb Lukas in seiner Monografie über „Die Dysmenorrhoe": „Wir bezeichnen als Dysmenorrhoe eine Menstruation, die mit Beschwerden oder Schmerzen von solchem Ausmass einhergeht, dass die betreffende Frau in ihrem Befinden ernstlich gestört ist und ihrer gewohnten Tätigkeit nicht in üblicher Weise nachgehen kann – kaum ein gynäkologisches Krankheitsbild ist einerseits so verbreitet und andererseits in seiner Genese so unklar geblieben, wie die Dysmenorrhoe".

In der Tat sind die Regulationsvorgänge im Körper der Frau äusserst komplex und so subtil aufeinander abgestimmt, dass kleinste Störungen in deren Ablauf Beschwerden verursachen können. Hiermit kann die derzeitige, in analogen Denkschemata verhaftete, materiell eingestellte medizinische Wissenschaft nicht Schritt halten, welche gewohnt ist, Beschwerden mit unterdrückenden Medikamenten anzugehen. Auch das typisch weibliche Denken und Handeln ist kybernetisch und viel komplexer als das typisch männliche Denken und ergänzt dieses gerade deshalb in idealer Weise. Die Menstruation, die Schwangerschaft und das Klimakterium sind wunderbare Beispiele dafür, dass unser biologisches System ein äusserst komplexes, genial konzipiertes, offenes Regulationssystem ist, bei dem

alle Vorgänge sorgsam aufeinander abgestimmt sind und in dynamischem Gleichgewicht ablaufen, so dass es mit den meist linearen Überlegungen und Forschungsmethoden der aktuellen medizinischen Wissenschaft nicht verstanden werden kann.

Ganz anders als die Männer, haben Frauen mehrere Aufgaben für ein erfülltes Leben. Zur persönlichen und beruflichen Entwicklung ist ihre Begabung als Mutter zur Geburt und Betreuung von Kindern eine grosse immanente Aufgabe ihres Lebens, die nach Erfüllung ruft, eine Begabung, welche derzeit in der Gesellschaft kaum Beachtung und wenig Unterstützung findet. In allen Kulturen war die Fähigkeit der Frau, in sich ein Kind heranreifen zu lassen und zu gebären, den Männern unheimlich und schlug sich in mythologischen Vorstellungen nieder. Wundersame Geburten sind ein verbreitetes Motiv in der historischen Literatur und in religiösen Texten aller Kulturen. Oft geht es dabei um eine Empfängnis durch mysteriöse oder wundersame Umstände, oft unter dem Einfluss einer Gottheit oder übernatürlicher Elemente.

Semele, die Tochter des Königs Kadmos von Theben stirbt wegen der eifersüchtigen Hera durch den Blitz des in sie verliebten Zeus. Doch war sie bereits mit Dionysos schwanger. Da brachte sich Zeus eine tiefe Wunde bei und nähte sich die unreife Leibesfrucht in seinen eigenen Schenkel. Nach drei Monaten öffnete er diesen wieder und brachte Dionysos zur Welt. Dionysos doppelte „Geburt" begründete seine Unsterblichkeit. Metis lebte mit ihren Zwillingskindern Athene und Mephaistos im Bauch des Zeus. Athene erzeugte Zeus mit einem Speer von innen derart starke Kopfschmerzen, dass sie aus seinem Kopf geboren wurde. Der tierliebende Kintarō hatte übernatürliche Kräfte, denn er wurde von einer Berghexe grossgezogen, die durch den Blitz eines roten Drachens geschwängert wurde. Momotarō soll in einem Pfirsich auf die Erde geschwebt sein und auf einem Fluss getrieben haben, bis er von einer kinderlosen Frau gefunden und aufgezogen wurde. Die Prinzessin Kaguya im Manga von Isao Takahata wird von einem Bambusbauern im Inneren eines Bambushalms gefunden und aufgezogen. Als Zeichen göttlicher Herkunft entstand die Schwangerschaft an Chinas mythologischem Herrscher und Ackergott Houji, als seine Mutter in einen riesigen Fussabdruck fiel, der von Shangdi, der höchsten Gottheit des Himmels stammte. Die Mutter des legendären chinesischer Philosophen Laozi, welcher auch als Begründer des Daoismus gilt, wurde schwanger, als sie eine Sternschnuppe erblickte und sich gegen einen Pflaumenbaum lehnte. Er soll 62 Jahre im Leib seiner Mutter verbracht haben, bis er als alter Mann mit Bart und mit ganz langen Ohrläppchen, als Zeichen der Weisheit und für ein langes Leben, zur Welt kam. Er soll 13 Mal wiedergeboren worden sein, bis er in seiner „finalen Form" im Alter von 990 Jahren starb. Der mongolische Kaiser Liao Taizu wurde im Jahr 872 in der südlichen Mongolei geboren. Seine Mutter soll schwanger geworden sein, als sie träumte, dass die Sonne vom Himmel in ihren Schoss fiel. Nach zwanzig kinderlosen Jahren soll Siddharta Gautamas Mutter schwanger geworden sein, als sie träumte, dass ein weisser Elefant vom Himmel herab in ihren Körper fuhr. Als Zeichen der Reinheit soll Siddharta Gautamas aus der rechten Seite seiner Mutter ausgetreten sein. Als Mutter Erde über die Sünden der Menschen Indiens erzürnt war, bat sie den Gott Vishna in Form einer Kuh um Hilfe. Vishna erzählte ihr, dass er ihr achter Sohn sei und die Sünden auf der Erde auslöschen werde, stieg hinab in ihren Bauch und wurde als Krishna wiedergeboren. Durch die unbefleckte Empfängnis soll die Gottesmutter Maria vor jedem Makel der Erbsünde, die

Adam und der Eva begangen hatten, bewahrt worden sein.

So rankten sich die Mythen und Vorstellung der Menschen um das Phänomen der Schwangerschaft und der Geburt, dieses Meisterwerk der Schöpfung, dem wir auch heute, bei allem naturwissenschaftlichen Verständnis, mit Staunen und Ehrfurcht begegnen. Noch ist die Schwangerschaft teilweise mit Schamgefühl, statt mit Stolz belegt, noch wird im spanischen Sprachraum jede schwangere Frau als „embarazada" (verlegen) bezeichnet. Die Schwangerschaft ist die Zeit grösster Weiblichkeit im Leben einer Frau, wo sie in der Gesellschaft grösste Ehrfurcht und Achtung verdient.

Auch um das Stillen ranken sich Mythen. Dabei wird besonders die menschliche Grösse späterer Persönlichkeiten durch das Säugen der Milch von Tieren begründet. Am bekanntesten ist wahrscheinlich die Sage der Zwillinge Romulus und Remus, welche die Milch einer Wölfin gesäugt haben sollen. Der griechische Gott Zeus soll von der Nymphe Amaltheia mit der Milch einer Ziege aufgezogen worden sein, Telephos, der Sohn des Herakles, von einem Reh, Kyros I. mit der Milch eines Hundes und Krösus, Xerxes und Lysimachos sollen die Milch einer Stute getrunken haben. Sagen von verlassenen Kindern, die durch tierische Mütter wie Wölfinnen und Bärinnen aufgezogen wurden, waren in Europa bis in die Neuzeit hinein weit verbreitet. Nachdem beflissene Konzerne versuchten, junge Mütter davon zu überzeugen, dass Pulvermilchprodukte für ihr Kind besser seien als Muttermilch, ist eine Vielzahl wissenschaftlicher Studien erschienen, welche die enorme Bedeutung der Muttermilch und des Stillens für das Kind und die Mutter selbst belegten. Schwangerschaft, Geburt und die Stillzeit sind Ereignisse grosser Intimität, während der Frauen besonderer

Schonung, Achtung und grossen Respekt verdienen.

Oft sind junge Frauen heute vor die Tatsache gestellt, dass sie unerwünscht schwanger geworden sind. Damit beginnt ein lebenslanger innerer Konflikt. Kann ich es trotzdem austragen und aufziehen? Kann das Kind bei den Eltern aufwachsen? Soll ich es austragen und für eine Adoption freigeben, obschon meine Beziehung zu ihm bis dahin gewachsen sein wird? Oft ist eine frühe Adoption durch gut gewählte Eltern für das Kind eine gute Lösung. Die meisten Frauen wählen dann den Weg eines Schwangerschaftsabbruchs. Doch immer hinterlässt dies tiefe Schuldgefühle, die anfangs verdrängt werden, um den Weg des Abbruchs der Schwangerschaft überhaupt gehen zu können. Irgendwann im Leben brechen diese Schuldgefühle dann massiv hervor und erzeugen viel Trauer, Selbstvorwürfe und grosses Leid. Jede Frau benötigt, gerade bei unerwünschter Schwangerschaft, viel Verständnis und Hilfe.

Jede siebte Frau erlebt in ihrem Leben eine Fehlgeburt, bevor sie gesunde Kinder auf die Welt bringt. Noch erinnere ich mich an eine junge Frau, die tränenüberströmt ihr erstes, 3 cm grosses Kind in einem Glasfläschchen betrachtete. Nur Frauen können die Tiefe eines solchen Schmerzes wirklich ganz nachfühlen. Um die erste Geburt ranken sich dann oft Ängste: Angst vor den Schmerzen, Angst vor einer Frühgeburt, vor Fehlbildungen oder Geburtsschäden und die Sorge, ob man der Aufgabe eines Kindes gerecht werden wird. Das sind Gefühle, die nur Frauen wirklich erleben und nachvollziehen können.

Ist dann die Familie da, so geraten viele Frauen in einen inneren Konflikt zwischen ihrer beruflichen Begabung und Herausforderung und ihrer Aufgabe als Mutter. Beidem gerecht zu werden, ist oft ganz schwierig. Es gibt nichts Bedeutenderes, als die Zuwendung und Liebe einer Mutter zu ihrem Kind. Eine gesunde Mutter-Kind-Beziehung bildet das Fundament jeglicher Menschlichkeit. Sind die Kinder klein und zerrt ein jedes den ganzen Tag an einem Ärmel, so kann das Gefühl entstehen, das eigene Leben nicht leben zu können. Dann werden Ansprüche und Erwartungen des Ehegatten zur zusätzlichen Belastung, so dass es oft zu Konflikten kommt, bis zur Trennung. Dies sind Zeiten, wo grosses Verständnis, Reife und Hilfe des Vaters notwendig sind, sonst wird gar manches, was eine Mutter leistet, zur Selbstverständlichkeit. Dann kommt die Pubertät der Kinder und die vielen, meist ungerechten Vorwürfe. Dann ist die Aufgabe, zu unterscheiden, welche Vorwürfe berechtigt sind und welche nicht, oft schwierig. Wir haben nie eine gute Mutter gesehen, die nicht ständig bei sich Fehler suchte. Diese Vorwürfe zu ertragen kann sehr schmerzhaft sein, bis die Kinder viel später endlich erwachsen werden und ihrer Mutter Verständnis, Anerkennung und Dankbarkeit entgegenbringen.

Dann kommt das Klimakterium mit starken seelischen und körperlichen Veränderungen. Es kommt daher, wie ein zweites Leben, mit neuen Möglichkeiten, das nach einer anderen, neuen Identität und einer zweiten Erfüllung ruft. Unvergleichbar ist dies mit dem Klimakterium des Mannes, das kaum eine weitere Entwicklung von ihm fordert. Auch diese Veränderung der Frau findet in unserer Gesellschaft keine Resonanz, in einer Gesellschaft, welche den Menschen alle scheinbaren Bedürfnisse und Gelüste durch Bildnisse junger Frauen zu erwecken sucht. Dabei formen sich, wenn man gesund ist, die Gesichtszüge im dritten Lebensabschnitt erst richtig aus, als ein Bildnis der Persönlichkeit. Vielen Frauen fällt es schwer, sich mit dieser Veränderung abzufinden und sie empfinden dies als hässlich und als Zeichen rascher Alterung, als ein Aussehen, das in dieser Gesellschaft nichts zu suchen hat. Dies ist oft Ursache grosser, stiller Traurigkeit, die daran hindert, den Weg in ein zweites, erfülltes Leben zu finden. Auch verändert das Klimakterium den Stoffwechsel, so dass man sich besonders gesund ernähren muss und man darf nicht dem Naschen verfallen, um nicht an Gewicht zuzunehmen, so dass das Aussehen keine Freude mehr macht.

Frauen im dritten Abschnitt ihres Lebens sind für unsere Gesellschaft ganz besonders wichtig. Sie haben die grösste Lebenserfahrung, haben sich in der Zuwendung und dem Verständnis ihrer Kinder jahrelang geübt und sind zu persönlicher Reife gelangt, welche für andere Menschen von grosser Bedeutung ist. Wer dies nicht erkennen kann, riskiert mutlos und traurig zu sein.

Zyklusstörungen, Menstruationsbeschwerden und klimakterische Beschwerden können nicht durch unterdrückende Medikamente behandelt werden. Hier ist ein regulatives Verständnis gefragt und sind Behandlungsmethoden notwendig, welche die Ursachen angehen, statt Symptome zu unterdrücken. Das Heilen dieser Funktionsstörungen fordert grosses Verständnis für das typisch Weibliche, für seelische und regulative Vorgänge des Menschen und viel Empathie, nicht nur Verständnis für die hormonellen Vorgänge und Veränderungen, sondern auch für das, was im Stoffwechsel geschieht und Anlass zu grossem Leid geben kann durch Schmerzen und Verstimmungen, die man vermeiden kann.

Dieses Buch ist für Frauen geschrieben, welche ihr eigenes Wesen besser verstehen möchten und nach einem Weg suchen, ihren Beschwerden in natürlicher Weise zu begegnen und diese zu heilen. Es ist auch für Männer geschrieben, welche dies besser verstehen möchten. Dem behandelnden Arzt ist dieses Buch eine bedeutende Hilfe bei der Führung und Behandlung seiner Patientinnen.

Die weiblichen Organe

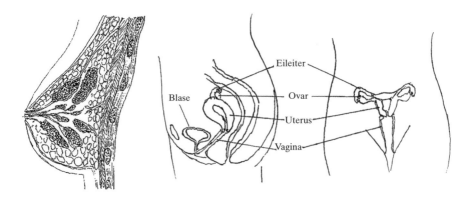

Die Eierstöcke sind von der Gebärmutter her mit Blut und Nerven versorgt. Die Eileiter sind locker damit verbunden und haben eine Öffnung über dem Eierstock (Ovar), ohne an diesen angewachsen zu sein. Die seitliche Verbindung zwischen Uterus, Eierstock und Eileiter nennt man Adnexe. Damit das Ei nach dem Eisprung in den Eileiter und möglichst nicht in den Bauchraum gelangt, verfügen die Eileiter über Fimbrien, welche das Ei einfangen und in den Eileiter hineinleiten. Selten, wenn dies nicht gelingt, kann es zu dessen Befruchtung ausserhalb der Gebärmutter (Uterus) kommen. Man nennt dies eine extrauterine Schwangerschaft. Nistet sich das befruchtete Ei im Eileiter ein, so entsteht eine Eileiterschwangerschaft (EUG). Eine Implantation des Embryos kann jedoch auch in den Eierstöcken oder der Bauchhöhle stattfinden. Eine Implantation des Embryos im Gebärmutterhals, in der Gebärmutterwand (beispielsweise in einer Kaiserschnittnarbe) oder im Teil des Eileiters, der schon in die Gebärmutter mündet, wird auch als „Extrauteringravidität" bezeichnet, obschon sie sich in der Gebärmutter befindet, jedoch an ungeeigneten Orten (ektope Schwangerschaft).

Die Gebärmutterschleimhaut wird Endometrium genannt (von altgriechisch ἔνδο(ν) éndo(n), deutsch ‚innen‘ und altgriechisch μήτρα métrā, deutsch Gebärmutter). Das Endometrium ist eine dünne, rosafarbene Schleimhaut, welche die Innenwand der Gebärmutter (Uterus) auskleidet. Sie wird jeden Monat abgestossen und wieder neu aufgebaut, um optimale Bedingungen für das sich Einnisten (Nidation) der befruchteten Eizelle zu gewährleisten. Wann immer keine Befruchtung geschieht, wird bei der Menstruation die obere Schicht des Endometriums abgestossen und mit dem Menstruationsblut ausgeschieden. Die Gebärmutterschleimhaut besteht aus einer Oberflächenschicht (Epithel) und darunterliegendem stützendem Gewebe (Stroma), das intensiv von Drüsen (Glandulae uterinae) und zwischen diesen von einem Reichtum an Blutgefässen durchsetzt ist.

Der Menstruationszyklus

Etwa 400-mal erlebt die Frau während ihrer Geschlechtsreife den Menstruationszyklus. Er wird vom Hypothalamuskern des Gehirns aus gesteuert und dient dazu, die Empfängnis natürlich zu regeln und bestmögliche Bedingungen für die Befruchtung und die Nidation zu schaffen. Als Beginn des Zyklus hat man den ersten Tag der Monatsblutung festgelegt, weil dies sein deutlichstes und sichtbarstes Zeichen ist. Somit endet er am letzten Tag bevor die nächste Blutung einsetzt. Mit der Blutung wird die Gebärmutterschleimhaut abgestossen (Desquamation) und danach allmählich wieder aufgebaut (Proliferation und Sekretion). Während des Aufbaus reift in jedem Ovar ein bläschenförmiger Follikel heran, mit einer Eizelle darin. Ca. in der Mitte des Zyklus öffnet sich derjenige Follikel, der am reifsten ist, auf einer Seite und gibt die reife Eizelle frei. Durch die Fimbrien aufgefangen, gelangt sie in den Eileiter. Dort wird sie während der nächsten 12–18 Stunden zur Befruchtung bereitgestellt.

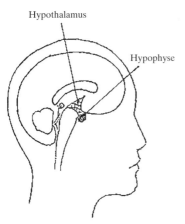

Hypothalamus

Hypophyse

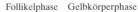

Follikelphase   Gelbkörperphase

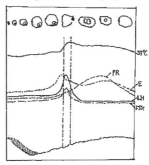

Vom ersten Tag der Blutung bis zum Eisprung ist die Follikelphase, denn da bilden sich die Eifollikel heran. Die Spiegel von Estradiol und Progesteron sind tief, die Körpertemperatur ebenfalls. Die Gebärmutterschleimhaut wird in den ersten 5 Tagen abgestossen. Dann wird sie sofort wieder aufgebaut. Vor dem Eisprung steigt das Estradiol E2 hoch an und während des Eisprungs das luteinisierende Hormon LH und ebenso das follikelstimulierende Hormon FSH. Der Follikel hat sich nun in einen Gelbkörper umgewandelt und produziert viel Progesteron. Die Körpertemperatur ist nun um ca. ½ °C höher und bleibt während der zweiten Zyklushälfte leicht erhöht. Die Schleimhaut ist nun kräftig aufgebaut und erzeugt viel Schleim. Nun sind optimale Bedingungen geschaffen für die Nidation, die Einnistung eines befruchteten Eis.

Die Dauer der Follikelphase (Eireifungsphase) ist variabel. Die Dauer der Zyklusphase zwischen dem Eisprung und dem Eintritt der Monatsblutung, die als Gelbkörper- oder Lutealphase bezeichnet wird, ist relativ konstant. Sie dauert zwischen zehn und 16 Tagen. Ist diese Lutealphase unter 10 Tage verkürzt, so spricht man von einer „Gelbkörperschwäche" oder „Lutealinsuffizienz". In einem solchen Zyklus kann wohl eine Befruchtung stattfinden, aber die befruchtete Eizelle kann sich nicht einnisten. Dauert die Gelbkörperphase mehr als 16 Tage, so deutet dies auf den Beginn einer Schwangerschaft hin. Zyklen von 23–35 Tagen werden als „normal" betrachtet, obschon 5 % der gesunden Frauen einen Zyklus von mehr als 35 Tagen haben. Den ersten Monatszyklus in der Pubertät bezeichnet man als Menarche, das Ende als Menopause.

Im Zwischenhirn befindet sich der Thalamuskern. Er empfängt alle Informationen aus dem Körper und den Sinnesorganen, verarbeitet sie und leitet sie zur Grosshirnrinde, indem er entscheidet, welche Informationen für den Organismus im Moment so wichtig sind, dass sie zur Grosshirnrinde und in unser Bewusstsein weitergeleitet werden sollen. Darum wird der Thalamuskern auch als „Tor zum Bewusstsein" bezeichnet. Diese Verarbeitung im Thalamus leiten so genannte „unspezifischen Thalamuskerne", die von anderen Hirnrealen beeinflusst werden. Durch diese komplexe Regulation wird entschieden, was für uns im Moment wichtig ist, in Bezug auf die Gesamtsituation, wie zum Beispiel Schlaf, die Nahrungssuche oder eine sexuelle Paarung.

Der Hypothalamus (von altgriechisch ὑπό hypo „unter" und θάλαμος thálamos „Zimmer, Kammer") ist ein Teil des Gehirns, der sich direkt über der Hypophyse befindet. Der Hypothalamus ist ein Abschnitt des Zwischenhirns (Diencephalon) im Bereich der Sehnervenkreuzung (Chiasma opticum). Gegen die Mitte hin (medial) wird der Hypothalamus von der dritten Kammer der Hirnflüssigkeit, dem dritten Ventrikel, nach oben vom Thala-

muskern begrenzt. Den Stiel, mit welchem die Hypophyse mit dem Hypothalamus verbunden ist, nennt man Infundibulum. Er verbindet den Hypothalamus mit der Hypophyse. Die Hypophyse, auch Hirnanhangsdrüse genannt, ist sorgsam in ein Knochengrübchen der Schädelbasis eingebettet.

Der Hypothalamus ist die wichtigste Region unseres Gehirns für die Aufrechterhaltung des inneren Milieus (Homöostase) und dessen Anpassung bei besonderen Belastungen. Geringste Störungen dieses relativ kleinen, äusserst bedeutsamen Areals bestimmen unsere Lebensfähigkeit. Damit der Hypothalamus seinen Aufgaben nachkommen kann, hat er zahlreiche Nervenverbindungen zu anderen Hirnzentren. Durch die Produktion verschiedener Neuropeptide und Dopamin regelt er die vegetativen Funktionen unseres Körpers. Er regelt die Körpertemperatur, das Appetit- und Sättigungsverhalten, die Tagesrhythmik (zirkadianer Rhythmus) und den Schlaf und beeinflusst unser Sexualverhalten und die Pubertät. Für den Schlaf ist allerdings zudem ein genügend hoher Spiegel an Melatonin notwendig, des Hormons der etwas weiter hinten gelegenen Zirbeldrüse. Melatonin wird bei Dunkelheit ausgeschüttet. Darum sollte man, wenn man nachts aufstehen muss, möglichst wenig Licht anzünden.

Die Hormonabgabe des vorderen Anteils der Hirnanhangsdrüse, den man auch Adenohypophyse nennt, steuert der Hypothalamus durch so genannte Releasinghormone und hemmende Statine (Release-inhibiting-Hormone). Der Hinterlappen der Hypophyse wird auch Neurohypophyse genannt, denn er wird als Teil des Hypothalamus betrachtet, da die Ausschüttung seiner Hormone nicht durch Botenstoffe vermittelt wird, sondern direkt durch Nervenimpulse.

Zur Steuerung des Menstruationszyklus produziert der Hypothalamus das Zwischenhormon Gonadotropin-Releasing-Hormon (GnRH). Dieses regt die Hypophyse zur Bildung von follikelstimulierendem Hormon (FSH) an. FSH stimuliert im Eierstock (Ovar) die Reifung von Eibläschen (Follikeln), bis hin zum reifen Ei und zum Eisprung. Beim Mann regt es die Bildung der Spermien an. Zudem erzeugt die Hypophyse in der zweiten Zyklushälfte das luteinisierende Hormon (LH). Dieses bewirkt die Umwandlung des Follikels in den Gelbkörper und ist beim Mann ebenfalls für die Reifung der Spermien notwendig.

Das Sexualverhalten unterliegt aber noch vielen anderen Einflüssen: eine unpaare Erhebung an der Unterseite des Gehirns, die zwischen den Grosshirnschenkeln (Crura cerebri) liegt, nennt man Corpus mamillare. Dieses gehört zum limbischen System. Das limbische System (von lateinisch limbus „Saum") ist eine Funktionseinheit des Gehirns, die der Verarbeitung von Emotionen dient und unser Triebverhalten steuert. Ihm werden aber auch intellektuelle Leistungen zugesprochen. Aber auch andere Strukturen unseres Gehirns haben einen enormen Einfluss auf das limbische System. Unser Triebverhalten ist also äusserst komplex gesteuert. Das limbische System bewirkt auch die Ausschüttung von Endorphinen, von körpereigenen Opioiden, welche in Stresssituationen und während sexueller Erregung die Schmerzempfindung herabsetzen. Ein häufiger Alkoholkonsum bewirkt nächtlichen Sauerstoffmangel mit langen Atempausen (Schlafapnoe). Schlaf-Apnoen können eine Degeneration des Corpus mamillare und des mittleren Thalamuskerns bewirken (Korsakow-Syndrom[1]).

Das follikelstimulierende Hormon (FSH)

Der Hypothalamus regt bei beiden Geschlechtern durch das Freisetzungshormon Gonadotropin-Releasing-Hormon (GnRH) den Hypophysenvorderlappen zur Produktion des follikelstimulierenden Hormons FSH an. Bei der Frau erzeugt es die Reifung von Eibläschen (Follikel) in den Eierstöcken, bis hin zum reifen Ei und zum Eisprung. Beim Mann regt es die Bildung der Spermien an (Spermatogenese).

Das luteinisierende Hormon (LH)

Der Hypothalamus regt durch das stimulierende Hormon Gonadoliberin, auch LHRH (luteinisierendes Hormon Releasing-Hormon [LH-RH]) aus der Hypophyse die Bildung des luteinisierenden Hormons LH an. Bei der Frau fördert dieses luteinisierende Hormon LH den Eisprung und die Bildung des Gelbkörpers (Luteinisierung). Beim Mann wird es auch „Interstitial cell stimulating hormone (ICSH)" genannt. Bei beiden Geschlechtern ist es, gemeinsam mit dem follikelstimulierenden Hormon (FSH), an der Produktion und Reifung der Geschlechtszellen (Gonaden) beteiligt.

Beim Mann stimuliert das luteinisierende Hormon LH die Bildung des männlichen Geschlechtshormons Testosteron, welches zusammen mit dem follikelstimulierenden Hormon, in den Leydig-Zwischenzellen des Hodens, die Spermienproduktion bewirkt. Bei der Frau stimuliert das luteinisierende Hormon LH, zusammen mit dem follikelstimulierenden Hormon FSH, die Produktion der Östrogene durch die Eierstöcke. Vor dem Eisprung steigt das LH steil an und bewirkt dadurch die Freisetzung der Eizelle (Ovulation), um danach sofort wieder abzusinken. Ist dieser Anstieg zu gering, so findet kein Eisprung statt und ist eine Schwangerschaft nicht möglich.

LH steigert aber auch die Synthese maskulinisierender Hormone (Androgene), so besonders Androstendion in den Thekazellen, der äusseren Zellschicht um den Follikel des Ovars. Dieses wird, aber in der inneren Zellschicht um den Follikel, durch das Enzym Aromatase sogleich in Estradiol umgewandelt. Auf diesem Weg steigert LH die Östrogenproduktion.

Der LH-Test (Ovulationstest)

Er dient der Bestimmung des Zeitpunkts des Eisprungs und somit der Bestimmung der fruchtbaren Tage der Frau. Mit diesem Wissen ist es möglich, den Zeitpunkt des Geschlechtsverkehrs zu planen und somit die Wahrscheinlichkeit, schwanger zu werden, zu erhöhen.

Östrogene

Unter dem Einfluss des follikelstimulierenden Hormons bilden die Follikel der Eierstöcke drei bekannte Hormone mit ähnlicher Wirkung. Man nennt sie Östrogene oder Estrogene. Von diesen ist Estradiol (E2) bei Weitem das Wirksamste. So genannte Granulosazellen der Eifollikel (Eibläschen) bilden als Zwischenstufe Androstendion. Daraus bilden Follikelzellen das Hormon Estron als Vorstufe. Während einer Schwangerschaft wird Estradiol in der Plazenta gebildet und in geringeren Mengen auch in der Nebennierenrinde. Bei Männern bilden die Hoden geringe Mengen an Estradiol. Bei Übergewicht wird auch bei Männern in den Zellen des Fettgewebes Testosteron in Estradiol umgewandelt, so dass bei Adipositas weibliche Merkmale entstehen. Estradiol wird auch im Gehirn hergestellt und in Arterien. In den Wechseljahren entspricht der Estradiolspiegel der Frau im Blut, mit < 35 pg/mL, ungefähr demjenigen des Mannes. Estradiol kann sich in Estron umwandeln und umgekehrt. Estradiol beeinflusst in erster Linie die sexuelle und reproduktive Funktion, wirkt aber auch auf andere Organe, zum Beispiel auf den Knochenbau. Estradiol ist etwa zehnmal wirksamer als Estron (E1) und circa 80-mal wirksamer als Estriol (E3).

In der frühen Phase des Aufbaus der Gebärmutterschleimhaut, der proliferativen Phase, ist der Serumspiegel von Estradiol etwas höher als derjenige des Estrons. Nach der Menopause herrscht Estron vor und während einer Schwangerschaft Estriol.

Östrogene fördern das Wachstum der Vagina (Scheide), der Gebärmutter, der Eierstöcke (Ovarien) und der Eileiter und bewirken die Ausbildung der weiblichen Geschlechtsmerkmale. Im Rahmen des Menstruationszyklus regen Östrogene in der Anfangsphase das Wachstum der Gebärmutterschleimhaut an, die Muskelfasern der Gebärmutter nehmen an Anzahl und Grösse zu und die Durchblutung wird angeregt. Der Schleim des Gebärmutterhalses (Cervixschleim) wird spinnbar. Das bedeutet, dass er zwischen zwei Fingern, die man auseinanderspreizt, Fäden zieht. Auch die Schleimhaut der Vagina wird durch Estradiol beeinflusst. Jedoch hemmen Östrogene, im Gegensatz zu Testosteron, die Knorpelbildung. In der ersten Zyklushälfte liegt der Estradiolspiegel unter 50 pg/ml. Während des Eisprungs sinkt er kurz ab und in der zweiten Zyklushälfte, der Follikelbildung, erreicht er 200 pg/ml.

Ab dem achten Tag nach der Befruchtung produziert die Plazenta Choriongonadotropin (hCG). Dieses bewirkt, dass sich der Gelbkörper stark vergrössert. Dieses „Corpus luteum gravitatis" und die Plazenta sorgen während der Schwangerschaft für 10- bis 100-mal höhere Spiegel an Östrogen und hohen Spiegeln an Progesteron. Dies begünstigt das Wachstum der Gebärmutter und des Kindes und unterbindet die Menstruation.

Das Progesteron (Gestagen)

Progesteron ist der wichtigste Vertreter der Hormone, welche der Gelbkörper erzeugt. Man nennt es auch Gestagen. Progesteron wird aus Cholesterin synthetisiert. Bei Frauen wird Progesteron hauptsächlich in der zweiten Zyklushälfte vom Corpus luteum (Gelbkörper) gebildet und in wesentlich höherer Menge durch die Plazenta während der Schwangerschaft. Bei Männern bilden die Leydig-Zwischenzellen in den Hoden Progesteron. Zudem wird es in geringer Menge in der Nebennierenrinde synthetisiert. Progesteron regt das Wachstum der Gebärmutterschleimhaut an und bereitet diese jeden Monat auf die Nidation, die Einbettung einer befruchteten Eizelle, vor. Entsteht eine Nidation, so verhindert Progesteron eine weitere Follikelreifung. Andernfalls vermindert sich die Progesteronproduktion wieder, was zur Abstossung der Gebärmutterschleimhaut führt.

Oxytocin

Oxytocin wird im Hypophysenhinterlappen gebildet. Während der Geburt fördert es die Kontraktionen der Gebärmutter und bewirkt den Milcheinschuss in die Brustdrüsen. Oxytocin wird auch beim Stillen ausgeschüttet und vertieft die Beziehung der Mutter zum Kind. Auch bei Nähe und Zärtlichkeit mit vertrauten Menschen wird Oxytocin ausgeschüttet und vertieft dadurch die Partnerbeziehung. Auch beim Singen schüttet die Hypophyse Oxytocin aus.

Der Eisprung

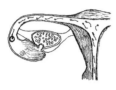

Die Eierstöcke beherbergen bei der Geburt etwa 1–2 Millionen Eizellen. Die Eizellen werden von Begleitzellen umgeben. Eine Eizelle und ihre Begleitzellen bilden zusammen einen so genannten Follikel. In jedem Zyklus reifen 10–20 Follikel heran, von denen schliesslich ein Follikel dominant wird und zum sprungreifen Follikel heranwächst.

Obwohl es zwei Eierstöcke gibt, wird normalerweise nur eine Eizelle pro Zyklus entwickelt. Welcher Eierstock zum Follikel-Lieferanten wird, ist Zufall. Die Entwicklung der Follikel und der Eisprung, werden durch das komplexe hormonelle Regelsystem gesteuert, das sich zwischen dem Hypothalamus, der Hypophyse und den Eierstöcken abspielt. Der Hypothalamus schüttet das Hormon Gonadoliberin (GnRH) aus. Dieses Bewirkt vorübergehend einen starken Anstieg der gonadotropen Hormone LH (luteinisierendes Hormon) und FSH (follikelstimulierendes Hormon) aus der Hypophyse. Das follikelstimulierende Hormon FSH bewirkt ein schnelles Wachstum einer Gruppe von Follikeln innerhalb beider Eierstöcke. Zudem bewirkt das follikelstimulierende Hormon, dass die Follikel viel mehr Östrogen bilden.

Die durch die Follikel produzierten Ötrogene (hauptsächlich Estradiol) hemmen die Ausschüttung des follikelstimulierenden Hormons FSH aus der Hypophyse, so dass dieses wieder absinkt. Der reifste aller Follikel ist für das Hormon FSH am empfindlichsten. Er schüttet nun Inhibin aus, ein Hormon, das in der Hypophyse die Produktion des follikelstimulierenden Hormons hemmt. Da dieses Hormon (FSH) nun stark absinkt, verkümmern die weniger gereiften Follikel (Atresie), so dass der dominante Follikel allein übrigbleibt. Nun reift er zum sprungbereiten Follikel aus und erhöht seine Estradiol-Produktion ganz massiv. Dieser hohe Estradiolspiegel bewirkt eine plötzliche Ausschüttung grosser Mengen des luteinisierenden Hormons LH aus der Hypophyse. Dieser „Peak" erzeugt etwa 24 Stunden später den Eisprung. Dabei wölbt er die Wand des Eierstocks heraus (Stigma). Dann werden Enzyme ausgeschüttet, welche die Wand des Follikels und des Eierstocks zersetzen (proteolytische Enzyme). Nun entleert sich der Follikel, so dass die Eizelle herausspringt und vom Eileiter aufgenommen wird. Die äusserste Schicht des Follikels besteht aus Bindegewebszellen, welche sich kontrahieren können und die beim Eisprung nachhelfen. Dann wandelt sich der leere Follikel, unter dem Einfluss des luteinisierenden Hormons LH der Hypophyse, in den Gelbkörper um. Bereits im 12. Jahrhundert bestimmte Maimonides, ein andalusisch-nordafrikanischer Gelehrter, den 14. Zyklustag als den fruchtbarsten Tag. Doch erkannten erst 1842 Theodor Bischoff und Félix Archimède Pouchet die eigentliche Bedeutung des Eisprungs.

In der Regel findet der Eisprung 10–16 Tage vor der nächsten Menstruationsblutung statt. Oft wird die Angabe gemacht, dass er „etwa am 14. Zyklustag" oder „etwa zur Mitte des Zyklus", stattfinde. Dies ist aber nur der Fall, wenn der Zyklus genau 28 Tage dauert. Nach neueren Untersuchungen beträgt die Dauer des Zyklus auch bei gesunden Frauen nur zu 13 % 28 Tage. Je nach der Dauer der Reifung des Follikels, findet der Eisprung an unterschiedlichen Zyklustagen statt: zu 25 % am 14. oder 15. Tag, zu 60 % erst danach und zu 5 % frühzeitig, am 11. Zyklustag oder noch früher[2]. Dem entsprechend variiert auch die fruchtbare Zeit deutlich. Berücksichtigt man die Überlebenszeit der Spermien von rund 5 Tagen, so kann bei einem frühen Eisprung ein Geschlechtsverkehr am 6. oder 7. Zyklustag bereits eine Schwangerschaft bewirken. Gerade bei jungen Frauen ist aber ein späterer Eisprung nicht selten.

Dann kann eine Befruchtung spät stattfinden, wenn bereits die nächste Blutung erwartet wird.

Die Tage, an denen die Eizelle befruchtet werden kann, beginnen schon fünf Tage vor dem Eisprung. Jedoch besteht die höchste Chance, schwanger zu werden bei 31 % der Zyklen am Tag vor dem Eisprung und bei 33 % am Tag des Eisprungs selbst.

Die starke Ausschüttung von Estradiol durch die Öffnung des Follikels beim Einsprung erhöht die Libido bedeutend. Gleichzeitig erzeugt die Scheidenschleimhaut einen Geruchsstoff, den man Kopulin nennt. Dieser signalisiert die Empfängnisbereitschaft und verstärkt die sexuelle Attraktivität für den Mann[3].

Störungen der Ovulation und verschiedene Zyklusformen

Wenn man bedenkt, wie subtil und komplex diese ganze hormonelle Regulation ist, so ist man nicht erstaunt, dass Zyklusstörungen entstehen können. Über die hypothalamisch-hypophysäre Achse können seelische Einflüsse und Stresssituationen, wie zum Beispiel sportliche Leistungen oder Angst vor Prüfungen, ungeeignete Abmagerungsdiäten, Essstörungen, Reisen, Zyklusstörungen verursachen, bis hin zur Ovarialinsuffizienz. Stark variable Zyklen sind aber während der Pubertät, nach einer Schwangerschaft, während der Stillzeit und in den Wechseljahren normal. Auch nach dem Absetzen hormoneller Verhütungsmethoden sind Zyklusstörungen sehr häufig, da die künstlichen Hormone massiv in die körpereigene Regulation eingreifen. Nach hormoneller Kontrazeption ist die Fertilität deutlich vermindert oder ganz aufgehoben.

Man unterscheidet folgende Zyklusstörungen:
- Zyklen mit einer stark verlängerten Follikelreifungsphase (Zyklen > 35 Tage)
- Zyklen mit Gelbkörperschwäche (Lutealinsuffizienz). Dabei dauert die Gelbkörperphase weniger als 10 Tage und kann keine Nidation erfolgen.
- Zyklen ohne Eisprung (anovulatorische Zyklen). Man nennt dies auch „monophasische Zyklen", da kein Anstieg der Basaltemperatur und keine Hochlage der Temperatur in der zweiten Zyklushälfte vorhanden ist.
- eine Amenorrhoe. Sie ist definiert als Ausbleiben der Menstruationsblutung während mehr als drei Monaten.

- Das Syndrom polyzystischer Ovarien ist eine der häufigsten Stoffwechselstörungen geschlechtsreifer Frauen. Bei ihnen ist das hormonelle Gleichgewicht in komplexer Weise massiv gestört. Der Spiegel der Androgene, der männlichen Geschlechtshormone, ist deutlich erhöht. Eine Ovulation kann nicht stattfinden. In den Eierstöcken bilden sich Zysten. In Europa leiden rund 4–12 % der Frauen an dieser Zyklusstörung. Damit ist dies die häufigste hormonelle Störung im gebärfähigen Alter und die häufigste Ursache für eine Unfruchtbarkeit. Übergewichtige und adipöse Frauen sind wesentlich häufiger von dieser Zyklusstörung betroffen, schlanke Frauen zu 5 %. Da die Adipositas in allen „zivilisierten" Ländern jedes Jahr massiv häufiger wird, rechnet man mit einer weiteren Zunahme der Infertilität durch diese Art der Zyklusstörung mit Eierstockzysten. Zudem leiden Frauen mit diesem Syndrom oft zusätzlich an Erkrankungen der Schilddrüse.
- Etwa 30 % aller Frauen leiden im Laufe ihres Lebens an einer Ovulationsstörung. Leidet man seelisch wegen des unerfüllten Kinderwunsches, so erhöht sich das Risiko einer Unfruchtbarkeit noch mehr.

Die künstliche Induktion der Ovulation

Ovulationsinduktion ist eine Stimulierung des Eisprungs durch Medikamente, eine Stimulation der Bildung von Ovarialfollikeln. Dabei versucht man, während der späten Follikelphase die Freisetzung der Eizellen aus noch relativ unreifen Ovarialfollikeln zu bewirken. Oft wird dies zeitlich mit einer künstlichen Befruchtung koordiniert.

Dabei kann es vorkommen, dass mehrere Follikel gleichzeitig stimuliert werden. Bei einer künstlichen Befruchtung (In-vitro-Fertilisation) nimmt man zum Ziel, dass möglichst zwischen 11 und 14 Antrumfollikel mit einem Durchmesser von 2 bis 8 mm entwickelt werden. Dann entnimmt man Eizellen durch die Scheidenwand hindurch, befruchtet maximal zwei Eizellen gleichzeitig mit Spermien und bringt danach maximal 2 Embryonen in die Gebärmutter.

Oft wird aber auch eine Stimulation der Eifollikel eingesetzt, ohne In-vitro-Fertilisation mit dem Ziel, ein oder zwei ovulatorische Follikel zu entwickeln, so dass ein Eisprung ausgelöst und eine natürliche Befruchtung im Eileiter möglich wird.

Andere medikamentöse Methoden zur Stimulation der Ovulation

Östrogene hemmen die Produktion des follikelstimulierenden Hormons in der Hypophyse.

Deshalb sind Hauptalternativen für Medikamente zur Induktion des Eisprungs Antiöstrogene, die eine Hemmung der negativen Rückkopplung von Östrogen auf die Hypophyse verursachen, was zu einer Erhöhung der Sekretion des follikelstimulierenden Hormons FSH führt. Medikamente, die für diesen Effekt verwendet werden, sind hauptsächlich Clomifencitrat und Tamoxifen (beide sind selektive Östrogenrezeptor-Modulatoren), sowie Letrozol (ein Aromatasehemmer), ein künstliches follikelstimulierendes Hormon (FSH), das die Eierstöcke direkt stimuliert. Bei Frauen mit Anovulation kann dies nach 7 bis 12 versuchten Zyklen mit einer Therapie mit Antiöstrogenen (wie durch Clomifencitrat nachgewiesen) eine Alternative sein, da kostengünstiger und leichter zu kontrollieren.

Mittel aus der Naturheilkunde

Sepia CMK: Diese homöopathische Hochpotenz ist aus der Tinte des Tintenfisches Sepia officinalis hergestellt. Obschon Samuel Hahnemann, der Begründer der Homöopathie, die Arzneiwirkung von Sepia bei einem Kunstmaler entdeckte, der beim Malen mit Sepiafarbe den Pinsel abzulecken pflegte, wurde es eines der wichtigsten Mittel für seelische und körperliche Probleme von Frauen, wenn es um verletzte, verdrängte oder sehr stark ausgeprägte weibliche Gefühle geht: Sei es eine schlechte Laune oder der Frust vor der Menstruation, die Sehnsucht nach dem eigenen Baby, die Angst vor Nähe oder dem Verlust der eigenen Weiblichkeit in den Wechseljahren. Sepia entspricht dem tief eingedrungenen Gefühl, vor lauter Pflichten und Ansprüchen, das eigene Leben nicht leben zu können. Sind Kinder da, welche ein jedes an einem Ärmel hinunterzieht, entschwindet einem oft die Kraft. Man verträgt nichts mehr. Wenn dann noch der Mann nach Hause kommt, mit seinen Erwartungen und Ansprüchen, wird auch er zur unerträglichen Belastung. Der Kreislauf ist schwach und nur durch sportliche Bewegung, durch Rennen, entsteht ein gewisses Wohlbefinden.

Sepia reguliert den Hormonhaushalt, wenn er durch die jahrelange Einnahme hormoneller Verhütungsmittel oder Pessare unterdrückt wurde. Es wirkt gegen Zyklusunregelmässigkeiten, fehlenden Eisprung, bessert das prämenstruelle Syndrom und hilft, Beschwerden nach Unterleibserkrankungen auszuheilen. Es ist ganz wichtig bei Endometriose, da es die Funktion der Eileiter reguliert. Es hilft, traumatische Erfahrungen des Frauseins auszuheilen, eine Sterilität nach einer Fehl- oder Totgeburt, die Angst vor einer Schwangerschaft aufgrund negativer Erlebnisse in der Kindheit. Auch können solche Traumen von Vorfahren weitergegeben worden sein und unser Denken und Fühlen beeinflussen. Bei Zyklusstörungen wird Sepia am besten in der zehntausendsten Korsakowpotenz (XMK) täglich morgens eingenommen, in Kombination mit abends Oovorium C200.

Oovorinum C200: Dies ist eine homöopathische Hochpotenz, die aus menschlichem Eierstockgewebe hergestellt wurde. Sie wirkt auf rein informativem Weg auf die Eierstöcke und die hormonelle Regulation ein. Oovorinum soll mindestens täglich eingenommen werden, über viele Wochen.

Pulsatilla pratensis XMK: Diese Anemonenart wird seit Jahrtausenden als hochwirksames Heilmittel genutzt. Hippokrates verwendete sie zur Förderung von Menstruationsblutungen und zur Linderung von hysterischen Angstzuständen. Pulsatilla ist, neben Sepia, ein zweites, grosses Mittel für Frauenleiden. Ganz anders als Sepia, ist man im Tiefsten eher schüchtern und sehnt sich nach Trost und liebevoller Zuwendung, die einem Selbstvertrauen schenkt. Schon das Kinderspiel handelte oft von eigenen Kindern und einer Familie. Zyklusstörungen können vielfältig und wechselnd sein. Entspricht die seelische Verfassung, so ist dieses Mittel sehr wirksam zur Regulation des hormonellen Zyklus und der Ovulation. In dieser Potenz kann es täglich morgens eingenommen werden und ebenfalls im Wechsel mit abends Oovorinum C200,

Ovaria compositum: die Anthroposophische Medizin wendet dieses Komplexmittel an, aus hompöopathisch potenziertem Apis regina tota D4 (Königsbiene), Argentum metallicum D5 und Ovaria

bovis D4 (aus Eierstock des Rindes postenziert). Es darf 2- bis 5-mal täglich eingenommen werden, nicht jedoch bei einer Allergie auf Bienengift, da die Potenz so tief ist, dass das Mittel noch materiell ist.

Agnus castus: Der Mönchspfeffer wirkt regulierend auf die hormonelle Regulation ein. Ist der Zyklus zu kurz oder zu lang und fehlt der Temperaturanstieg, so ist Agnus castus hilfreich, wie auch beim prämenstruellen Syndrom. Er wird auch bei zu hohem Prolaktinspiegel empfohlen. Agnus castus ist in der Apotheke erhältlich. Besonders gut wirksam ist es in der homöopathischen Hochpotenz C200 oder noch höher.

Argentum metallicum D6: Diese homöopathische Tiefpotenz soll die Reifung der Eizellen anregen, auch die Spermienreifung. Es ist bei der deutschen homöopathischen Union erhältlich.

Alchemilla vulgaris: Der Frauenmantel, als Tee oder Tinktur eingenommen, unterstützt den Aufbau der Schleimhaut der Gebärmutter und dadurch die Nidation. Er ist auch wirksam bei Menstruationsbeschwerden und bei schmerzenden Brüsten. Der Frauenmantel kann als Tee oder als Tinktur ab dem Eisprung verwendet werden. Dabei trinkt man 2 bis 3 Tassen Tee pro Tag oder nimmt 2 × 7 Tropfen Tinktur ein. Eine gute Tinktur gibt es von CERES.

Bryophyllum: Bryophyllum wird bei Problemen in der 2. Zyklushälfte eingesetzt, bei Gelbkörperinsuffizienz, bei welcher die Basaltemperatur weniger als 11 Tage in der Hochlage bleibt oder bei Schmierblutungen. Bryophyllum hat eine dem Progesteron ähnliche Wirkung, verlängert die 2. Zyklushälfte und unterstützt damit die Einnistung. Bryophyllum gibt es von Weleda als Pulver und als Globuli.

Corpus luteum D6: Diese homöopathische Tiefpotenz ist aus Gelbkörpergewebe hergestellt und wird bei Gelbkörperschwäche eingesetzt, bei welcher die Basaltemperatur weniger als 11 Tage in Hochlage bleibt. Es hat eine Progesteronwirkung. Es ist als WALA Corpus luteum D6 erhältlich.

Himbeerblättertee wird seit Jahrhunderten in der 1. Zyklushälfte zur besseren Eizellreifung eingesetzt. Er fördert die Durchblutung der Gebärmutter und des Beckens und verbessert dadurch den Aufbau der Gebärmutterschleimhaut. Die Blätter der Himbeere können sowohl als Tee, als auch als Kapseln und Tabletten, ab dem ersten Tag der Monatsblutung bis zum Eisprung täglich angewandt werden. Man übergiesst 1–2 Teel. Himbeerblätter mit siedendem Wasser. 10 Minuten ziehen lassen.

Die Neuraltherapie: Bestehen Narben, von gynäkologischen Operationen, Kaiserschnitt, einer Blinddarmentfernung oder einer Episiotomie, so können diese als Störfelder wirken und die hormonelle Regulation stark beeinträchtigen. Die Neuraltherapie ist die einzige Möglichkeit, solche Narben wirksam zu entstören. In der Hand des erfahrenen, feinfühligen Arztes, ist deren Infiltration mit Procain 1 % wenig schmerzhaft. Dadurch wird das verhärtete Narbengewebe aufgefrischt, für eine neue, bessere Heilung. Die Narben werden weich und weniger sichtbar. Störfelder entstehen, wenn Orte von Körpergewebe so stark verändert sind, dass sie mit den Körperregulationen nicht mehr mithalten. Dann wirken sie wie Störsender auf den Körper ein.

Auch wenn keine Narben vorhanden sind und die hormonelle Regulation jahrelang durch unterdrückende Eingriffe wie die hormonelle Antikonzeption oder Pessare unterdrückt wurde, ist die Neuraltherapie wirksam. Man injiziert ganz sachte von oberhalb des Schambeins, auf beiden Seiten der Gebärmutter, in den Frankenhäuserschen Plexus, wodurch sich die Durchblutung und Energie der Beckenorgane verbessert. Die hormonelle Regulation erfolgt nicht nur durch das Gehirn und die Drüsenorgane. Sie wird zusätzlich durch die beiden „Magenmeridiane" und den mittleren Meridian mit Name „Konzeptionsgefäss" angeregt, die alle drei an der Vorderseite des Körpers, von den Eierstöcken und der Gebärmutter zu den Brustdrüsen und weiter zur Schilddrüse verlaufen. Darum verstärkt die zusätzlich Behandlung der Schilddrüse die Wirkung.

Die traditionell chinesische Medizin (TCM)
Aus Sicht der TCM kann eine Fertilitätsstörung und Unfruchtbarkeit viele Ursachen haben. Die häufigste Ursache ist eine Insuffizienz im System „Niere". Dazu muss man wissen, dass die Nieren gemeinsam mit den Geschlechtsorganen angelegt werden und das Leben lang eine funktionelle Einheit bleiben. Es kann sich um das Nieren-Yang (Feuer der Vitalität) oder Nieren-Yin (materielle, nährende Aspekte) handeln. Oft entwickelt sich bei Frauen aufgrund eines Mangels an „Feuer" und Vitalität in diesen Organen eine „Kälte in der Gebärmutter". Die Frauen klagen über Regelschmerzen und / oder Kreuzschmerzen, die sich durch Wärmeanwendungen bessern und leiden oft an „Frigidität". Durch die Kälte in der Gebärmutter hat das befruchtete Ei Schwierigkeiten, sich einzunisten. Bei Männern führt ein Energiemangel im Nieren-Yang zu verlangsamter Mobilität der Spermien, wässrigem Ejakulat, Erektionsproblemen und Verlust an Libido.

Bei einem Yin-Mangel im urogenitalen System, im „Nierenmeridian", ist meistens ein anovulatorischer Zyklus vorhanden. Man fühlt sich unruhig, erschöpft, mit Empfindlichkeit auf Kälte, aufsteigender Hitze und trockenen Schleimhäuten. Die

Energie in den Beckenorganen ist schwach, die Gebärmutterschleimhaut schlecht ernährt und ein befruchtetes Ei kann sich schwer einnisten. Bei Männern führt ein Nieren-Yin-Mangel zu reduzierter Spermienzahl und reduzierter Beweglichkeit der Spermien.

Es kann sich aber auch um Störungen des „Nieren-Qi" handeln. Dies bezeichnet die aktive Funktionskraft oder „Essenz" der Nieren und Sexualorgane, der Eizellen und Spermien. Dabei unterbleibt die Menstruation (Amenorrhoe) oder es besteht ein unregelmässiger Zyklus mit hellem, spärlichem Blut und ovarieller Insuffizienz. Bei Männern bewirkt ein Nieren-Qi-Mangel oft eine verkürzte Erektion oder Inkontinenz und ein Mangel an Spermien.

Nach chinesischer Auffassung kann die Sterilität aber auch durch eine „Blut- und Qi-Stagnation" verursacht sein. Das „Blut", das heisst die Durchblutung, wird als materielle Grundlage der aktiven Funktionskraft, des Qi, betrachtet, da es die Organe und Gewebe ernährt, damit sie normal funktionieren können. Nach traditionell chinesischer Auffassung werden „Frauen vom Blut regiert". Gemeint ist, dass die aktive, arterielle Durchblutung der Sexualorgane für ihre Gesundheit entscheidend ist. Die Energie oder Funktionskraft wird als Qi bezeichnet und als „Beherrscherin des Blutes", da die Energie die Blutzirkulation aktiviert

und kontrolliert. Eine Stagnation des Qi bewirkt eine Stase des Blutes, eine Stauung der Blutzirkulation. Ein Energiemangel in den Sexualorganen (Qi-Mangel) kann sowohl passive, venöse Blutungen, als auch einen Blutmangel bewirken. Die Durchblutung und die Energie, als „Blut und Qi" bezeichnet, unterstützen sich gegenseitig. Ist das Gleichgewicht zwischen Blut und Qi gestört, so entstehen nach Auffassung der TCM verschiedene Krankheiten, so auch Fertilitätsstörungen und Unfruchtbarkeit.

Nach traditionell chinesischer Auffassung kann eine Stagnation im „Leber-Qi" eine weitere Ursache der Sterilität sein. Das System „Leber" betrifft die seitlichen Längsdrittel des Körpers und das Organ Leber selbst. Es betrifft die Möglichkeit der Entgiftung und im Leben die Möglichkeit, sich zur Wehr zu setzen, sich zu behaupten. Wird diese gehemmt, so kommt es zu einer Schwächung der Energie in diesem System. Dies entspricht genau dem Zustand, gegen welchen das homöopathische Mittel Sepia wirksam ist, mit Menstruationsstörungen, prämenstruellem Syndrom, Brustschmerzen und Unfruchtbarkeit. Die Akupunktur ist eine der Möglichkeiten, diese Regulationsstörungen durch die Nadelung geeigneter Punkte zu beeinflussen, so dass der Fluss der Energie wieder in Gang kommt. Sie kann zur Regulation eines gestörten Zyklus mit fehlender Ovulation beitragen.

Die Befruchtung

Man nennt sie auch Fertilisation, oder Prokreation. Dabei geht es um die Verschmelzung eines Spermiums mit einer Eizelle, wodurch aus der Eizelle eine so genannte Zygote entsteht. Die Keimzellen, also die Eizelle und das Spermium, haben nur einen Chromosomensatz. Durch die Verschmelzung hat die Zygote wieder den für Körperzellen normalen doppelten Chromosomensatz.

Beim Samenerguss, während eines Vaginalverkehrs, gelangen ca. drei bis fünf Milliliter Sperma in die Scheide. Das entspricht etwa 200–600 Millionen Spermien. Im sauren Milieu der Scheide sterben sie innert ½–3 Stunden ab. Während der östrogenreichen Follikelreifungsphase können die Spermien aber in den Drüsen des Gebärmutterhalses bis zu 5 Tage überleben und auf einen Eisprung warten. Auf ihrem Weg zum Eileiter hinauf, werden die Spermien erst zeugungsfähig, indem weibliche Enzyme bestimmte Proteine im Sperma entfernen. Diesen Vorgang nennt man Kapazitation (Befähigung). Er dauert einige Stunden. Nur wenige hundert Spermien erreichen schliesslich den Eileiter.

Dann hängt das Weitere davon ab, ob in einem der Eileiter sich eine befruchtungsfähige Eizelle befindet oder ob ein Eisprung kurz bevorsteht. Im Eileiter können sich Spermien mehrere Tage aufhalten und überleben. Ist ein Eisprung erfolgt, so bewegen sich die Spermien auf die Eizelle zu. Man vermutet, dass Hormone für das Auffinden der Eizelle wirksam sind. Auch fand man an der Membran der Spermien einen Duftrezeptor

(OR1D2 und hOR17-4), den die Eizelle abgibt. Man vermutet, dass die Spermien sich am Konzentrationsgefälle dieses Duftstoffes orientieren, um die Eizelle zu finden. Man fand einen Duftstoff namens „Bourgeonal", welcher auch im Duft von Maiglöckchen vorhanden ist, der die Duftrezeptoren der Spermien aktiviert. Nach neuesten Erkenntnissen dient zudem das Progesteron als anlockender Botenstoff. Progesteron erhöht die Calciumkonzentration in den Spermien. Dabei ändert sich das Muster des Geisselschlages ihres Schwanzes, so dass die Spermien die Eizelle ansteuern können.

Die Eizellen sind von einer lockeren Schicht aus Follikelzellen umgeben. Zudem befindet sich über der Plasmamembran der Eizelle eine Schicht aus Glykoproteinen. Diese Schicht nennt man Zona pellucida. Um sich mit der Eizelle verschmelzen zu können, muss das Spermium durch diese beiden Schichten hindurchdringen. Spezielle Glykoproteine der Zona pellucida binden sich an die auftreffenden Spermienköpfe und lösen eine Verschmelzung des Akrosoms des Spermiums mit der Zona pellucida aus. Im Akrosom sind Enzyme gespeichert. Diese lösen die Zona pellucida auf und ermöglichen dem Spermium, die darunter liegende Plasmamembran zu erreichen. Dann bewirken die Enzyme des Spermienkopfs, des Akrosoms, dass auf dem Spermium gewisse Proteine frei werden, welche sich an Rezeptoren auf der Plasmamembran der Eizelle binden, die auf sie abgestimmt sind. Dadurch verschmelzen Spermium und Eizelle und das gesamte Spermium wird in die Eizelle hineingezogen. Gleichzeitig wird die Membran der Eizelle elektrisch depolarisiert, was eine Befruchtung mit weiteren Spermien verhindert. Etwas später wird dieser Schutz dadurch abgelöst, dass Enzyme die Struktur der Zona pellucida verändern, so dass das Eindringen weiterer Spermien unmöglich wird.

Erst wenn das Spermium in die Eizelle aufgenommen worden ist, beendet diese ihre zweite Reifeteilung (Meiose II). Dabei schnürt sie ein letztes Polkörperchen ab, so dass sie nur noch einen Chromosomensatz hat, genau wie das eingedrungene Spermium. Nun vereinigen sich die beiden Chromosomensätze zum doppelten Chromosomensatz des künftigen Kindes, der das Erbgut beider Eltern trägt.

Bereits ein Tag nach der Befruchtung beginnt die Zellteilung der Zygote. Nach etwa drei Tagen besteht die Frucht aus 12- bis 16-Zellen und erreicht die Gebärmutter. Etwa fünf bis sechs Tage nach dem Eisprung nistet sie sich in die Gebärmutterschleimhaut ein. Diese Nidation wird als Beginn der Schwangerschaft definiert. Ist diese Einnistung gelungen, so beginnt die Produktion des humanen Choriongonadotropins (hCG), so dass ein Schwangerschaftstest noch vor der zu erwarteten nächsten Periode positiv wird.

Die Empfängnisregelung

Schon im Altertum wurde auf vielfältige Weise versucht, die Empfängnis zu verhindern. Doch stehen erst seit dem 20. Jahrhundert relativ verlässliche Methoden zur Verfügung. Bei regelmässigem Geschlechtsverkehr ohne jegliche Empfängnisverhütung beträgt der Pearl-Index für 19–26-jährige Frauen 82, für Frauen zwischen 27 und 34 Jahren 86–97 und für Frauen zwischen 35 und 39 Jahren 82. Ab einem Alter von 50 Jahren setzt die Fruchtbarkeit mit der Menopause aus. Der Pearl-Index bezeichnet die Anzahl Schwangerschaften die bei 100 Frauen trotz einer bestimmten Verhütungsmethode entstehen.

Als häufigste Verhütungsmethode wird der Eisprung gehemmt (Ovulationshemmung) oder die Spermien werden daran gehindert, die Eizelle zu erreichen, oder die Einnistung wird gehemmt (Nidationshemmung). Die Sicherheit der Verhütung der meisten Methoden hängt entscheidend davon ab, dass sie richtig angewendet werden. Die meisten Ursachen eines Versagens sind Anwendungsfehler.

Die Sicherheit verschiedener „natürlicher" Verhütungsmethoden

Methode	Beschreibung	Pearl-Index
Die Hormonmessung	Messung der am Zyklus beteiligten Hormone mittels Teststreifen im morgendlichen Urin zur Bestimmung des Eisprungs	5–6
Die Temperaturmethode	Beobachtung der morgendlichen Basaltemperatur	0,8–3
Die Billings-Methode	Beobachtung der Beschaffenheit des Zervixschleims	5–15
Die Symptothermale Methode	Kombinierte Auswertung von Temperatur und Schleim nach den Regeln der NFP	0,26–2
Die Kalendermethode nach Knaus-Ogino oder mittels Geburtenkontrollkette	Kalendermethode, welche die fruchtbaren Tage aus dem Zyklus abschätzt, wird in der „Dritten Welt" in Form der Geburtenkontrollkette verwendet	9–40
Coitus interruptus	Der Samenerguss findet ausserhalb der Vagina statt. Es können aber schon vor dem Samenerguss Spermien austreten	4–18
Laktationsamenorrhoe-Methode LAM (Stillinfertilität)	Während der Stillzeit (1 bis 6 Monate nach der Geburt) wirkt das Hormon Prolaktin als Ovulationshemmer	2

Mechanische Verhütungsmethoden

Die mechanischen Methoden haben das Ziel, das Eindringen der Spermien in die Gebärmutter zu verhindern.

Methode	Beschreibung	Pearl-Index
Für den Mann:		
Kondom	Hülle aus Latex, die über den erigierten Penis aufgerollt wird	2–14
Für die Frau		
Femidom	Kondom für die Frau	5–25
Scheidendiaphragma (Pessar)	Barriere im Scheidengewölbe; Schutz sehr erfahrungsabhängig, höhere Sicherheit in Kombination mit Spermiziden	1–20
Portiokappe	aus Latex oder Silikon, Verschluss des Gebärmutterhalses, höhere Sicherheit in Kombination mit Spermiziden	6
Verhütungsschwamm	kleiner Schwamm aus Polyurethanschaum, der mit einem Spermizid getränkt ist; wird vor dem Verkehr in die Scheide eingeführt und vor dem Muttermund platziert	5–10
LEA-Kontrazeptivum	Barriereverhütungsmittel, sicherer in Kombination mit Spermizid (Sicherheit wird durch Hersteller als wesentlich besser angegeben als durch FDA)	> 15 (Hersteller geben zu tiefen Pearl-Index an)

Das Kondom und das Femidom sind derzeit die einzigen Verhütungsmittel die, wenn auch nur teilweise, vor der Übertragung sexuell übertragbarer Krankheiten schützen, wie zum Beispiel dem HIV-Virus (AIDS), der Gonorrhoeo (Tripper), der Syphilis (Lues) und dem Humanen Papilloma Virus (HPV), das die Feigwarzenkrankheit überträgt, die sich in einen Gebärmutterhalskrebs verwandeln kann. Bei der Indikation, die Übertragung dieser Krankheiten zu verhüten, müssen sie unabhängig von anderen Verhütungsmitteln zusätzlich angewandt werden.

Hormonelle Verhütungsmethoden

Die Pille für die Frau
Bei ihr werden Östrogene und Gestagene (Progesteron) eingesetzt, und zwar jeweils die synthetischen Analoga der natürlichen Hormone, da diese die kontrazeptive Wirkung in deutlich geringerer Dosis und mit weniger Nebenwirkungen erreichen.

Die Kombinationspillen enthalten ein Östrogen und ein Gestagen (Progesteron). Heute wird vor allem die so genannte „Mikropille" verschreiben, die das Östrogen Ethinylestradiol enthält. Je nach dem Gestagen, das beigefügt ist, unterscheidet man zwischen einer ersten Generation, mit Norethisteron (was als veraltet gilt) oder als 2. Generation: Lynestrenol, was heute noch weit verbreitet ist oder mit Levonorgestrel. Als 3. Generation bezeichnet man die Kombination des Östrogens mit Desogestrel, Gestoden oder Norgestimat und als 4. Generation, die Kombination des Östrogens mit Dienogest, Drospirenon, Chlormadinonacetat oder Cyproteronacetat. Das Thromboserisiko bei Mikropillen der dritten und vierten Generation ist deutlich höher als für Mikropillen der zweiten Generation[4]. Das Wirkprinzip aller Mikropillen ist die Verhinderung des Eisprungs (Ovulationshemmung). Sie verändern zudem die Konsistenz des Schleimpfrops im Muttermund (Zervixschleim), so dass die Passage von Spermien erschwert wird.

Die *Minipille* als Monopräparat enthält nur ein Gestagen, die herkömmlichen Levonorgestrel. Sie wirken nur auf die Gebärmutterschleimhaut und den Zervixschleim, wodurch der Pearl-Index signifikant höher ist, als bei der mit einem Östrogen kombinierten Mikropille. Die sogenannte „*Neue Minipille*" enthält den Wirkstoff Desogestrel. Sie verhindert auch den Eisprung zuverlässig, wodurch ein Pearl-Index entsteht, der mit der Mikropille vergleichbar ist.

Die Pille danach wird als Notfall-Kontrazeption verwendet, falls ein ungeschützter Coitus vollzogen wurde, ohne Kinderwunsch. Je früher sie danach eingenommen wird, desto wirksamer ist sie. Ihr Wirkprinzip ist die Ovulationshemmung. Man ist nicht sicher, ob sie nicht auch die Nidation hemmt. Bei Adipositas ist die Pille danach mit dem Wirkstoff Levonorgestrel viermal weniger wirksam. Auch diejenige mit dem Wirkstoff Ulipristalacetat ist bei Adipositas weniger wirksam[5]. Manchmal wird in dieser Situation nachträglich ein Kupfer-Intrauterinpessar eingesetzt, dessen Wirkung aber unsicher ist.

Die Pille für den Mann

Ein hormonelles Verhütungsmittel für den Mann, die sogenannte „Pille für den Mann", gibt es nicht. Eine australische Forschungsgruppe arbeitet derzeit jedoch an einer Kombination des Alpha-Rezep-

Methode	Beschreibung	Pearl-Index
Mikropille	Östrogen und Gestagen, primär Ovulationshemmung, zudem Veränderung des Zervixschleims und der Gebärmutterschleimhaut	0,1–0,9 bei idealer Anwendung 1–12 Praxiswert bei typischer Anwendung
Minipille	Levonorgestrel als Gestagen (28 mini, Microlut, Mikro-30 Wyeth) Veränderung des Zervixschleims und der Gebärmutterschleimhaut	4,1
Dreimonatsspritze	Medroxyprogesteron (Depo-Clinovir) Norethisteron (Noristerat)	0,3–1,4
Vaginalring	Ethinylestradiol und Etonogestrel (NuvaRing, Circlet); allmähliche Abgabe über die Vaginalschleimhaut; der Ring wird jeweils 21 Tage in der Vagina getragen, gefolgt von sieben Tagen Pause	0,25–1,18
Hormonpflaster	Ethinylestradiol und Norelgestromin (Evra) transdermale Wirkstoffabgabe; drei Wochen lang jeweils ein neues Pflaster, dann eine Woche Pause	0,72–0,9
Verhütungsstäbchen	subkutanes Implantat mit Etonogestrel (Implanon NXT) Kunststoffstäbchen wird unter die Oberarmhaut eingesetzt, wirkt bis zu drei Jahre lang, kann auf Wunsch jederzeit entfernt werden	0–0,08
Hormonspirale	Intrauterinpessar mit Levonorgestrel (Mirena oder „jaydess") T-förmiger Kunststoffkörper, gibt das Hormon direkt in der Gebärmutter ab, wirkt bis zu fünf Jahre, kann auf Wunsch jederzeit entfernt werden; Veränderung des Zervixschleims und Nidationshemmung durch Veränderung der Gebärmutterschleimhaut	0,16–0,7
Pille danach	Levonorgestrel (PiDaNa) Ulipristalacetat (EllaOne) postkoitale Notfall-Kontrazeption	2

torblockers Tamsulosin mit einem P2X1-Purinoceptor-Inhibitor, wodurch eine sichere Kontrazeption beim Mann gewährleistet werden soll. Die doppelte Tagesdosis Tamsulosin (0,8 mg/Tag) allein reduziert das Volumen des Samenergusses um fast 90 % und in 35 % der Fälle kommt es zu einer „trockenen" Ejakulation, doch reicht das für eine sichere Verhütung nicht aus[6]. Auch werden derzeit Kombinationen aus Testosteron und Progestin erprobt[7].

Die Antibabypille ist, auch über 50 Jahre nach Zulassung, das am häufigsten verwendete Verhütungsmittel in den westlichen Industrieländern, ganz besonders von Frauen unter 30 Jahren. In Österreich verwenden rund 40 % der Frauen zwischen dem 15. und 45. Lebensjahr die eine oder andere Form der Pille. Trotz der Anwendung können Schwangerschaften eintreten, insbesondere bei Einnahmefehlern oder wenn zusätzliche gewisse Medikamente eingenommen werden, besonders Antibiotika oder Antiepileptika.

Auch bei Magen- oder Darmbeschwerden kann die Wirkung unsicher sein. Muss man innert vier Stunden nach der Einnahme aus irgendeinem Grund erbrechen, so sind die Hormone noch nicht vollständig aufgenommen. Auch bei Durchfall ist die Wirkung unsicher. Immer muss man daran denken, dass die Pille nicht vor sexuell übertragbaren Krankheiten schützt.

Die Nebenwirkungen der hormonellen Antikonzeption

Die hormonelle Antikonzeption ist ein sehr starker Eingriff in die hormonelle Regulation. Der natürliche Zyklus wird stark unterdrückt, so dass, wenn man später Kinder wünscht, oft keine Schwangerschaft zustande kommt. Sie richtet sich gegen die Bemühung des Körpers um seine Gesundheit und eine normale hormonelle Regulation. Die Energie der Beckenorgane wird unterdrückt, was nicht so leicht wieder gutzumachen ist. Häufige Nebenwirkungen sind Kopfschmerzen, Zyklusstörungen und Blutungsanomalien nach dem Absetzen, Zwischenblutungen, Gewichtszunahme und seelische Verstimmungen.

Am meisten zu fürchten sind Thrombosen, die auch in den Hirnvenen entstehen können (Sinusthrombose) oder Schlaganfälle. Dieses Risiko ist noch höher, wenn gleichzeitig weitere Risikofaktoren für Herz-Kreislauferkrankungen vorhanden sind, wie etwa Rauchen, Übergewicht, Bettlägerigkeit, lange Flugreisen, Arteriosklerose und Fettstoffwechselstörungen. Frauen mit erhöhtem Thromboserisiko, Gerinnungsstörungen oder Diabetes mellitus, muss vor einer hormonellen Antikonzeption durch eine Kombinationspille, den Ring oder ein Pflaster dringend abgeraten werden. Todesfälle kamen vor. Starke Raucherinnen haben immer ein erhöhtes Thromboserisiko, so dass von der Pille dringend abgeraten werden muss. Bei hormonabhängigen Tumoren (Brustkrebs, Eierstockkrebs, Endometriumkarzinom) ist eine hormonelle Antikonzeption sowieso kontraindiziert. Wir empfehlen allen Frauen, die hormonelle Antikonzeption durch die natürliche Empfängnisregelung nach der Symptotherm-Methode zu ersetzen.

Chemische Methoden der Antikonzeption

Spermizide gibt es als Salben, Gel, Zäpfchen, Schaum oder Sprays. Die meisten Präparate basieren auf dem Wirkstoff Nonoxinol, seltener auf Milchsäure, Borsäure oder Salicylsäure. Man führt sie vor dem Geschlechtsverkehr in die Scheide ein. Sie töten Spermien ab oder vermindern ihre Beweglichkeit so stark, dass sie die Eizelle nicht mehr erreichen können. Wendet man Spermizide alleine an, so ist die Verhütung unsicher. Darum werden sie oft mit Kondomen, Pessaren oder Portiokappen kombiniert. Das „Spermicid muss wasserlöslich sein, denn Präparate auf Öl- und Fettbasis greifen die Gummibarriere an, so dass sie durchlässig wird. Auch reizen sie oft die Schleimhaut. Der Pearl-Index beträgt 3–21, je nach Präparat.

Chirurgische Verhütungsmethoden

Beim Mann wird der Samenleiter im Hodensack durchtrennt. Dennoch ist der Pearl-Index nicht 0 sondern 0,1 bis 0,25. Oft leiden die Männer danach an Schmerzen durch die Narben des Eingriffs an dieser empfindlichen Stelle. Bei der Sterilisation der Frau werden die Eileiter unterbunden oder durchtrennt. Der Pearl-Index ist danach 0,01–0,3. In Österreich ist die Sterilisation oder Vasektomie ohne evidente medizinische Indikation an Personen, die das fünfundzwanzigste Lebensjahr noch nicht vollendet haben, strafrechtlich verboten[8].

Intrauterinpessare

Intrauterinpessare (IUP) werden in die Gebärmutter der Frau eingelegt. Durch eine chronische Reizung der Gebärmutterschleimhaut, sollen sie die Nidation verhindern. Kupferhaltige „Spiralen" sondern zudem kleine toxische Mengen Kupfer ab, welche die Spermien abtöten oder deaktivieren. IUP gelten offiziell als sehr sichere und langfristig anwendbare Verhütungsmethoden. Die Hormon ab-

gebenden Spiralen wurden bei der hormonellen Antikonzeption beschrieben.

Alle Intrauterinpessare sind toxisch und bedeuten ein bedeutendes Störfeld. Nach unserer Erfahrung sind sie keine gute Lösung. Wir mussten sehr oft Pessare entfernen lassen. Weil sie Dysmenorrhoe, Kreuzschmerzen und rheumatische Beschwerden verursachten, wonach diese immer sofort abgeklungen sind.

All diese Eingriffe richten sich gegen die Würde und die Gesundheit der Frau und haben ein bedeutendes Nebenwirkungspotential. Nach unserer Erfahrung ist die natürliche Empfängnisregelung die einzige Methode, die wir wirklich empfehlen können. Sie ist eine gemeinsame Sache zwischen Mann und Frau, welche die Würde der Frau respektiert, ihre Gesundheit fördert und die Fruchtbarkeit pflegt und erhält. Sie gewährt eine ebenso hohe Sicherheit der Empfängnisverhütung, wenn noch kein Kinderwunsch da ist und bewirkt eine hohe Empfänglichkeit, wenn dieser dann entsteht.

Die natürliche Empfängnisregelung durch die Symptotherm-Methode

Die natürliche Empfängnisregelung (NER) ist ein Weg, der es erlaubt, eine Schwangerschaft anzustreben oder zu vermeiden. Sie beruht auf der wissenschaftlichen Tatsache, dass im Zyklus der Frau die meisten Tage unfruchtbar sind. Diese

Methode	Beschreibung	Pearl-Index
Kupferspirale	Kunststoffobjekte mit Kupfer in der Gebärmutter, nidationshemmend	0,9–3
Kupferkette GyneFix	Alternative zur herkömmlichen Kupferspirale. GyneFix besteht aus an einem Faden aufgereihten Kupferzylindern und wird an der Gebärmutterwand fixiert, so dass ein Verrutschen oder Ausstossen wesentlich unwahrscheinlicher wird	0,1–0,5
Kupferperlenball	Eine neuere Bauform der Kupferkette, welche sich ballförmig in der Gebärmutter verspreizt und dadurch keine Fixierung in der Gebärmutterwand benötigt und damit besonders schonend sein soll	0,3–0,8
Goldspirale	Wie die Kupferspirale, jedoch mit Goldkern für eine bessere Verträglichkeit	0,1–0,5

Methode kann im gesamten „fruchtbaren Leben" angewandt werden, auch bei unregelmässigem Zyklus, bei Schichtdienst, in der Stillzeit nach der Geburt, bei Kinderwunsch und im Präklimakterium. Die Anwendung ist einfach. Der tägliche Aufwand benötigt nur ein paar Minuten. Mit einem analogen Thermometer misst man morgens die Aufwachtemperatur. Und abends überlegt man sich, ob tagsüber Zeichen der Fruchtbarkeit vorhanden gewesen sind und notiert diese in ein Zyklusblatt. Eines der wichtigsten Zeichen der Fruchtbarkeit ist eine vermehrte schleimige Absonderung aus der Scheide. Diese nennt man „Zervixschleim". Der Gebärmutterhals, die Cervix, bildet diesen an jedem fruchtbaren Tag. Man notiert die Spinnbarkeit des Schleims. Man nimmt ihn zwischen zwei Finger und spreizt diese auseinander, um zu sehen, ob er lange Fäden zieht. Zur Sicherheit ertastet man noch den Zustand des Gebärmutterhalses. Obwohl nur etwa sechs bis sieben Tage im Zyklus fruchtbar sind, gibt es keine Methode, mit der diese Tage ganz exakt bestimmt werden können. Mit der symptothermalen Methode können sie, bei regelmässigem Zyklus, auf zwölf bis vierzehn Tage genau bestimmt werden.

Durch das Kennenlernen der Vorgänge im eigenen Körper wird einem die eigene Fruchtbarkeit immer mehr bewusst. Man versteht den Rhythmus von fruchtbaren und unfruchtbaren Tagen, so wie er sich bei jeder Frau persönlich abspielt. Man weiss nun, wann man neues Leben empfangen kann und erkennt die sicher unfruchtbaren Tage. Dieses Wissen bringt innere Ruhe und Selbstvertrauen. Man kann nun die biologischen Vorgänge positiv erleben. Frauen bringen dies oft zum Ausdruck, indem sie sagen: „Der Ablauf meines Zyklus ist Teil meiner Person".

Der „Pearl Index" gilt, wie schon erklärt, als Mass für die Zuverlässigkeit einer Verhütungsmethode. Er gibt die Zahl der Schwangerschaften an, die bei hundert Frauen, trotz der Anwendung einer bestimmten Verhütungsmethode während eines Jahres, entstanden sind. Die natürliche Empfängnisregelung nach Prof. Josef Rötzer erreicht nicht nur die Verlässlichkeit der hormonellen Empfängnisverhütung (Pille). Bei sorgsamer Durchführung ist der Pearl-Index noch tiefer. Die Voraussetzungen für diese hohe Zuverlässigkeit sind: das nötige Grundwissen, das Führen von Aufzeichnungen und das Einhalten der entsprechenden Regeln. Ein Pearl Index von 0, also eine 100 %ige Sicherheit, besteht in der Zeit der „etablierten Temperaturhochlage". Diese kann man, wenn man die Auswertungsregeln kennt, einfach und sicher bestimmen. Man hat die Möglichkeit, zusätzliche unfruchtbare Tage des Zyklusbeginns anzunehmen. Auch hierzu gibt es Auswertungsregeln. Für diese Zeit des Zyklus beträgt der Pearl Index 0,2 bzw. 0,9, je nach den Tagen. Man entscheidet gemeinsam mit dem Lebenspartner, welche Sicherheit der Verhütung, welchen Pearl-Index man wünscht. Diese Angaben zur Zuverlässigkeit der natürlichen Empfängnisregelung wurden durch wissenschaftliche Studien erhoben und durch die Aufzeichnung von zehntausenden Zyklen, die dem Institut für Natürliche Empfängnisregelung (INER) vorliegen, bestätigt[9,10,11,12,13].

Heute gibt es auch Programme, die man ins Handy laden kann. Gibt man die Beobachtungen zuverlässig ein, so zeigt es die Tage der relativen und absoluten Fruchtbarkeit an. Die natürliche Empfängnisregelung ist die gesündeste Art, die Empfängnis zu regeln. Sie ist ökonomisch und ökologisch zugleich, denn sie vermeidet, dass das Grundwasser noch mehr durch Hormone belastet wird. Mit anderen Verhütungsmethoden ist die Frau allein gelassen. Die natürliche Empfängnisregelung bezieht den Partner mit ein.

Dies ist für die Beziehung ganz wichtig. Sobald beide ein Kind wünschen, ermöglicht sie beiden, eine Empfängnis bewusst zu fördern. Das Bewusstsein über die eigene Fruchtbarkeit und ein gesunder, von anderen Verhütungsmitteln unbelasteter Körper, sind optimale Voraussetzungen dafür, dass die Befruchtung gelingt. Die ganz besonders fruchtbaren Tage erkennt man vor allem am Zervixschleim. Sind Zyklusprobleme vorhanden, so können die Aufzeichnungen dem Frauenarzt wertvolle Hinweise geben. Auch erkennt man eine Schwangerschaft durch die Aufzeichnungen frühzeitig und hat mehr Sicherheit bei der Berechnung des Geburtstermins.

Die natürliche Empfängnisregelung ist ab dem ersten beobachteten Zyklus anwendbar. Durch die Kenntnis der fruchtbaren und unfruchtbaren Tage gibt es in jedem Zyklus eine Zeit des Umwerbens und eine Zeit der Hingabe. Mit ihrer Hilfe wird die Partnerschaft abwechslungsreich und spannend, Die Methode ist gesund, zuverlässig, hat keine Nebenwirkungen und belastet weder den eigenen Körper, noch die Umwelt mit Hormonen und chemischen Wirkstoffen. Die Beobachtung des Zyklus macht schon lange vor dem Einsatz zur Empfängnisregelung Sinn. Mädchen erleben dadurch ihre körperlichen Veränderungen als faszinierendes Geschehen, und gewinnen an Selbstvertrauen. Viele Paare erleben die Anwendung der symptothermalen Methode als wertvolle Bereicherung. Sie reden nun miteinander über den Fruchtbarkeitsrhythmus. Sie lernen mit der Natur zu leben, statt gegen sie zu arbeiten. Dies ist für die Gesundheit sehr wichtig. Es wächst gegenseitiges Vertrauen und Wertschätzung. Dass man, wann nötig, mit dem Coitus zuwarten kann, fördert das gegenseitige Verständnis und die Zuneigung. Liebe ist, wenn man den andern versteht. Bei dieser Methode gibt es keine Tage ohne Liebe.

Es lohnt sich, diese Methode zu lernen. Am Institut für natürliche Empfängnisregelung (INER) wurden im deutschsprachigen Raum viele Lehrkräfte ausgebildet. Man kann einen Grundkurs besuchen oder sich einzeln beraten lassen. Kontaktadressen und Kurse findet man unter *www.iner.org*. Auch gibt es ein einfach und gut verständliches Lehrbuch, damit man diese Methode auch selbst erlernen kann[14].

Die Schwangerschaft (Gestation)

Der Beginn der Schwangerschaft kann erst ein paar Tage nach dem Geschlechtsverkehr nachgewiesen werden. Als Abgrenzung zu einer „Scheinschwangerschaft" unterscheidet man unsichere, wahrscheinliche und sichere Schwangerschaftszeichen. Das Ausbleiben der Monatsblutung, morgendliches Erbrechen und Übelkeit sind typische unsichere Schwangerschaftszeichen. Der Beta-hCG-Test im Blut oder im Urin gilt als wahrscheinliches, nicht als sicheres Schwangerschaftszeichen. Er liefert etwa zwei Tage nach Ausbleiben der Regel und ca. 14 Tage nach der Befruchtung ein recht sicheres Ergebnis. Die Verlässlichkeit wird mit 90–99 % angegeben. Urintests sind in allen Apotheken und Drogerien erhältlich oder der Hausarzt kann ihn durchführen. Bis zum Anfang der fünften Schwangerschaftswoche kann man im Ultraschall eine Schwangerschaft noch nicht sicher darstellen, besonders, wenn die Nidation in der Nähe eines Eileiters stattgefunden hat.

Als unsichere Schwangerschaftszeichen gelten Übelkeit, Erbrechen, veränderte Geruchs- und Geschmackswahrnehmung, „abnorme" Gelüste, Heisshungerattacken, Speichelfluss, Zahnfleischbluten, vermehrter Ausfluss, Schwindel, Benommenheit, Vergrösserung und Spannungsgefühl der Brüste, Empfindlichkeit und Verfärbung der Brustwarzen, häufiges Wasserlassen, Obstipation, Müdigkeit, Schlafbedürfnis, Kopfschmerzen, ein Einnistungsschmerz, der wie ein Mittelschmerz empfunden wird, eine Einnistungsblutung 6–10 Tage nach dem Eisprung.

Diese Zeichen zeigen eine mögliche Schwangerschaft an, können aber auch bei der Ovulation oder durch das prämenstruelle Syndrom entstehen. Für den Geburtshelfer gelten als unsichere Schwangerschaftszeichen das Ausbleiben der erwarteten Menstruation, eine erhöhte Basaltemperatur während mehr als 18 Tagen, Veränderungen am Muttermund, eine livid-bläuliche Verfärbung der Schamlippen und der Vagina und spürbare Pulsationen der Arteria uterina.

Als sichere Schwangerschaftszeichen gelten: der Nachweis einer Fruchtblase oder eines Embryos im Ultraschall (ab der 5. Schwangerschaftswoche), der Nachweis von Choriongonadotropin (β-HCG) mit dem qualitativen Schnelltest oder dem quantitativen Immunoassay, der Nachweis einer embryonalen Herztätigkeit im Ultraschall (ab der 7.–8. SSW), Kindsbewegungen (ab der 18.–20. SSW), das Hören der kindlichen Herztöne (ab der 18. SSW) und das Fühlen von Kindsteilen durch die Bauchdecke hindurch (ab der 18. SSW).

Die Berechnung des Geburtstermins

Die normale Schwangerschaft dauert von der Befruchtung bis zur Geburt im Mittel 38 Wochen oder 268 Tage. 36 bis 40 Wochen gelten als normal. In den ersten acht Wochen wird das Kind als Embryo bezeichnet, ab der neunten Woche als Fetus, da die Organe ausgebildet sind. Die Berechnung des Termins nach der Naegele-Regel ist aber anders. Sie berücksichtigt teilweise die Periodendauer, indem sie die

Schwangerschaftsdauer ab dem ersten Tag der letzten Periode berechnet. Dadurch kommt man auf eine durchschnittliche Dauer von 280 Tagen oder 40, statt 38 Wochen. Nur 4 Prozent der Kinder kommen exakt am berechneten Termin zur Welt, 26 % bis drei Tage vor und drei Tage nach dem errechneten Temin und 66 % innerhalb von zehn Tagen vor und zehn Tagen nach dem errechneten Termin. Kommt ein Kind vor der 37. Schwangerschaftswoche, bzw. mehr als 21 Tage vor dem Termin zur Welt, wird es als Frühgeburt bezeichnet. In industrialisierten Ländern wird die Schwangerschaft, besonders im frühen Stadium, regelmässig durch Ultraschalluntersuchungen überwacht.

Der Schwangerschaftsverlauf wird in drei Abschnitte eingeteilt, zu je 13 Schwangerschaftswochen bzw. drei Monaten (Trimenon). Da der Tag der Befruchtung selten genau festgelegt werden kann, rechnet man in der Medizin, wie schon gesagt, vom ersten Tag der letzten Periode an, (post menstruationem, p.m.). Das Kind ist also immer zwei Wochen jünger als die angegebene Schwangerschaftswoche (SSW).

Das erste Trimenon

Im ersten Trimenon entwickelt sich der Embryo besonders rasch. Die schwangere Frau erlebt sehr grosse hormonelle Umstellungen. Diese äussern sich bei 50 bis 90 % der Frauen durch Übelkeit und bei 25 bis 50 % durch morgendliches Erbrechen, was sich im Verlauf der Schwangerschaft meist wieder legt. Ab der dritten Woche entsteht meistens ein Spannungsgefühl und eine Empfindlichkeit der Brüste. Spontane Abgänge (Aborte) entstehen am häufigsten in einer ersten Schwangerschaft und meistens im ersten Trimenon, bis zur zwölften SSW. Darum teilen viele Frauen bis dahin nicht mit, dass sie schwanger sind.

Der erste Schwangerschaftsmonat

24 Stunden nach der Befruchtung beginnt bereits die Produktion des Schwangerschaftshormons Choriogonadotropin aus dem Synzytiotrophoblasten, einer Vorform der Plazenta. Dieses stimuliert im Gelbkörper die andauernde Ausschüttung von Progesteron, so dass der Menstruationszyklus unterdrückt wird. Die Menstruation bleibt aus. hCG und Progesteron lockern die Gebärmutterschleimhaut auf, um die Einnistung der aus der befruchteten Eizelle entstandenen Blastozyste zu erleichtern. Die Nidation beginnt etwa am fünften Tag nach der Befruchtung und ist nach 14 Tagen abgeschlossen. Nun teilt sich die Blastozyste in eine äussere Schicht, den Trophoblasten, woraus sich die Plazenta entwickelt, und den Embryoblasten, aus welchem der Embryo entsteht. Das Gewebe, das beide verbindet, wird zur Nabelschnur.

Der zweite Schwangerschaftsmonat

Dies sind die Schwangerschaftswochen 5–8. Nun werden die grösseren Organe angelegt.
Der Organismus der Schwangeren stellt sich nun auf die Schwangerschaft ein. Durch das Schwangerschaftshormon hCG entsteht noch immer oft morgendliche Übelkeit und Brechreiz. Häufig erscheinen Heisshungerattacken und Stimmungsschwankungen, sowie eine ausgeprägte Müdigkeit. Nun bildet sich das erste Fruchtwasser. Manchmal entsteht ein Ziehen in der Leistengegend, da die Bänder der Gebärmutter gedehnt werden. Im Embryo bildet sich in der 6. Woche die Wirbelsäule aus, dann schliesst sich das Neuralrohr, aus welchem das Gehirn und das Rückenmark entstehen wird. Jetzt kann man im Ultraschall erstmals das Schlagen des Herzens sehen. In der siebten Woche beginnt der Kopf und der Rumpf Form anzunehmen. Kleine Knospen sind zu erkennen, aus denen sich später die Gliedmassen entwickeln. Nun misst der Embryo 3 bis 8 mm (Scheitel-

Steiss-Länge). Am Ende der achten Woche sind an den Handplatten die Stellen erkennbar, aus denen später die Finger entstehen. Die Anlage der Augen und Ohren wird sichtbar. Dann werden allmählich alle Organe und Organsysteme angelegt. In der achten SSW misst der Embryo 9 bis 15 mm. Sein Herz schlägt mit einer Frequenz von 140 bis 150 pro Minute.

Der dritte Monat
Im dreidimensionalen Ultraschall sind mit 12 Schwangerschaftswochen erste Kindsbewegungen zu erkennen. Die Blutmenge im mütterlichen Kreislauf erhöht sich von rund 5 auf 6,5 l, um die Versorgung des Fötus zu gewährleisten. Der Kreislauf der Mutter muss mehr leisten, so dass das Herz schneller schlägt. Dies mindert die körperliche Leistungsfähigkeit. Die Hormone weichen das Bindegewebe auf, so dass Besenreiser oder Krampfadern entstehen können, je nach der Ernährung. Es kann zu verstopfter Nase, Nasenbluten oder Zahnfleischbluten kommen. Durch die Östrogene lagern die Gewebe mehr Flüssigkeit ein. Das Progesteron entspannt die Muskulatur, auch die Schliessmuskeln, was vermehrten Harndrang bewirken kann. Der Stoffwechsel der Mutter ist gesteigert, nicht zuletzt durch die ständige Erneuerung des Fruchtwassers. Am Ende der neunten Woche sind erste Ansätze der Nase und der Zehen zu erkennen, in der zehnten Woche auch der Ohrmuscheln. Die Netzhaut pigmentiert sich. Das Augenpaar steht weit auseinander; die Augen sind offen, da die Augenlider sich erst bilden. Erste Bewegungen sind möglich. Am Ende der zehnten SSW sind alle Organanlagen vorhanden und die Knospen für die 20 Milchzähne werden ausgebildet. In der zwölften SSW ist der Embryo 5 bis 6 cm gross und wiegt etwa 14 g. Nun wird er Fetus genannt.

Das zweite Trimenon

Im zweiten Schwangerschaftsabschnitt ist das Risiko einer Fehlgeburt viel geringer. Die Übelkeit und die anderen Beschwerden verschwinden meistens ganz und viele Frauen empfinden diese Zeit als sehr angenehm. Oft fühlen sie sich seelisch besonders ausgeglichen und zufrieden. Die Hebammen betrachten deshalb das zweite Trimenon als ideal für Reisen. Nun werden die Bewegungen des Fetus spürbar.

Der vierte Schwangerschaftsmonat
Dies sind die Schwangerschaftswochen 13–16. Die Hormonproduktion aus dem Eierstock wird nicht mehr benötigt, da die Plazenta so weit ausgereift ist, dass sie die schwangerschaftserhaltenden Hormone selbst bilden kann. Darum ist die hCG-Konzentration ab der zwölften SSW weniger hoch und bessert sich eine eventuelle morgendliche Übelkeit. Das Kind wird jeden Monat rund 1 bis 1,5 kg schwerer, bzw. ca. 250 g pro Woche. Wegen der Dehnung des Bindegewebes der Haut und dessen Auflockerung, können rötliche oder bräunliche Schwangerschaftsstreifen entstehen. Häufig sieht man eine dunkle Linie (Linea nigra), die vom Bauchnabel zum Schambein verläuft. Diese Farbveränderung entstehen durch die Hormone und bildet sich nach der Schwangerschaft wieder zurück. Es können Ödeme in den Armen und den Beinen, den Händen und Füssen entstehen, je nach der Ernährung. Das Wachstum des Fetus ist nun ausgeprägt und die Organe bilden sich weiter aus. Die Augenlider schliessen sich und öffnen sich erst nach drei Monaten wieder. Das Kind bewegt den Kopf, die Arme und die Beine. Die Schluckmuskulatur bildet sich aus. Die Lunge und das Verdauungssystem entwickeln sich weiter, indem der Fötus mit Hilfe des Zwerchfells Fruchtwasser „ein- und ausatmet", respektive „trinkt". Manchmal hat er Schluckauf. Die Speicheldrüsen, der

Magen, die Nieren und der Darm arbeiten bereits. Das geschluckte Fruchtwasser wird als Urin wieder ins Fruchtwasser abgegeben, welches die Mutter alle zwölf Stunden erneuert. Über die Plazenta erhält der Fötus Nährstoffe und Antikörper, gleichzeitig werden Stoffwechselschlacken ausgeschieden. Nun bildet sich das sogenannte Woll- oder Lanugohaar, das bis zur Geburt wieder fast ganz verschwindet. Gegen Ende dieses vierten Schwangerschaftsmonats entwickeln sich die Genitalien, so dass man im Ultraschall das Geschlecht erkennen kann. In der 16. SSW ist der Fetus ca. 10 cm lang und wiegt bis zu 100 g. Sein Kopfdurchmesser beträgt ca. 35 mm.

Der fünfte Schwangerschaftsmonat
Dies sind die Schwangerschaftswochen 17–20. Die Gebärmutter ist jetzt etwa so gross wie eine Honigmelone und fast in Nabelhöhe. Ab der 18. bis 20. SSW kann die Schwangere gewöhnlich die ersten Kindsbewegungen spüren, als feines, leichtes Kribbeln. Nun beginnt ein relativ beschwerdefreier Schwangerschaftsabschnitt. Trotzdem können in diesem Zeitraum manchmal Veränderungen der Sehschärfe, Rückenschmerzen und Krämpfe in den Beinen auftreten.
Die Scheitel-Steisslänge des Fötus beträgt am Ende des Monats 14 bis 16 cm und er wiegt zwischen 150 und 300 g.

Der sechste Schwangerschaftsmonat
Dies sind die Schwangerschaftswochen 21–24. Das Kind beginnt, auf äussere Reize zu reagieren.
Gegen Ende des Monats erreicht die Gebärmutter die Nabelhöhe. Die Brüste vergrössern sich unter dem Einfluss der Hormone hCG, Östrogen und Progesteron. Durch die Lageveränderung des Magens kann manchmal Sodbrennen entstehen, je nach der Ernährung. Beim Fötus beginnt sich das Unterhautfettgewebe zu bilden. Die Haut wird von einer schützenden Fettschicht überzogen, die

man Vernix caseosa oder „Käseschmiere" nennt. Diese erleichtert später das Gleiten durch den Geburtskanal. Die Haut ist noch rötlich und halb durchsichtig, Die Finger- und Fussnägel sind fast vollständig entwickelt. Die Haare beginnen zu wachsen und die Verknöcherung des Skeletts schreitet voran. Nun setzt ein rasches Wachstum des Gehirns ein. Gegen Ende des Monats reagiert das Kind auf akustische und optische Reize von aussen (Stimmen, Schall, Licht). Ob zu diesem Zeitpunkt bereits Schmerzwahrnehmungen möglich sind, ist umstritten. Eine Analyse der vorhandenen Forschungsergebnisse kam zum Schluss, dass Schmerzempfindungen vor dem dritten Trimenon unwahrscheinlich seien[15]. Am Ende des sechsten Monats beträgt die Scheitel-Steisslänge des Fetus ca. 26 cm und das Gewicht 500 g.

Das dritte Trimenon

Im letzten Schwangerschaftsabschnitt reift der Fötus vollständig heran und der Körper der werdenden Mutter bereitet sich auf die Geburt vor. Für die Frau kann dieser Abschnitt, hauptsächlich wegen des zusätzlichen Gewichts, wieder etwas unangenehmer sein, vor allem im Sommer. Ein Überleben des Kindes im Falle einer Frühgeburt ist in diesem Zeitraum durch eine intensivmedizinische Behandlung schon möglich.

Der siebte Monat
Dies sind die Wochen 25–28: Das Fruchtwasser hat einen hohen Austauschbedarf. Bei der Schwangeren können Ödeme in den Armen und Beinen stärker werden, was man hierauf zurückführt. Der sich ausbreitende Uterus drückt auf die Verdauungsorgane und die Lunge. Dies kann Kurzatmigkeit bewirken. Leicht entstehen Hämorrhoiden. Durch das zunehmende Gewicht können im letzten Trimenon Schmerzen im Rücken und in den Füssen

entstehen. Bereits kann aus den Brüsten erstes Kolostrum fliessen. Gegen Ende des Monats öffnen sich die Augenlider des Fötus wieder. Er misst nun etwa 35 cm und wiegt um die 1000 g. Im Falle einer Frühgeburt hat das Kind ungefähr ab der 23. SSW, unter hohem intensivmedizinischem Aufwand, eine etwas bessere Chance, ausserhalb der Gebärmutter zu überleben. In der 25. SSW beträgt die Überlebenschance ca. 32 bis 43 %, in der 28. SSW 79 %. Doch sind die Risiken bleibender Schäden, je früher das Kind geboren wird, umso grösser. Vor dem Ende der 25. Woche beträgt dieses Risiko 50 %[16].

Der achte Schwangerschaftsmonat
Dies sind die Schwangerschaftswochen 29–32. Erste so genannte Übungswehen entstehen. Dies sind schmerzlose Kontraktionen. Man nennt sie auch Senkwehen, Vorwehen oder Vorbereitungswehen. Dabei verhärtet sich der Bauch durch rhythmisches sich Zusammenziehen der Gebärmutter. Nun macht sich auch die Schliessmuskelschwäche bemerkbar. Es ist wirksam, damit zu beginnen, diese zu trainieren. Die Gebärmutter verdrängt nun noch mehr die anderen Organe im Bauchraum. In der Scheide ist es weniger sauer. Darum können bakterielle- oder Pilzinfektionen entstehen, die durch Lavendel-Molke-Instillationen geheilt werden können (s. Seite 51). Bis auf die Lunge sind jetzt alle Organe des Kindes fast vollständig entwickelt. Am Ende des Monats beträgt die Scheitel-Steisslänge rund 40 cm und es wiegt bereits 1700 bis 2000 g.

Der neunte Schwangerschaftsmonat
Dies sind die Schwangerschaftswochen 33–36. Die Schwangere wiegt jetzt durchschnittlich 10–12 kg mehr als vor der Schwangerschaft. Gegen das Ende der 36. SSW bewegt sich der Kopf des Kindes in das kleine Becken hinein, dadurch senkt sich die Gebärmutter etwas. Nun kann man wieder leichter atmen. Schlaf-

störungen sind häufig. Ab der 35. SSW ist die Lungenreifung abgeschlossen. 92 bis 93 % der Kinder liegen nun in der richtigen Geburtslage, Kopf voran[17]. Bis zur 37. SSW kann sich das Kind noch von einer Steisslage ganz von selbst in die Schädellage umdrehen. Es kann sich aber sonst nur noch wenig bewegen. Gegen das Ende des Monats ist es ca. 45 cm gross und wiegt etwa 2800 g.

Der zehnte Schwangerschaftsmonat
Dies sind die Wochen 37–40: Nun steht die Geburt bevor. Nun beträgt die mittlere Gewichtszunahme der werdenden Mutter 10–15 kg. Viele Schwangere werden kurz vor der Geburt nicht mehr schwerer, manchmal sogar etwas leichter. Vorwehen werden häufiger. In den letzten Wochen der Schwangerschaft nimmt das Kind vor allem an Gewicht zu. Über die Plazenta erhält es Antikörper aus dem Blut der Mutter. Bei der Geburt misst das Baby ca. 48 bis 54 cm und wiegt 2800 bis 4000 g. Der Durchmesser des Kopfes beträgt zwischen 9,5 cm und 10,5 cm.

Vorgeburtliche Untersuchungen und Behandlungen
In Deutschland hat jede werdende Mutter während der Schwangerschaft, bei der Geburt und einige Wochen nach der Geburt, Anspruch auf die Betreuung durch eine Hebamme oder einen Arzt. Empfohlen sind, bei komplikationsloser Schwangerschaft, zunächst Besuche in einem Abstand von vier Wochen nach Bekanntwerden der Schwangerschaft, ab der 32. Schwangerschaftswoche in einem Abstand von zwei Wochen und bei Überschreitung des Geburtstermins alle zwei Tage. Alle Befunde werden in den Mutterpass (in Österreich Mutter-Kind-Pass) eingetragen.

Die Ultraschalluntersuchung (Sonographie)
Sie hat in den letzten Jahrzehnten die medizinische Praxis der vorgeburtlichen

Untersuchungen sehr verändert. Sie ermöglicht ein frühes Erkennen einer Mehrlingsschwangerschaft, des Geschlechts und eine sorgfältige Überwachung der Entwicklung des Fetus. Zur Frage, ob die Sonographie für den Embryo oder den Fetus schädlich sein kann, gab es viele wissenschaftliche Untersuchung, mit dem Resultat, dass sie heute als unbedenklich gilt. Bei Adipositas ist die Darstellung des Kindes erschwert, oder manchmal nicht einwandfrei möglich. Experten empfehlen dann, die Untersuchung in sitzender Position von oben oder in seitlich liegender Position von der Flanke aus durchzuführen. Gerade bei Adipositas entstehen oft Fehlbildungen des Kindes.

Die Pränataldiagnostik
Die Pränataldiagnostik setzt sich zum Ziel, Erkrankungen der werdenden Mutter und Behinderungen des Kindes, wie zum Beispiel eine Trisomie 21 (Down-Syndrom) oder Krankheiten des Kindes frühzeitig festzustellen. Eine Behandlung im Mutterleib ist nur in wenigen Fällen möglich, so dass manchmal ein Schwangerschaftsabbruch empfohlen werden muss. Ob ein Schwangerschaftsabbruch wegen Trisomie 21 gerechtfertigt ist, ist ethisch sehr fragwürdig. Menschen mit dieser Trisomie sind ausgesprochen gemütvoll und beziehungsfähig. Sie können ein sehr glückliches Leben haben. Darum ist eine systematische Pränataldiagnostik umstritten. Bei der durch Ultraschall geführten Fruchtwasserpunktion besteht immer ein gewisses Risiko, das Kind zu verletzen. Auch die nicht-invasiven Methoden der Pränataldiagnostik, wie die Nackentransparenz-Messung, das Erst-Trimester-Screening oder der Triple-Test, können die Eltern oft psychisch stark belasten, da das Ergebnis nie sicher ist, sondern nur in Wahrscheinlichkeiten angegeben werden kann, anhand statistischer Durchschnittswerte.

Ab der 9. Schwangerschaftswoche ist ein DNA-Test zur Untersuchung des Erbguts des Kindes durch eine Blutprobe der Mutter möglich, da sich die fetale DNA des Kindes im mütterlichen Blut nachweisen lässt. Diese Methode gilt als verlässlich, auch als Vaterschaftstest.

Die Risikoschwangerschaft
Der Anteil der Risikoschwangerschaften stieg von 2001 bis 2010 von 68,5 auf 73,4 Prozent[18]. Doch kommen 95 % der Kinder gesund zur Welt. Der hohe Anteil an „Risikoschwangerschaften" entsteht heute, da viele Paare erst spät Kinder haben wollen. Als Risikoschwangerschaft gelten folgende Bedingungen: Ein Alter unter 18 Jahren oder über 35 Jahren bei Erstgebärenden und über 40 Jahren bei weiteren Schwangerschaften, Mehrlingsschwangerschaften, eine Schwangerschaft, nachdem bereits mehr als vier Kinder geboren wurden, eine Schwangerschaft nach einer Sterilitätsbehandlung, eine Schwangerschaft nach zwei oder mehr Fehlgeburten, Komplikationen bei früheren Geburten, eine Rhesus-Inkompatibilität, Lageanomalien des Kindes, ein Schwangerschaftsdiabetes, ein Bluthochdruck in der Schwangerschaft, eine regelmässige Einnahme von Medikamenten, ein Konsum von Alkohol, Nikotin oder anderer Drogen, ein verzögertes Wachstum oder ein abnorm grosses Kind, eine Veränderung des Fruchtwassergehaltes, eine akute Allgemeinerkrankung oder Infektion, eine Schwäche des Gebärmutterhalses (Cervixinsuffizienz), eine Niereninsuffizienz oder das Fehlen einer Niere und Gerinnungsstörungen.

Krankheiten während der Schwangerschaft
Für gewisse Krankheiten ist das Risiko während der Schwangerschaft erhöht. Für eine Beinvenenthrombose ist es fünffach erhöht. Trotzdem entsteht diese in weniger als jeder tausendsten Schwangerschaft. Eine Thrombose im Sinus venosus

des Gehirns (Sinusthrombose) ist mit 12 pro 100 000 Schwangerschaften sehr selten. Selten entsteht während der Schwangerschaft eine Osteoporose. Gewisse Krankheiten sind während der Schwangerschaft sogar weniger ausgeprägt: bei multipler Sklerose sind Schübe seltener und eine rheumatoide Arthritis verläuft milder[19]. In „Entwicklungsländern" überleben Frauen Komplikationen während der Schwangerschaft oder Geburt oft nicht, da jede medizinische Betreuung fehlt. In Industrieländern ist ein Todesfall der Mutter bei einer Schwangerschaft oder Geburt mit 0,025 % sehr selten.

Sodbrennen in der Schwangerschaft
Mehr als 70 Prozent der Frauen leiden während der Schwangerschaft unter anhaltendem Sodbrennen, oft ab dem dritten Trimenon. Nach der Geburt verschwindet es gewöhnlich wieder. Der hohe Progesteronspiegel entspannt nicht nur die Gebärmutter, sondern auch die Muskulatur des Übergangs von der Speiseröhre zum Magen. Das Progesteron verlangsamt zudem die Peristaltik und das nun gross gewordene Kind drückt den Magen nach oben. Durch häufiges Hinlegen wird der Rückfluss der Magensäure in die Speiseröhre ebenfalls gefördert. Ein gastro-ösophagealer Reflux kann in der Schwangerschaft vermieden werden, durch eine Diät, wie sie in unserem Handbuch Nr.15: „Für die Ernährung in der Schwangerschaft und Stillzeit" beschrieben ist.

Gestosen

Dies sind Krankheiten, die nur in der Schwangerschaft vorkommen. Frühgestosen entstehen im ersten und Spätgestosen im dritten Trimenon. Das *morgendliche Erbrechen* (Hyperemesis gravidarum) ist die häufigste Frühgestose. Gegen den morgendlichen Brechreiz ist die homöopathische Arznei Ipecacuanha in der zweihundertsten C-Potenz hochwirksam. Eine Neuraltherapie mit Procain 1 % ist auch in der Frühschwangerschaft möglich, da nachgewiesen ist, dass Procain keine embryonalen Fehlbildungen bewirkt. In der Hand des erfahrenen Arztes ist sie ebenfalls rasch wirksam gegen das Schwangerschaftserbrechen.

Die Präeklampsie
Eklampsie bedeutet altgriechisch (ἐκλάμπειν) „plötzliches Erscheinen". Dies ist eine schwere Krankheit, die früher „Schwangerschaftsvergiftung" genannt wurde, mit schwerer Nierenschädigung, Krampfanfällen, hohem Blutdruck, Ödemen und Eiweissverlust. Die Vorstufe nennt man Präeklampsie. Zur Eklampsie kommt es selten, etwa in einer von 2000 bis 3500 Schwangerschaften und zu 80 % bei Erstgebärenden. Bei Mehrlingsschwangerschaften ist sie sechsmal häufiger. Vor allem sind Frauen gefährdet, die an Adipositas oder an einem Schwangerschaftsdiabetes leiden.

Eine Hypertonie in der Schwangerschaft kann der Beginn einer *Präeklampsie* sein. Darum muss der Blutdruck regelmässig überwacht werden. Oft fällt auf, dass ein Ring nicht mehr an den Finger passt. Dann entstehen Schwellungen um die Augen, ausgeprägte Ödeme und Eiweiss im Urin. Eine Präeklampsie entsteht in 3 bis 7 % aller Schwangerschaften. Der Arzt entnimmt Blut- und Urintests, um die Diagnose zu bestätigen, um die Schwere der Präeklampsie festzustellen und zu überprüfen, ob nicht bereits ein Organschaden besteht. Auch der Fötus wird überwacht. Man überprüft seine Herzfrequenz. Durch eine Ultraschalluntersuchung überprüft man den Gesundheitszustand von Mutter und Kind, die Fruchtwassermenge, die Grösse des Fetus, seine Atmung und seine Bewegungen.

Wenn nur leichte Symptome einer Präeklampsie da sind, ist viel Ruhe nötig. Dann soll man jeden unnötigen Stress vermeiden, möglichst wenig und beruflich gar nicht arbeiten, den Tag möglichst sitzend und liegend verbringen. Auch sollte man und mindestens wöchentlich den Arzt aufsuchen. Dabei wird mit dem so genannten „Non-Stress-Test" die Herzfrequenz des Fetus elektronisch überwacht, während er sich nicht bewegt. Die Menge des Fruchtwassers wird mindestens einmal wöchentlich gemessen und Laboruntersuchungen werden durchgeführt.

Eine stärkere Präeklampsie muss im Krankenhaus behandelt werden, zur Überwachung und zur Behandlung der Hypertonie. Sind die Symptome schwerwiegend, so muss man auf einer Intensivpflegestation behandelt werden. Gegen Krampfanfälle erhält man Infusionen mit Magnesiumsulfat oder Medikamente. Dann wird so bald als möglich die Entbindung durchgeführt, denn sie ist die wirksamste Therapie. Es ist nicht immer einfach, die Risiken einer vorzeitigen Entbindung für das Kind, gegenüber dem Risiko des Zuwartens für die Mutter und das Kind abzuwägen. Nach dem Ende der 37. Schwangerschaftswoche entscheidet man sich in der Regel für eine Entbindung, und bei schwerer Präeklampsie, wenn die 34. Schwangerschaftswoche vollendet ist. Wenn die Entbindung bei weniger als 34 Schwangerschaftswochen gefahrlos hinausgezögert werden kann, verabreicht man der Mutter Kortikosteroide, um die Reifung der Lunge des Fetus zu beschleunigen. Doch muss man die Mutter ganz sorgsam überwachen, dass keine bedeutenden Organschäden entstehen.

Bei weniger als 1 % der Frauen mit Präeklampsie entwickelt sich daraus eine *Eklampsie*. Dies ist die schwerste Form einer Spätgestose. Früher nannte man sie, wie gesagt, Schwangerschaftsvergiftung.

Es handelt sich in der Tat um eine Stoffwechselvergiftung, welche die Nieren und andere Organe schädigt. Der Blutdruck steigt massiv an. Die Vergiftung greift das Nervensystem an. Darum entstehen epileptische Anfälle. Manche Patientinnen verlieren das Bewusstsein. Die Eklampsie wird in der Regel durch die Symptome der Präeklampsie angekündigt. Darum muss man diese sehr ernst nehmen. Das altgriechische Wort Eklampsie bedeutet „plötzlich hervorleuchten", im Sinne von plötzlich erscheinen. Eine Präeklampsie entsteht immer nach der 20. Schwangerschaftswoche und gewöhnlich bis vor dem Ende der ersten Woche nach der Entbindung. Zu einem Viertel entsteht sie erst nach der Entbindung, gewöhnlich innerhalb der ersten 4 Tage, seltener aber bis zu 6 Wochen nach der Geburt.

Eine schwere Präeklampsie oder Eklampsie kann zu einem lebensgefährlichen *HELLP-Syndrom* ausarten. Dieses entsteht bei jeder zehnten Eklampsie. Man erkennt dies an starken Schmerzen in der Leber, rechts unter den Rippen, bis hin zum Unterleib, Kopfschmerzen, Übelkeit, Erbrechen, erhöhten Leberenzymen und Zeichen einer Hämolyse, wobei die Thrombozytenzahl und das Hämoglobin absinken, so dass ein starkes Blutungsrisiko entsteht. Man gibt Infusionen mit Magnesiumsulfat zur Verhütung von Krampfanfällen und falls diese trotzdem erscheinen, intravenös Diazepam (Valium) oder Lorazepam. Zur Senkung des Blutdrucks gibt man intravenös Hydralazin oder Labetalol. Das HELPP-Syndrom erfordert eine sofortige Entbindung. Ist der Muttermund noch nicht geöffnet, so ist ein Kaiserschnitt notwendig, damit das Kind so schnell als nur möglich entbunden werden kann und das Komplikationsrisiko für die Mutter und das Kind möglichst vermindert wird. Die Kinder sind oft untergewichtig und haben 4 Mal häufiger Probleme.

Die Ursache der Präeklampsie gilt offiziell noch als unbekannt. Sie entsteht häufiger bei Frauen, die jünger sind als 17 oder älter als 35 Jahre, in einer ersten oder nach mehr als zwei Schwangerschaften, wenn Präeklampsien in der gleichen Familie vorkamen, bei Adipositas, bei vorher schon bestehendem oder einem Schwangerschaftsdiabetes, bei bereits vorbestehendem Bluthochdruck und bei einer Blutgerinnungsstörung durch Antiphospholipid-Antikörper.

Die diätetische Therapie der Präeklampsie Neuere Wissenschaftliche Untersuchungen weisen einen starken Einfluss der Ernährung auf das Eklampsierisiko nach. Sie zeigen, dass die frühere Bezeichnung Schwangerschaftsvergiftung nicht falsch war. Immer besteht bei Präeklampsie eine Fettstoffwechselstörung. Mehrere Studien zeigten, dass eine pflanzenbasierte, faserreiche Ernährung das Eklampsierisiko vermindern und die Symptomatik bessern kann[20]. Eine fettreiche Ernährung erhöht das Risiko stark, während pflanzliche Lipide mit mehrfach ungesättigten Fettsäuren dieses reduzieren und dagegen wirksam sind[21]. Eine Ernährung reich an Vitamin-C-haltigen Früchten vermindert das Eklampsierisiko[22]. Eine Ernährung reich an Obst und folsäurehaltigem Gemüse, mit wenig Kochsalz und viel mehrfach ungesättigten Pflanzenölen schützt vor einer Präeklampsie, während Übergewicht, Blutarmut und Kaffeekonsum das Risiko erhöhen[23,24,25,26]. Frauen mit erhöhter Isoprostanausscheidung im Urin und Mangel an Antioxidantien in der Nahrung leiden unter oxidativem Stress. Dieser erhöht das Präeklampsierisiko deutlich[27]. Eine Ernährung reich an Gemüse aus biologischem Anbau während der Schwangerschaft verringert, im Vergleich zu konventionell angebautem Gemüse, das Risiko einer Präeklampsie stärker. Die Forscher erklären dies dadurch, dass die Pestizide die bioaktiven sekundären Pflanzenstoffe der Früchte

und Gemüse und das Mikrobiom im Darm der Mutter schädigen[28].

All diese wissenschaftlichen Untersuchungen weisen einheitlich darauf hin, dass die Präeklampsie die Folge einer massiven Stoffwechselentgleisung ist. Dies entspricht unserer jahrzehntelangen Erfahrung, dass sie durch die Diät, welche in unserem Handbuch Nr. 15: „Für die Ernährung in der Schwangerschaft und Stillzeit" beschrieben ist, zuverlässig verhütet werden kann. Frauen, die übergewichtig sind, empfehlen wir dringend eine Ernährungsumstellung, bevor sie eine Schwangerschaft planen. Diese gelingt zuverlässig mit der Diät, die unserem Handbuch Nr. 26: „Für Gewichtsprobleme, Adipositas und Anorexie" beschrieben ist. Sind Zeichen einer Präeklampsie bereits vorhanden, so ist eine sofortige Umstellung der Ernährung auf eine mehrwöchige, rein vegetabile Rohkostdiät hoch wirksam. Diese ist in unserem Handbuch Nr. 4: „Frischsäfte, Rohkost und Früchtespeisen" beschrieben: eine Therapie, die sich lohnt.

Seelische Krankheiten während der Schwangerschaft

Jede Schwangerschaft ist ein Wunder der Schöpfung. Jede schwangere Frau verdient volles Verständnis und grossen Respekt. In unserer Zeit, wo in sinnloser Hektik durch die Illusion vermeintlichen Glücks durch das Streben nach Geld, Konsumgütern und Reichtum, der Sinn für die wahren Werte des Lebens verloren gegangen ist, hat die schwangere Frau keinen Platz. Schwangerschaften kosten der „Wirtschaft" Geld. Viele Frauen kommen den mangelnden Respekt zu spüren, den die Gesellschaft ihnen entgegenbringt. Eine gross angelegte englische Studie berichtete, dass Depressionen in der Schwangerschaft in den letzten Jahrzehnten wesentlich häufiger geworden sind, so dass heute jede zehnte schwangere Frau an Depressionen leidet. Manche schwangere Frauen empfinden innere Leere, Verzweiflung oder Apathie, erleben ihre Zukunftsaussichten als hoffnungslos. Viele fühlen sich wertlos in dieser Welt. Manche befürchten, der Mutterrolle nicht gewachsen zu sein oder ängstigen sich um die Gesundheit des Kindes[29]. Dass eine Geisteskrankheit (Psychose), eine Schizophrenie oder eine manisch-depressive Psychose erstmals in der Schwangerschaft auftritt, kommt nur selten vor, doch pflegen bestehende psychotische Erkrankungen in der Regel sich zu verschlimmern, zumal die Psychopharmaka in der Schwangerschaft abgesetzt werden müssen. Zwangsstörungen verschlimmern sich oft während einer Schwangerschaft. Zustände von Angst und Panik verschlechtern sich teils massiv[30]. Die Illusionen und kollektiven Wahnvorstellungen der Gesellschaft lassen sich nicht ändern, sie sind eine weltweite Erscheinung unserer Zeit. Aber jeder von uns kann ganz wesentlich dazu beitragen, dass es schwangeren Frauen besser geht, indem er das Wunder und die Schönheit der Schwangerschaft erkennt und indem er jeder schwangeren Frau mit Achtung, Respekt und Verständnis begegnet.

Sport in der Schwangerschaft
Linda May hat die Auswirkungen von Sport in der Schwangerschaft auf die Gesundheit des kindlichen Herzens untersucht. Bei Frauen, die in der Schwangerschaft mindestens dreimal pro Woche Sport getrieben haben, war die Herzfrequenz des Fetus langsamer und variabler. Dies gilt als ein Zeichen für ein gesundes Herz. Obschon die Mutter das Training durchführt, zeigt sich also beim Kind ein positiver Trainingseffekt. Auch nach der Geburt war diese Wirkung bei den Kindern nachweisbar. Sport muss aber mit Mass betrieben werden. Am besten ist Wandern oder Schwimmen. Bei übertriebener Belastung besteht für die Mutter die Gefahr von Verletzungen, da die Bänder, Sehnen und Gelenke durch die Hormone gelockert sind. Besonders im ersten Trimenon muss eine Überhitzung durch die Anstrengung vermieden werden, da dies die Entwicklung des Embryos stören kann[31].

Musik und die Schwangerschaft
Das Kind empfindet und hört bald die emotionale Botschaft der Musik, welche die Mutter hört, spielt oder singt. Viele Menschen fühlen sich durch aggressive, laute Musik angeregt. Doch ist das Kind vor dieser ganzen Unruhe und Aggressivität nicht geschützt. Völckers und Weisner haben die Auswirkungen von harmonischer, ruhiger klassischer Musik in der Schwangerschaft untersucht. Die Bewegungen des Kindes werden ruhiger, die Herzfrequenz ebenfalls, was eindrücklich zeigt, wie viel es mitbekommt, von dem was wir hören[32].

Suchtmittel und Medikamente und die Schwangerschaft

Alkohol
Im Jahr 2021 erschien eine englische Studie an 4000 schwangeren Frauen, die nachwies, dass auch ganz kleine Mengen von Alkohol, fast dosisunabhängig, sich auf die Intelligenz des Kindes negativ auswirken[33,34]. Selbst ein geringer Alkoholkonsum während der Schwangerschaft kann das fetale Alkoholsyndrom verursachen: eine Kombination schwerwiegender körperlicher Schäden mit geistiger Behinderung. In den Industrieländern ist dies die häufigste Ursache geistiger Behinderung. Allein in Deutschland schätzt man, dass jedes Jahr etwa 10 000 Kinder neu vom Alkoholsyndrom betroffen sind[35]. Das Kind ist jeder noch so kleinen Menge Alkohol schutzlos ausgeliefert und verträgt kleinste Mengen nicht.

Rauchen
Wird das Kind während der Schwangerschaft durch aktives oder passives Rau-

chen den Giften das Tabaks ausgesetzt, so leidet es unter Schäden, die sich in seinem ganzen Leben negativ bemerkbar machen. Rauchen erhöht das Risiko für eine Fehlgeburt bedeutend und verdoppelt das Risiko für eine Frühgeburt. Das Geburtsgewicht des Kindes ist deutlich vermindert und die Kinder leiden später im Leben vermehrt an Asthma bronchiale [36,37,38]. Es besteht ein dreifaches Risiko, dass das Kind im Mutterleib oder bei der Geburt stirbt [39,40]. Fast jedes fünfte Kind (16,5 %) von Müttern, die in der Schwangerschaft rauchten, leidet an einem ADHS (Aufmerksamkeitsdefizit-Hyperaktivitätssyndrom), während das Risiko ohne Rauchen 4,6 % beträgt: also 3,6 Mal mehr [41]. In Extremfällen können diese Schädigungen auch eine Früh- oder Fehlgeburt verursachen. Diese Schäden bezeichnet man als Fetales Tabaksyndrom.

Drogenkonsum in der Schwangerschaft
Konsumiert die Mutter Kokain, so entstehen Fehlbildungen beim Kinde und Durchblutungsstörungen in unterschiedlichen Organen. Ddurch die gefässverengende Wirkung des Kokains, kommt es zu vorzeitiger Plazentalösung, zu Komplikationen in der Schwangerschaft und zu einer Frühgeburt [42]. Ist man drogenabhängig, so ist es ganz wichtig rechtzeitig Hilfe zu suchen und den Entzug konsequent durchzuführen, bevor man schwanger wird. Ist man bereits schwanger geworden und von Heroin abhängig oder von mehreren Drogen, so ist es möglich, sich in ein Substitutionsprogramm aufnehmen zu lassen, denn es ist ganz wichtig für das Kind, dass die ständigen, für das Kind gefährlichen Schwankungen zwischen Sättigung, Überdosierung und Entzug, beseitigt werden. Der Nutzen einer Substitutionstherapie für die Mutter und das Kind ist wesentlich grösser als die Gefahren eines möglichen Entzugssyndroms des Neugeborenen, vorausgesetzt, dass die Mutter keinen Beikonsum betreibt. In einer Studie der Technischen Universität Dresden wurde nachgewiesen, dass 58,9 % der Personen, die an einem Substitutionsprogramm teilnahmen, Beikonsum betrieben [43]. Die Substitution der Mutter hat grosse Auswirkungen auf die Gesundheit und die Entwicklung des Fetus. Nach Schwangerschaften unter Methadonabhängigkeit wurden bei den Kindern neurologische Schäden mit Hörstörungen, geistigen und motorischen Entwicklungsverzögerungen und Anomalien der Augen festgestellt. Darum wird empfohlen, die Substitution mit Methadon möglichst früh auszuschleichen und zu beenden. Gelingt dies nicht, so muss der Entzug des Neugeborenen auf einer Kinderintensivstation erfolgen. Es gibt starke Hinweise auf einen Zusammenhang zwischen dem plötzlichen Kindstod und dem Methadonpräparat L-Polamidon. Unter einer Substitutionstherapie mit Subutex (Biprenorphin) wurden bei den Neugeborenen Atemdepressionen, Hypertonie, Tremor, Agitation, Myoklonus und Krämpfe beobachtet, es sei denn, die Dosis konnte gegen das Ende der Schwangerschaft stark reduziert werden.

Der Beikonsum zur Substitutionstherapie bedeutet ein hohes Risiko für die Gesundheit des Kindes. In einer Studie mit 100 Schwangerschaften unter Substitutionstherapie, konnten 24 Mütter nicht auf einen Beikonsum verzichten. 22 der geborenen Kinder litten nach dem Entzug auf der Intensivstation unter einem starken neonatalen Abstinenzsyndrom, das bis zu 3 Monate dauerte, mit starken emotionalen und Verhaltensstörungen. In 21,7 % kam es zur Frühgeburt [44]. Naltrexon, ein Opioid-Gegenspieler, darf in der Schwangerschaft nicht verwendet werden, da er Fehlgeburten und vorzeitigen Wehen bewirken kann. Zu den Auswirkungen von Marihuana während der Schwangerschaft sind die Daten inkonsistent, da sehr oft gleichzeitig andere Substanzen konsumiert werden, wie Zigaretten und Alkohol. Sicher ist nachgewiesen, dass Marihuana das Wachstum des Kindes hemmt, so dass es klein und untergewichtig zur Welt kommt[45]. Die Kombination von Kokain und Crack während der Schwangerschaft erhöht das Risiko für eine Frühgeburt, für eine vorzeitige Plazentalösung, für Krampfanfälle, für neurologische Schäden, geistige Entwicklungsstörungen und Fehlbildungen. Betäubungsmittel und Opiate erzeugen Wachstumsstörungen, Frühgeburten, dauerhafte Hirnschäden bei zu kleinem Kopf (Mikrozephalie). Amphetamine und andere Aufputschmittel bewirken ebenfalls eine vorzeitige Plazentalösung, eine Wachstumsverzögerung des Fetus, Hirnschäden, Mikrozephalie und nicht selten den intrauterinen Kindstod. Die Abhängigkeit von Drogen bringt eine grosse Not. Gelingt es nicht, vor einer Schwangerschaft abstinent zu werden, so besteht grosse Gefahr für die Mutter und ihr Kind, die dringender Hilfe bedarf.

Medikamente

Fast alle Medikamente, auch diejenigen, die nicht apothekenpflichtig sind, können das werdende Kind schädigen. Einige Medikamente sind teratogen und erzeugen Fehlbildungen. Es ist ganz wichtig, jede Einnahme irgendeines Medikaments, auch pflanzlicher, mit dem Arzt abzusprechen. Umfassende Übersichten zur Arzneimittelanwendung während der Schwangerschaft und Stillzeit sind für jede Frau zugänglich[46].

Infektionen während der Schwangerschaft

Manche Infektionen können Fehlgeburten bewirken bzw. vor oder während der Geburt auf das Kind übertragen werden. Gewisse Infektionen können beim Kind eine schwere Krankheit verursachen, mit dem Risiko bleibender Schäden oder dem Tod.

Bakterielle Infektionen und Parasiten:
Da Infektionen während der Schwangerschaft gefährlich sein können, ist es ganz wichtig, sich durch eine Diät zu schützen, welche gegen Infektionserreger wirkt und das Immunsystem kräftigt. Tierische Nahrung belastet das Immunsystem stark, da die tierischen Eiweisse den menschlichen zu ähnlich sind, so dass die Immunzellen bei jeder Mahlzeit viel leisten müssen, um fremd und eigen zu unterscheiden. Sie finden Angaben zu dieser Diät im Kapitel zur Therapie der Endometriose, auf Seite 83 dieses Buches und in unseren Handbüchern Nr. 4: „Frischsäfte, Rohkost und Früchtespeisen" und Nr. 15: „Für die Ernährung während der Schwangerschaft und Stillzeit", sowie im Handbuch Nr. 5: „Zur Steigerung der Abwehrkräfte und des Immunsystems". Es ist ganz wichtig, den Mut zu haben, Fieber nicht zu senken. Fieber ist eine essentielle Waffe im Kampf des Körpers gegen Infektionserreger. Fieber bringt das Immunsystem auf Hochtouren. Senkt man das Fieber, so schlägt die Krankheit nach innen und gefährdet die Schwangerschaft und das Kind.

Während Infektionen kann die Homöopathie von sehr grosser Hilfe sein. Die Mittelwahl muss individuell erfolgen. Bei einem grippalen Infekt ist Bryonia ein hoch wirksames Mittel, wenn die Erkrankung mit Schupfen, Kratzen im Hals, Kopfschmerz im Hinterkopf, Frieren und Hoffnungslosigkeit beginnt. In hoher Potenz mehrmals hintereinander, dann stündlich eingenommen, verhindert Bryonia zuverlässig, dass die Krankheit in die Lungen hinuntergeht und die Gefährdung des Kindes. Beginnt es mit stechenden Halsschmerzen, Hitze und Kopfschmerz in der Stirn, ist Belladonna in hoher Potenz hoch wirksam. Ist man nicht ganz sicher, so kann man ohne weiteres diese Mittel in fünfminütigem Wechsel einnehmen, später in stündlichem Wechsel. Die Homöopathie in Hochpotenz, mindestens C200, ist reine Informationstherapie. In jedem Stadium der Schwangerschaft darf sie angewendet werden, ohne jegliche Gefahr für das Kind. Ist das Mittel richtig gewählt, so entfaltet es eine rasche, schützende und heilende Wirkung, für die Mutter und ihr Kind, sowohl bei bakteriellen, als auch bei viralen Infektionen. Es lohnt sich, vor jeder Schwangerschaft, einen in klassischer Homöopathie erfahrenen Arzt oder Heilpraktiker zu finden, der im Falle einer Infektion oder bei anderen Schwierigkeiten hilft.

Chlamydien können beim Neugeborenen eine Bindehaut- oder Lungenentzündung verursachen. Gonokokken bewirken beim Neugeborenen eine eitrige Entzündung der Bindehaut, weshalb in der Klinik dem Kind nach der Entbindung hoch verdünnte Silbernitratlösung in die Augen gegeben wird. Eine Infektion mit Listerien ist für Neugebore gefährlich, jedoch extrem selten. Streptokokken der Gruppe B können beim Neugeborenen schlimmstenfalls eine Sepsis oder eine Hirnhautentzündung verursachen, können aber antibiotisch gut behandelt werden. Die Syphilis bewirkt eine gefährliche Lues connata, die auch sofortiger antibiotischer Behandlung bedarf. Die Malaria kann auch auf das Neugeborene übertragen werden. Die Toxoplasmose wird von einem Parasiten verursacht. Sie wird von Katzen auf den Menschen übertragen. Lebt man mit Katzen, so ist es wichtig, diese vom Tierarzt untersuchen zu lassen, bevor man eine Schwangerschaft plant. Schwangere Frauen sollten Katzenstreu vermeiden und fremde Katzen nicht anfassen. Falls sie Fleisch essen wollen, dieses gründlich durchbraten. Bei gesunden Erwachsenen verursacht die Infektion in der Regel keine Probleme, führt aber bei Neugeborenen zu einer schweren Erkrankung, zu Frühgeburten und neurologischen Schäden.

Infektionen durch Viren:
Bei vaginaler Geburt kann ein genitaler Herpes der Mutter das Kind infizieren. Vor einer vaginalen Entbindung muss er

geheilt werden. Das HIV-Virus wird zu 15 bis 30 % auf das ungeborene Kind übertragen. Durch antivirale Medikamente und eine Kaiserschnittentbindung kann das Übertragungsrisiko auf 5 % reduziert werden[47]. Da nicht jede Mutter, die mit HIV infiziert ist, dies auch weiss, wird mit ihrer ausdrücklichen Zustimmung immer ein HIV-Antikörpertest durchgeführt. Grippeviren können für Neugeborene und vor allem für Frühgeborene gefährlich sein. Ihr Immunsystem hat noch keine Möglichkeit, sich gegen Grippeviren zur Wehr zu setzen. Darum kann eine schwere Lungenentzündung entstehen, die über längere Zeit künstliche Beatmung erfordert. Eine Infektion mit Masern in der Schwangerschaft ist ebenfalls gefährlich. Auch das Neugeborene darf nicht angesteckt werden, da sein Immunsystem noch nicht kompetent ist. Das Mumpsvirus ist weniger gefährlich, kann aber im 1. Trimenon selten eine Fehlgeburt verursachen. Die Ringelröteln sind eine Kinderkrankheit. Nicht jede Frau hat sie in der Kindheit durchgemacht. Dies kann durch einen Antikörpertest überprüft werden. Schwangere und Neugeborene dürfen nicht angesteckt werden, denn beim Fetus bewirkt dieses Virus generalisierte Ödeme (Hydrops fetalis) und eine ausgeprägte Blutarmut. Röteln sind während einer Schwangerschaft gefährlich. Das Virus bewirkt eine Rötelnembryopathie, mit Schädigung von Innenohr, Herz, Augen und anderen Organen, geistiger und psychomotorischer Behinderung und in der Regel eine Früh- oder Fehlgeburt. Wer nicht sicher ist, als Kind Röteln durchgemacht zu haben oder geimpft worden zu sein, sollte vor einer Schwangerschaft den Titer bestimmen lassen, da man die Röteln auch symptomlos durchmachen kann und wenn der Titer negativ ist, sich vor der Planung einer Schwangerschaft impfen lassen. Die Windpocken können auf das Neugeborene übertragen werden. Eine Infektion mit dem Zytomegalievirus verläuft bei gesunden und reif geborenen

Babys häufig ohne erkennbare Symptome, kann aber für noch sehr unreife Frühgeborene gefährlich sein. Eine Hepatitis während der Schwangerschaft muss ernst genommen werden, da das Risiko für eine Frühgeburt erhöht ist. Eine Hepatitis-B-Erkrankung der Mutter kann in seltenen Fällen über die Plazenta auf das ungeborene Kind übertragen werden. Dies kann zu Leberschäden führen oder das Kind zum Virusträger machen.

Impfungen während der Schwangerschaft
Impfungen mit Totimpfstoffen können ab dem zweiten und dritten Trimenon, wenn unbedingt nötig, durchgeführt werden. Kontraindiziert sind aber während der ganzen Schwangerschaft alle Impfungen mit Lebendimpfstoffen, wie Masern, Mumps und Röteln usw. Sie dürfen auch nicht weniger als drei Monate vor einer Schwangerschaft gemacht werden. In der Stillzeit sind dagegen Impfungen ohne Einschränkung möglich[48].

Elektrosmog und die Schwangerschaft
Die Hochfrequenzstrahlung von Mobilfunk, tragbaren DECT-Telefonen und WLAN-Geräten enthalten Skalarwellen. Dies sind Longitudinalwellen, welche wie Presslufthämmer bis ins hinterste Kinderzimmer und in tiefste Untergeschosse von Garagen eindringen. Sie durchdringen alle Hautschichten, die Muskeln, alle Organe, das Gehirn und die Knochen. Sie wirken überall im Körper auf uns ein, treffen tiefliegende Nervenbahnen im Gehirn und im Herzen. In äusserst aggressiver Weise durchdringen sie die Gebärmutter, den Embryo und den Fetus. Wissenschaftler stellen gravierende Auswirkungen auf die Schwangerschaft und die Entwicklung des Kindes fest. In der Schwangerschaft greift diese Strahlung ungehindert in die empfindlichsten biologischen Prozesse des Babys ein.

In Schwarzenburg, in der Schweiz, wurde ein Radiosender betrieben mit gepulster Hochfrequenzstrahlung, ähnlich dem Mobilfunk. In dessen Nähe kam es zu vielen Fehlgeburten bei den Nutztieren und die Menschen litten an Schlafstörungen durch einen Mangel am Schlafhormon Melatonin. Eine Bevölkerungsinitiative erreichte, dass der Sender abgeschaltet werden musste, wonach keine Fehlgeburten mehr vorkamen, der Melatoninspiegel der Betroffenen normalisierte sich wieder und sie konnten wieder schlafen. Vom Anlagenbetreiber erhielten die Initianten keine Hilfe. Ein betroffener Landwirt gestand öffentlich, dass er für jede Fehlgeburt Geld erhalten habe. Ein Team um Dr. De-Kun Li vom Kaiser Foundation Research Institute in Oakland (Kalifornien) untersuchte 1063 Frauen während ihrer Schwangerschaft. Sie erhielten Messgeräte, mit denen die Strahlenbelastung periodisch ermittelt wurde. Diese Werte wurden, nach dem Ausschluss möglichst vieler anderer Faktoren, zur Ermittlung des Verlaufs der Schwangerschaft und der Kindesentwicklung ausgewertet. Das Risiko für eine Fehlgeburt war bei den Frauen mit hoher Belastung um 50 % höher als bei den weniger belasteten Testpersonen[49]. Elektromagnetische Strahlenbelastungen durch Mobiltelefone, schnurlose DECT-Telefone und WLAN-Boxen während der Schwangerschaft, verursachen beim Kind das Attention-Deficit-Hyperactivity-Syndrom (ADHS)[50]. Während der Schwangerschaft verursacht die Belastung durch diese Mikrowellen Durchblutungsstörungen in der Plazenta und im Uterus und Funktionsstörungen der Eierstöcke und der Plazenta. Dabei gefährdet eine Erhöhung des Entzündungsmediators Prostaglandin PGF (2) alpha die Schwangerschaft. Bei Neugeborenen von Müttern, die während der Schwangerschaft durch elektromagnetische Strahlung belastet wurden, ist das Risiko, an Asthma bronchiale zu erkranken, um das 3,5-fache erhöht[51]. Elektromagnetische Strahlenbelastungen durch Mobilfunkantennen,

Handys, WLAN und DECT-Telefone erhöhen das Risiko für Leukämien, Hirntumoren und zwar nicht nur für Erwachsene, sondern auch für kleine Kinder. Bei den Müttern erhöhen sie zudem das Risiko für Brustkrebs und andere Krebsarten signifikant[52,53,54].

Die einzige Möglichkeit, sich vor dieser Strahlung zu schützen, ist ein Ersatz des WLAN zu Hause durch eine verdrahtete Verbindung zum Internet und zum digitalen Telefonanschluss, und der Verzicht auf schnurlose Telefone und Steuersystem im Hause. Heute werden allerdings alle Autos und Haushaltmaschinen mit WLAN ausgerüstet. Hat man Nachbarn im Haus oder sonst in der Nähe, so dringt deren Strahlung durch alle Wände in die eigene Wohnung hinein. Manchmal gelingt es, die Nachbarn von der Notwendigkeit einer Strahlenreduktion zu überzeugen. Handys sind heute schwer entbehrlich. Doch soll man sie im Hause und unterwegs immer auf Flugmodus stellen, bevor man sie abstellt, sonst strahlen sie periodisch weiter, um mit den Antennen, die sich in der Nähe befinden, Kontakt aufzunehmen. Schutzanzüge und Baldachine sind wenig wirksam, da sie nur die Transversalwellen abhalten können, aber nicht die longitudinalen Skalarwellen dieser Strahlungen, welche durch alles hindurchdringen. Manchmal kann es notwendig werden, den Wohnort zu wechseln. Doch wird es immer schwieriger, noch ein Funkloch als Wohnort zu finden. Die immer stärker werdende Verstrahlung der Menschheit durch die Mobilfunkbetreiber unter dem Schutz des Segens der Politiker und des durch von ihnen finanzierten Mainstreamjournalismus und deren Lüge, eine Schädlichkeit sei nicht nachgewiesen, ist ein Gewaltverbrechen, eine Art Bürgerkrieg der Superreichen gegen die Menschheit, die all dem schutzlos ausgeliefert ist.

Homöopathische Mittel für die Schwangerschaft

Während der Schwangerschaft wird den werdenden Eltern häufig bewusst, dass bei jeder Behandlung der Mutter das ungeborene Baby mitbehandelt wird. Der Wunsch nach einer sanften Behandlung ohne Nebenwirkungen ist da. Die Homöopathie in Potenzen über C6 ist immateriell. Sie ist eine reine Informationstherapie. Unter Schwangerschaftsbeschwerden leidet man nicht nur als Mutter, sondern auch das ungeborene Kind. Die Beschwerden sind Ausdruck davon, dass das biologische System in seinem dynamischen Gleichgewicht gestört wurde und den Weg zurück noch nicht finden kann. Diese Störung ist auch im Kind vorhanden. Wenn die Information des biologischen Systems derjenigen entspricht, welche die Arznei in den Arzneimittelprüfungen bei gesunden Menschen erzeugt hatte, und sie stärker ist, als diejenige, welche im Organismus herrscht, so entfaltet die homöopathische Arznei eine löschende Wirkung, auch für das Kind. Die Homöopathie als Informationstherapie ist eine hohe ärztliche Kunst. Es lohnt sich, während der Schwangerschaft von einem erfahrenen Homöopathen begleitet zu sein. Da die Hochpotenzen reine Informationsträger sind, verstärkt sich die Wirkung durch eine häufige Einnahme und die Höhe der gewählten Potenz und nicht durch eine grössere Menge bei der Einnahme. Wenn man jemandem seinen Namen mitteilen möchte, so kann er ihn nicht besser behalten, wenn man ihm 100 Visitenkarten auf einmal gibt, aber wenn man ihm alle 10 Minuten eine gibt, wird er ihn nicht vergessen. Obschon die Mittel individuell und präzise gewählt werden müssen, folgen hier einige Angaben zu den am häufigsten angewandten Mitteln. Sie sollen in der Regel in der 30. oder 200. C-Potenz angewendet werden:

Mittel gegen morgendliche Übelkeit in der Schwangerschaft

Ipecacuanha: das Leitsymptom ist der Brechreiz. Ipecacuanha entfaltet bei jeder Art von Beschwerden seine Wirkung, wenn der Brechreiz im Vordergrund der Symptomatik steht.

Iris versicolor: ist angezeigt bei Übelkeit mit Sodbrennen. Doch muss dies immer gleichzeitig diätetisch angegangen werden.

Sepia: ist angezeigt, wenn die Energie hinuntergesunken ist und man nichts mehr verträgt, auch nicht mehr den Ehemann oder Lebenspartner, und es einem übel wird, oft auch von Gerüchen.

Nux vomica: ist angezeigt bei morgendlicher Übelkeit, wenn man sich in einem Stresszustand fühlt. Es ist eine Art Akutmittel im Vergleich zu Sepia. Man ärgert sich über Unarten anderer Menschen.

Mittel gegen Blasenbeschwerden in der Schwangerschaft

Causticum ist angezeigt, wenn man oft etwas Urin verliert. Bei Reizblase und Blasenschwäche.

Cantharis ist angezeigt bei einer Blaseninfektion mit brennenden Schmerzen in der Harnröhre.

Staphysagria ist angezeigt bei Blasenbeschwerden, wenn man sich gekränkt fühlt.

Solidago ist angezeigt, wenn die Nierengegend druckempfindlich ist, verbunden mit Schwäche, wenig rotbraunem Urin, schwierigem Wasserlassen, Beklemmung in der Brust und Gliederschmerzen. Dieser Zustand erfordert aber gleichzeitig einen unverzüglichen Arztbesuch.

Equisetum arvensae ist angezeigt, wenn der Harndrang bei leerer Blase stark und bei voller Blase kaum vorhanden ist, bei Völlegefühl in der Blase, nächtlichem Einnässen und brennenden Schmerzen in der Harnröhre am Ende der Miktion.

Mittel gegen Schwindel in der Schwangerschaft

Veratrum album ist wirksam bei Schwindel und Sehstörungen beim Sichaufrichten, bei Kreislaufschwäche.

Tabaccum ist angezeigt bei Schwindel mit Blässe und Kreislaufstörungen.

Cocculus ist wirksam bei Schwindel und Übelkeit beim Autofahren.

Conium maculatum ist angezeigt bei Drehschwindel.

Mittel bei Venenbeschwerden in der Schwangerschaft

In der Schwangerschaft leiden viele Frauen unter schweren, müden Beinen, besonders bei langem Sitzen oder Stehen. Zum unangenehmen Hitzegefühl kommen dann häufig auch Besenreiser und sichtbare Venen hinzu. Regelmässige Bewegung wie Spaziergänge und Schwimmen, Hochlagern der Beine, auch nachts und ausreichend Trinken, können die Beschwerden lindern.

Hamamelis ist angezeigt bei schmerzenden Venen.

Aesculus hippocastanum ist allgemein angezeigt bei Venenbeschwerden.

Spagyrik für die Schwangerschaft

Jedes Arzneimittel in der Schwangerschaft und Stillzeit, ist nicht nur für chemisch-synthetische Präparate, sondern auch für Naturheilmittel eine heikle Angelegenheit, weil das Risiko für das ungeborene oder gestillte Kind so gering wie möglich gehalten werden muss. Eine verlässliche Positiv- und Negativliste ist auch für pflanzliche Arzneimittel unabdingbar.

Eine grosse Zahl von Arzneipflanzen, die über Jahrhunderte erfolgreich verwendet wurden, werden auch heute noch von Hebammen, Apothekern sowie naturheilkundlich orientierten Ärzten eingesetzt und als unbedenklich eingestuft. Von diesen Arzneipflanzen haben wir im Folgenden, für häufige Indikationen in der Schwangerschaft und Stillzeit, solche ausgesucht, für die bisher keine Informationen, die auf eine Bedenklichkeit hinweisen würden, bekannt sind. Grundsätzlich muss man im ersten Trimenon, wo der Embryo sich entwickelt, grösste Vorsicht walten lassen. Wir empfehlen hier Heilpflanzen, für welche keine teratogene Wirkung bekannt ist, obschon sie seit Jahrtausenden angewandt werden.

Arzneipflanzen gegen morgendliche Übelkeit und Erbrechen

Als Tee eignen sich Melissenblätter, Kamillenblüten, Hopfenzapfen, Schafgarbenkraut, Anisfrüchte, Fenchelfrüchte oder Brombeerblätter. Pfefferminztee kann wohltun, doch sollte er nicht länger als eine Woche getrunken werden, da sich sonst ein gastro-ösophagealer Reflux verstärken kann. Gemische aus Pflanzen, die Bitterstoffe enthalten, haben sich ebenfalls bewährt, zum Beispiel Iberogast®, das auch bei Sodbrennen, Völlegefühl und anderen Verdauungsproblemen helfen kann. Iberogast soll nur kurzzeitig angewendet werden. Aber nicht alle Tees mit Bitterstoffen dürfen verwendet werden (s. Seite 52).

Arzneipflanzen gegen Obstipation

Der hohe Progesteronspiegel während der Schwangerschaft reduziert den Tonus der glatten Muskulatur des Darms und die Peristaltik. Dadurch neigt man in der Schwangerschaft leichter zu Obstipation. Dies geschieht nur selten, wenn man die diätetischen Empfehlungen befolgt, welche in unserem Handbuch Nr.15: „Für die Ernährung in der Schwangerschaft und Stillzeit" beschrieben sind. Man soll sich viel bewegen und täglich mindestens 2 Liter Flüssigkeit trinken. Eine sanfte Bauchmassage kann wohl tun. Schleimhaltige Arzneipflanzen wie Leinsamen, Flohsamen, Indische Flohsamen, Indischer Tragant, sind auch als Granulat im Handel. Sie müssen unbedingt mit viel Flüssigkeit eingenommen werden. Fertigarzneimittel wie Mucilar®, Agiolax mite®, Laxiplant soft®, Metamucil® Regular, Colosan mite®, Inolaxin® oder Normacol® bringen keinen Vorteil gegenüber Flohsamen.

Mittel gegen Blutmangel in der Schwangerschaft (Anämie)

Oft kommt es im Laufe der Schwangerschaft zu einer Anämie. Um die Eisenaufnahme zu fördern, empfehlen wir gewisse Bitterstoff haltige Arzneipflanzen wie die Wegwarte, Löwenzahnblätter und Brennnesselkraut. Sie können als Tee genommen werden. Dementsprechende Kräuterelixiere (wie Floradix®) haben sich ebenfalls bewährt.

Mittel gegen Schlafstörungen in der Schwangerschaft

Besonders wichtig ist der Vormitternachtsschlaf, da die erholenden NON-REM-Phasen fast nur vor Mitternacht stattfinden. Zur Entspannung und Beruhigung haben sich Tees oder Fertigpräparate aus Baldrianwurzel, Passionsblumen, Hopfenzapfen, Orangenblüten, Melissenblättern oder Lavendelblüten bewährt. Es gibt viele gute Fertigpräparate wie: Baldriparan®, Baldrisedon®, Valviska®, Dormeasan®, Dormiplant®, Hova®, Pascosedon®, Plantival®, ReDormin®, Valverde® Zeller Schlafdragées®, Relaxane®, Valverde®. Zur Raumvernebelung, für ein Entspannungsbad oder als Massageöl eignen sich ätherische Öle, besonders Lavendel, Neroli, Geranie und Wildrose.

Mittel gegen Krampfadern und Hämorrhoiden in der Schwangerschaft

Durch die Auflockerung der Bindegewebe, ist man in der Schwangerschaft für Krampfadern und Hämorrhoiden gefährdet. Es ist wichtig, weniger zu sitzen, sondern mehr zu gehen und zu liegen mit hochgelagerten Beinen und einer Erhöhung des Fussendes des Bettes um 10 cm. Trockenbürsten von oben nach unten und kalte Schenkelgüsse regen den Tonus in den Venen an. Stützstrümpfe können sinnvoll sein. Äusserlich können zur Tonisierung der Venen pflanzliche Cremen und Gele wirksam sein, aus Rosskastanien (Aesculaforce®, Phlebostasin®/Venostasin®), Hamameliswasser (Venadoron®) oder rotem Weinlaub (Antistax®). Eine Tasse Tee aus Schafgarbenkraut, Haferstroh oder Brennnesselkraut, ein bis zwei Tassen täglich getrunken, verbessert den Venentonus. Um den lokalen Reiz zu mildern, bewährt sich Fencheltee oder Kamillentee. Kamillentee darf aber nur ganz hell angegossen werden und muss danach sofort getrunken werden, sonst kann er Übelkeit verursachen. Aufgüsse oder Tinkturen aus Hamamelisrinde, Rosskastaniensamen oder Eichenrinde, werden als lauwarmes Sitzbad oder als Kompresse verwendet oder in Salbenform lokal im Analbereich aufgetragen. Kompressen mit Kamillen-, Ringelblumen- oder Arnikablüten beruhigen bei Hämorrhoiden die Entzündung.

Heilpflanzen gegen Ödeme in der Schwangerschaft

Entstehen Ödeme, so muss der Arzt aufgesucht werden, um eine Präklampsie auszuschliessen. Sind sie vor allem abends und gegen Ende der Schwangerschaft vorhanden, so muss man die Beine so oft als möglich hochlagern und Stützstrümpfe tragen. Die Ausscheidung durch die Nieren kann angeregt werden durch Tee aus Löwenzahn-, Brennnesselkraut, Birkenblättern, Hauhechelwurzel und Schachtelhalmkraut. Man darf diese mehrmals täglich trinken.

Heilpflanzen gegen Schwangerschaftsstreifen und Juckreiz in der Schwangerschaft

Schwangerschaftsstreifen entstehen vor allem bei jüngeren Frauen. Eine regelmässige Massage mit Mandelöl oder Mandelölsalbe, mit Zugabe von ätherischem Lavendel- oder Geranienöl wirkt vorbeugend. Verschiedene Zubereitungen zum Einreiben, mit Nachtkerzenöl, Hamameliswasser, reinem ätherischem Ringelblumenöl oder Zitronenöl haben sich bewährt.

Heilpflanzen bei einer Blasenentzündung in der Schwangerschaft

In der Schwangerschaft ist man etwas anfälliger für Blasenentzündungen. Zur Vorbeugung eignen sich Preiselbeersaft und milde pflanzliche Tees, mit Brennnesselkraut, Birkenblättern, Ackerschachtelhalmkraut oder Löwenzahnkraut. Für eine kurzfristige Anwendung eignen sich Tees oder Tinkturen aus Goldrautenkraut (Solidago) oder Kapuzinerkresse sowie Preiselbeersaft. Die Goldraute steigert die Bildung des Primärharns in den Nieren, so dass mehr Harn ausgeschieden wird.

Heilpflanzen gegen Pilzinfektionen in der Schwangerschaft

Der hohe Progesteronspiegel ändert die Vaginalflora, so dass es leichter zu einer Pilzinfektion kommt. Durch Vaginalspülungen, Vaginalzäpfchen und Sitzbäder mit pflanzlichen Zusätzen kann man in der Regel eine antimykotische Therapie vermeiden. Am besten wirken Instillationen mit $1/3$ Molke und $2/3$ Wasser und 10 bis 30 Tropfen reinem ätherischem Lavendelöl. Lavendel verträgt man unverdünnt auf allen Schleimhäuten, ausser in den Augen.

Mittel gegen vorzeitige Wehen

In der Naturheilkunde gilt Bryophyllum (Brutblatt) als Mittel der Wahl. Ein Extrakt aus den Blättern dieser Pflanze befindet sich als anthroposophisches Präparat in fester oder flüssiger Form oder zur Injektion im Handel. Bryophyllum ist ein zuverlässiger Wehenhemmer, der gleichzeitig beruhigend und entspannend wirkt. Daneben wirken Teemischungen mit Hopfenzapfen, Baldrianwurzeln, Melissenblättern, Johanniskraut oder Lavendelblüten beruhigend. Die Rinde des Schneeballbaums oder Herzgespannkrauts wirken krampflösend. Die Blätter der schwarzen Johannisbeere oder Schafgarbe wirken regulierend auf die Hormone. Löwenzahnblätter unterstützen den Stoffwechsel. Von solchen Teemischungen unterschiedlicher Zusammensetzung trinkt man alle zwei Stunden eine Tasse, bis die Wehen abgeklungen sind. Diese Mischungen können in der Apotheke zusammengestellt werden. Ganz wichtig ist zur Verhütung vorzeitiger Wehen die Einnahme von Magnesium, dies während der ganzen Schwangerschaft.

Auch in der Pflanzenheilkunde gibt es Arzneien, die in der Schwangerschaft nicht verwendet werden dürfen

Es gibt „Verbotene" Pflanzen für welche in pharmakologischen und toxikologischen In-vitro- und In-vivo-Untersuchungen karzinogene, mutagene, teratogene und andere fruchtschädigende oder abortive Effekte nachgewiesen worden sind.

Abortiv wirkende Pflanzen

Zu den abortiv wirkenden Arzneipflanzen gehören: die Salbei, das Eisenkraut (Verbena officinalis), der Lebensbaum (Thuja occidentalis), Bärentraubenblätter (Arctostaphylos uva-ursi), Wacholderbeeren (Juniperus communis), die Petersilienwurzel (Peteroselinum crispum). Die Edelrautenblätter (Ruta graveolens),

Beifussblätter (Artemisia vulgaris), das Wermutskraut (Artemisia absinthium, Senna (Cassia angustifolia/Cassia acutifolia), die Faulbaumrinde (Rhamnus frangula), die Cascararinde (Rhamnus purshiana), Aloeharz (Aloe ferox), Rhizinusöl (Ricinus communis), der Rainfarn (Chrysanthemum vulgare), das Mutterkraut (Chrysanthemum parthenium), der kanadische Gelbwurz (Hydrastis canadensis), der Engelwurz (Angelica archangelica), Safranfäden (Crocus sativa) der Sadebaum (Juniperus sabina) und Rosmarinblätter (Rosmarinus officinalis). Diejenigen, die man üblicherweise als Gewürz verwendet, müssen ebenfalls unbedingt gemieden werden.

Heilpflanzen, welche den Embryo oder Fetus schädigen können

Diese sind: der Rauschpfeffer (Piper methysticum), die Huflattichblätter (Tussilago farfara), die Pestwurzel (Petasites officinalis), die Brechwurzel (Cephaelis ipecacuanha), die Tollkirsche (Atropa belladonna), die Berberitze (Berberis vulgaris), das Schöllkraut (Chelidonium majus), die Süssholzwurzel (Glycyrrhiza glabra), die Poleiminze (Mentha pulegium), das Kreuzkraut (Senecio-Arten) und der Steinklee (Melilotus officinalis). Es gilt zu bedenken, dass die Menge und die Dauer der Anwendung eine entscheidende Rolle spielen. So ist zum Beispiel bei Salbeiblättern, Rosmarinblättern, Bärentraubenblättern, Petersilienwurzeln und der Süssholzwurzel in der Regel erst bei höherer Dosierung mit einer bedeutenden unerwünschten Wirkung zu rechnen. Werden diese nur einmal in der üblichen Dosierung angewandt, so ist dies in der Regel nicht problematisch. Doch ist die Wirkung sehr individuell, so dass im Einzelfall auch bei nur einmaliger Anwendung eine abortive oder fruchtschädigende Wirkung nicht völlig ausgeschlossen werden kann.

Die Geburt (Partus, Niederkunft)

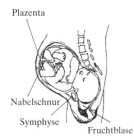

Plazenta

Nabelschnur

Symphyse

Fruchtblase

Die Geburt ist ein Meisterwerk der Natur. Unter physiologischen Bedingungen wird sie nicht von der Mutter, sondern vom Fötus eingeleitet. Im Durchschnitt dauert die Schwangerschaft 266 Tage. Dies sind knapp 9 Monate. Die meisten Kinder werden zwischen zwei Wochen vor und zwei Wochen nach dem errechneten Termin geboren. All diese Kinder sind Termingeburten. Nur 4 % der Kinder kommen genau am Tag des errechneten Termins zur Welt. Frühgeburten sind unreif und bedürfen besonderer Pflege. Wenn die Geburt zwei Wochen nach dem errechneten Termin nicht beginnt, besteht die Gefahr, dass sich aus dem Darm des Kindes grünes Kolostrum in die Amnionflüssigkeit entleert, welches die Atmung des Neugeborenen behindern kann. Darum kommt man bei zu langer Dauer der Schwangerschaft nicht darum herum, die Geburt einzuleiten.

Vor der Geburt stellt sich bei 92 % aller ausgetragenen Schwangerschaften der Kopf des Kindes in das Becken der Mutter ein, in eine vordere Hinterhauptslage. Dies kann die Mutter spüren. Dann kündigt sich die Geburt durch regelmässige Eröffnungswehen an, die alle 10 Minuten einsetzen und 30 bis 60 Sekunden dauern. Dann löst sich der Schleimpfropf vom Muttermund, oft mit leicht blutigem Ausfluss. Man nennt dies Zeichnungsblutung. Das kann auch schon einige Tage vor der Geburt geschehen. Dann folgt der Blasensprung, bei dem sich die Amnionflüssigkeit entleert. Danach muss die Geburt rasch erfolgen. Manchmal gibt es etwas Durchfall oder Erbrechen. Die Fruchtblase kann aber auch erst später, während jeder Geburtsphase springen. Sehr selten bleibt die Fruchtblase intakt, bis der Kopf geboren ist. Man spricht dann von einer „Glückshaube".

Nach der medizinischen Definition beginnt die Geburt, sobald die Wehen regelmässig sind und der Muttermund 5 cm weit geöffnet ist, was man manuell austasten kann. Lange Zeit war unbekannt, was den Geburtsvorgang auslöst. Dann wurde an Tiermodellen nachgewiesen, dass das so genannte Surfactant-Protein A, welches für die Lungenreifung des Kindes verantwortlich ist, über eine Reihe von biochemischen Reaktionen, Wehen auslösen kann[55]. Dieses Protein entsteht im Kinde, um die Lungen für die Atmung auszureifen. Während der ganzen Schwangerschaft hatte das Schwangerschaftshomon Choriongonadotropin (hCG) die Bildung des Wehenhormons Oxytozin in der Hypophyse unterdrückt, damit keine vorzeitigen Wehen entstehen konnten. Bei Geburtsreife hört die Plazenta auf, das Schwangerschaftshormon HCG zu bilden, so dass Oxytocin gebildet wird, das die Geburtswehen erzeugt.

Die Dauer der Geburt ist sehr unterschiedlich. Bei Erstgebärenden (Primipara) beträgt sie durchschnittlich 13 Stunden, bei weiteren Geburten (Multipara) 8 Stunden. Noch vor 50 Jahren galten doppelt so lange Geburtszeiten als normal. In der Klinik wird der Geburtsverlauf in einem so genannten Partogramm dokumentiert. Die Frauen empfinden die Geburt meist als länger, da sie den Beginn den Wehen oder den Eintritt ins Krankenhaus als Geburtsbeginn empfinden. Um 3 Uhr morgens verzeichnet man am meisten Geburten.

Die Eröffnungsphase

Die Eröffnungsphase beginnt, wenn die Wehen unregelmässig werden. Meistens sind es 2–3 Wehen in 30 Minuten. Dabei verkürzt sich der Gebärmutterhals, die Cervix uteri, und erweitert sich der Muttermund nach und nach. Während der Eröffnungsphase werden die Wehen allmählich häufiger, normalerweise 2–3 Wehen in 10 Minuten. Dabei wird der Rhythmus wieder regelmässiger. Die Wehen der Eröffnungsphase dauern um die 60 Sekunden. Durch den Blasensprung werden die Wehen manchmal stärker. Dann zieht sich die Gebärmutterwand über den Kopf des Kindes zurück. Dies bezeichnet man als Retraktion. Dabei wird der untere Anteil der Gebärmutter gedehnt und wird das Kind durch die Gebärmutter in Richtung Beckenausgang hinuntergedrückt. Dann wird der untere Teil der Gebärmutter und der Gebärmutterhals über den führenden Teil des Kindes nach oben zurückgezogen. Dies bezeichnet man als Distraktion. Damit öffnet sich der Muttermund. Diese Eröffnung wird durch seelische und hormonelle Faktoren stark beeinflusst. Entscheidend ist nun, dass die Gebärende sich wohl fühlt und sich zwischen den Wehen entspannen kann. Hierzu gibt es verschiedene Methoden:

Visualisierungen
Dies sind Vorstellungen, die das Entspannen erleichtern. Zum Beispiel stellt man

sich vor: „Ich stehe vor meiner Haustüre und greife in meine Handtasche nach dem Schlüssel. Oh, da ist er nicht. Vielleicht in der Jacke? Ich beginne fieberhaft zu suchen – augenblicklich beschleunigt sich mein Herzschlag, weil ich mir vorstelle, ich hätte meinen Haustürschlüssel verloren. Mein Gesicht wird rot und mir wird ziemlich heiss. 2 Minuten später finde ich den Schlüssel in den Tiefen meiner Handtasche. Mit einem tiefen Seufzer lasse ich meine Schultern fallen. Der Schlüssel war gar nie weg, er war die ganze Zeit da. Bloss in meiner Vorstellung hatte ich ihn verloren und mein Körper hat sofort reagiert. Obwohl objektiv gar kein Grund dazu vorhanden gewesen wäre." Diese oder ähnliche eingebildete Szenen lenken ab und helfen der Entspannung.

Die meiste Zeit ziehen Gedanken und Bilder „zufällig" durch den Kopf. Wir wählen sie nicht bewusst, wie in diesem Beispiel. Beim Visualisieren nutzt man die Kraft einer Vorstellung gezielt und versucht, die körperliche Reaktion zu geniessen: Zum Beispiel kann man sich vorstellen, dass man an einer wunderschönen Steilküste entlangspaziert, sich hinsetzt und auf das Meer schaut, den Wind im Haar spürt und die salzige Luft tief einatmet. Oder man wählt ein Bild, das die Körperhaltung beeinflusst. Zum Beispiel, dass der Kopf ganz leicht wird, wie ein Luftballon, der nach oben zieht.

Das „Hypnobirthing"
Bei dieser Methode unterstützt man die Atmung, die Öffnung des Muttermundes oder die Reise des Kindes durch den Geburtsweg durch Bilder. Dabei soll man aus den unzähligen möglichen Bildern eines auswählen, das man als ganz besonders angenehm empfindet, so dass es zur Entspannung beiträgt, wie zum Beispiel das Bild einer Rose, die sich öffnet oder blaue Satinbänder, weich und geschmeidig, als Symbol für die Muskelfasern des Muttermundes. Oder man stellt sich die

Farben eines Regenbogens vor, als farbige Nebel oder farbige Lichtstrahlung, welche den Körper in eine weiche Decke der Entspannung hüllt.

Es kann auch helfen, das Ziel vor Augen zu haben, indem man sich vorstellt, dass die Geburt vorbei ist und man das Baby im Arm hält. Man versucht das Gewicht des Kindes zu spüren und seine Wärme, da es sich anschmiegt. Man stellt sich vor, wie gut es dem Baby und einem selbst geht: die rosige Haut des Kindes, die ruhige Atmung, der Blick, das Leuchten in den eigenen Augen, wie man vor Glück strahlt. Wenn man möchte, kann man andere Personen in dieses Bild mit einbeziehen, den Partner, die Hebamme. Man taucht in dieses Bild, in diese Szene hinein, als würde man es wirklich erleben. Es kann auch helfen, sich die Geburt vorzustellen, wie sie abläuft, wie es einem dabei geht, wie sich der Muttermund öffnet, wie jede Wehe das Ziel näherbringt, wie sich das Baby durch den Geburtsweg bewegt, wie man das Kind gebärt. Bei alldem kann die Hebamme von grosser Hilfe sein.

Das „Hypnobirthing" kann auch schon während der Schwangerschaft geübt werden und helfen. Es löst die Angst, so dass die Geburt angstfrei verläuft, gibt einem die Möglichkeit zu wissen wie man den Teufelskreis von Angst, Spannung und Schmerz unterbrechen kann. Es hat sich gezeigt, dass diese Methode die erste Phase der Geburt um mehrere Stunden verkürzen kann, dass sie mit viel weniger Schmerzen verläuft und dass weniger Schmerzmittel nötig sind. Auch wurde nachgewiesen, dass durch diese Methode weniger Dammrisse entstehen und weniger Dammschnitte notwendig werden, sowie, dass die Frauen sich nach der Geburt schneller erholen und besser für ihr Baby da sein können. Diese Methode kann in Geburtsvorbereitungskursen gelernt werden. Sie wird von vielen Hebammen und Ärzten empfohlen.

Die Atemtechnik für die Geburt

Das richtige Atmen ist für die Geburt ganz wichtig. Darum wird sie in Vorbereitungskursen von Hebammen gelehrt. Gleichmässiges und tiefes Atmen lindert nicht nur die Wehenschmerzen, sondern es sorgt dafür, dass das Kind immer genug Sauerstoff erhält. Es gibt für die verschiedenen Phasen der Geburt bestimmte Aspekte, die man bei der Atmung beachten soll.

Gerade wenn es während schmerzhaften Wehen schwer fällt zu atmen, versucht man trotzdem ruhig und gleichmässig durch die Nase einzuatmen und durch den leicht geöffneten Mund lange auszuatmen. Man achte darauf, dass man die Lippen nicht aufeinanderpresst. Bei geöffnetem Mund kann sich der Muttermund leichter öffnen. Nie darf man während der Geburt den Atem anhalten, da sonst das Baby Sauerstoffmangel erleidet. Eine Ausnahme ist die Austreibungsphase, in der man aktiv „schieben" muss. Die Hebamme gibt verlässliche Anweisungen, wie man während der Geburt atmen muss.

Während der Eröffnungsphase soll man tief in den Bauch hinunteratmen. Die Wehen kommen und gehen in der Eröffnungsphase in Wellen und dauern etwa 1 bis 1 ½ Minuten. Anfangs sind die Abstände zwischen den Wehen noch relativ lang, dann werden sie kürzer. Eine gleichmässige Atmung ist in dieser Phase ganz entscheidend. Zu Beginn der Wehe holt man tief Luft, atmet tief in den Bauch hinunter und lässt die Luft langsam durch den leicht geöffneten Mund entweichen. Manchen Frauen hilft es, wenn sie beim Ausatmen lange Töne von sich geben, wie „Ooooh" oder „Aaaah". Man soll dreimal so lang ausatmen, wie man eingeatmet hat. Bei trockenem Mund soll man in den Wehenpausen etwas Wasser trinken. Das frühere Hecheln wird heute nicht mehr empfohlen, da es dazu führen kann, dass man hyperventiliert.

Die Übergangsphase

Das letzte Drittel der Eröffnungsphase wird auch Übergangsphase genannt. Dabei erhöht sich oft die Wehenfrequenz. Die Kontraktionen werden meist stärker und die Schmerzen intensiver. Der Kopf des Kindes dringt durch das Becken der Mutter hindurch. Hierzu muss das Kind eine 90°-Drehung machen: Zunächst „schaut" das in Schädellage liegende Kind auf die rechte oder linke Hüfte der Mutter, um in den querovalen Beckeneingang eintreten zu können. Während der Übergangsphase dreht es sich, wenn die Geburt regelgerecht verläuft, mit dem Gesicht nach hinten, in Richtung Steissbein.

Die Austreibungsphase

Sie ist das dritte Stadium der Geburt. Sie beginnt, wenn der Muttermund annähernd oder vollständig eröffnet ist, auf 8–10 cm. Dabei ändert sich die Art der Wehen wieder. Sie erscheinen in einer Häufigkeit von 6 bis 7 in 15 Minuten. Wenn der kindliche Kopf tiefer ins Becken eintritt, drückt er auf den mütterlichen Darm. Dies bewirkt bei der gebärenden Frau reflektorisch einen Pressdrang. Sie hat dann meist unweigerlich das Bedürfnis, mitzudrücken und die uterinen Kräfte mit ihrer Bauchmuskulatur zu unterstützen. Allerdings ist dieser Pressdrang abgeschwächt oder er kann ganz fehlen, falls die Geburt unter Periduralanästhesie abläuft.

Ist der Geburtsverlauf normal, so wird der Kopf des Kindes vorerst gebeugt. Wenn er dann den Beckenboden überwindet und austritt, so geht er in eine überstreckte Haltung über. Sobald der Kopf geboren ist, gibt es eine Wehenpause. Bei der nächsten Wehe macht das Kind wieder eine Drehung um 90° und schaut mit dem Gesichtchen nach rechts oder nach links, damit die Schultern aus dem längsovalen Beckenausgang geboren werden können. Dann folgt der Rest des kindlichen Körpers unmittelbar nach.

In der Austreibungsphase machen viele Gebärende einen gravierenden Fehler: Um mehr Druck aufbauen zu können, halten sie die Luft an. Dadurch erleidet das Kind Sauerstoffmangel. Man muss unbedingt gleichmässig weiteratmen. Dadurch unterstützt man die Kontraktionen. Sobald die Wehe abgeklungen ist, soll man wieder tief ein- und ausatmen, um sich kurz zu erholen. Dies verhindert die Gefahr einer Atemnot durch Hyperventilation. Sind die Schmerzen in dieser Phase besonders gross, so möchte man am liebsten nur noch schieben, um die Geburt voranzutreiben: Dann ist es wichtig, auf die Hebamme zu hören, wenn sie dazu auffordert, mit dem Schieben aufzuhören. Nur so kann sich der Damm langsam dehnen, ohne plötzlich einzureissen, wenn der Kopf des Kindes austreten möchte.

Unter der Geburt kann es durchaus vorkommen, dass man sich verkrampft oder gar in Panik gerät. Dadurch wird die Atmung unregelmässig und schnell, so dass Atemnot entsteht, bis zur Hyperventilation. Das erzeugt Schwindel, Sehstörungen und beim Kind schlechte Herztöne während der Wehen, da es unter Sauerstoffmangel leidet. Um dies rasch zu beheben, muss man sich ganz auf eine ruhige und tiefe Atmung konzentrieren. Die Hebamme und der Partner können helfen, zum natürlichen Rhythmus zurückzufinden.

Die Nachgeburtsphase

In diesem letzten Stadium der Geburt wird die Plazenta als Nachgeburt ausgestossen. Die Dauer ist unterschiedlich. Bei natürlicher Geburtsbegleitung beträgt sie wenige Minuten bis zu einer Stunde und manchmal auch länger, während sie bei medikamentöser Geburtsbegleitung nicht länger als 30 Minuten dauern sollte. Die Hebamme oder der Arzt überprüft die Nachgeburt, die Plazenta und die Fruchtblase auf Vollständigkeit. Löst sich die Plazenta nicht oder nur unvollständig, so dass Teile davon in der Gebärmutter zurückbleiben (Placenta accreta), so ist eine manuelle Lösung der Plazenta oder eine Ausschabung notwendig, um Infektionen und Gewebewucherungen zu verhindern.

Ganz wichtig ist, dass jedes gesunde Neugeborene nach der Geburt der Mutter auf die Brust oder den Bauch gelegt und dass beide warm zugedeckt werden. Dadurch wird die Bindung der Mutter und erstes Stillen ermöglicht und die Geburt der Plazenta erleichtert. Bis vor einigen Jahren hat man die Nabelschnur nach der Entbindung sofort durchtrennt. Heute wartet man zu, bis die Nabelschnur nicht mehr pulsiert, um dem Kind viel Blut zukommen zu lassen. Manche Geburtshelfer durchtrennen die Nabelschnur sogar erst, wenn die Plazenta geboren ist.

In der Nachgeburtsphase, wenn man das Kind endlich in den Armen halten darf, muss man weiterhin ruhig und tief atmen. Die grössten Schmerzen sind nun überstanden, doch können die Kontraktionen der Nachgeburt noch sehr unangenehm, bis schmerzhaft sein und einige Stunden andauern. Um diese Schmerzen zu lindern, ist es ganz wichtig, die ruhige und tiefe Atmung der Eröffnungsphase wieder aufzunehmen, mit tiefem Einatmen durch die Nase und langem Ausatmen durch den Mund.

Medizinische Interventionen

Während der Austreibungsphase kann ein Dammschnitt notwendig sein. Präventiv,

ohne zwingenden Grund, wird er heute kaum mehr durchgeführt, im Gegensatz zu einigen Jahren zuvor. Dass ein Dammschnitt den Beckenboden vor schlimmeren Verletzungen durch einen Dammriss schützen kann, ist wissenschaftlich widerlegt worden. Heute wird ein Dammschnitt nur noch ausgeführt, wenn es dem Kind unter der Geburt schlecht geht, um die Austreibungsphase um wertvolle Minuten zu verkürzen. Vor einem Dammschnitt kann der Arzt während einer Presswehe ein Anästhetikum injizieren. Dabei ist der Stich für die Frau nicht spürbar.

Bei einer Wehenschwäche oder Erschöpfung der Mutter während der Austreibungsphase wird manchmal während der Wehe von aussen kräftig auf die Oberkante der Gebärmutter gedrückt. Man nennt dies „Kristeller-Handgriff". Dieser Eingriff ist umstritten, denn es besteht ein gewisses Risiko, die inneren Organe der Mutter zu verletzen oder eine vorzeitige Plazentalösung zu verursachen. Besonders wenn er nicht sachgemäss ausgeführt wird. Auch kann es zu einer Uterusruptur kommen. Stattdessen gibt man heute bei Wehenschwäche intravenös synthetisches Oxytozin, oft als „Wehentropf" bezeichnet. Dies sollte nur durchgeführt werden, wenn die Herztöne des Kindes sich verlangsamen, so dass sie dessen Sauerstoffmangel anzeigen, denn synthetisches Oxytocin stört den Anfang des Stillens bedeutend, so dass dessen Anfang manchmal nicht gelingt. Andere Methoden zur Beendigung einer verzögerten Geburt sind die Saugglocke oder die Geburtszange. Deren Anwendung nennt man vaginal-operative Entbindung. Dies darf ebenfalls nur durchgeführt werden, wenn der Zustand des Kindes Anlass zu Besorgnis gibt. Bei der Vakuumentbindung besteht beim Kind ein bedeutendes Risiko für Hirnblutungen. Es kann vorkommen, dass die Mutter sich während den Presswehen erschöpft oder dass die Periduralanästhesie diese zu sehr abschwächt. Dann muss unter Umständen ebenfalls eine vaginal-operative Entbindung entschieden werden, um die Geburt zu beenden. Nach deutschem und österreichischem Recht darf keine Geburt ohne Mitwirken einer Hebamme durchgeführt werden, auch nicht von einem Arzt. Ein Arzt darf, es sei denn in Notfallsituationen, keine Geburt ohne Mitwirken einer Hebamme begleiten.

Geburten erfolgen manchmal in verschiedenen Stellungen der Mutter: in aufrechter Stellung, im Vierfüsslerstand, in hockender Stellung, im Knien, in Knie-Ellenbogenlage, im Stehen, im Sitzen, liegend in Rücken- oder Seitenlage oder als Wassergeburt. Früher starben viele Frauen während der Geburt wegen zu grossem Blutverlust oder im Wochenbett, wegen Wundinfektionen infolge mangelnder Hygiene, was man Kindbettfieber nannte sowie wegen schlechter Ernährung. Noch heute sterben in Entwicklungsländern jedes Jahr eine halbe Million Frauen in der Schwangerschaft oder im Zusammenhang mit der Geburt[56]. In Entwicklungsländern stirbt heute noch jede hundertste Mutter und jedes zwanzigste Kind bei der Geburt. Kompetente Krankenhäuser sind zu weit entfernt oder nicht bezahlbar.

In Industrieländern ist die Mutter- und Säuglingssterblichkeit niedrig. Die wichtigste Ursache ist eine zu starke Blutung während der Geburt wegen Uterusatonie, eine Fruchtwasserembolie oder ein HELLP-Syndrom. Darunter versteht man, wie bereits beschrieben, eine schwere Erkrankung in der Schwangerschaft mit Blutgerinnungsstörung, Thrombozytopenie und erhöhten Leberwerten. In den ersten sechs Wochen nach der Geburt ist bei der Mutter das Risiko einer Thrombose erhöht, besonders bei Müttern, die rauchen oder wenn schon vorher Gerinnungsstörungen oder eine Thrombose vorgekommen sind. In einer retrospektiven Crossover-Kohortenstudie in Kalifornien mit über 1,6 Millionen Erstgebärenden aller Ethnien traten in den ersten sechs Wochen im Vergleich zu den sechs Wochen des folgenden Jahres unter 100 000 Frauen 22,1 thrombotische Ereignisse auf. In den Wochen 7–12 nach der Geburt waren es noch 3 thrombotische Ereignisse unter 100 000 Frauen. Dabei war in den ersten sechs Wochen das Risiko für einen Schlaganfall, einen Herzinfarkt oder eine tiefe Beinvenenthrombose erhöht[57].

Die Geburtsschmerzen

Dass die menschliche Geburt weit schmerzhafter ist als im Tierreich, kommt vom grossen Kopfumfang des Kindes und vom aufrechten Gang. Der Beckenboden der Frau muss zwei Aufgaben erfüllen, die sich widersprechen: einerseits muss er straff genug sein, um die Eingeweide zurückzuhalten, andererseits muss er so dehnbar sein, dass er ein Kind mit einem Kopfdurchmesser von rund 10 cm und 33 bis 38 cm Umfang hindurchgleiten lassen kann. Dazu muss der Geburtskanal und der Beckenboden sehr stark gedehnt werden. Interessant ist, dass diese Dehnung bei einer natürlichen Geburt keine Schmerzen verursacht, sondern nur die Geburtswehen. Darum empfindet man in den Wehenpausen keine Schmerzen. Dies soll man bewusst geniessen und zur Erholung nutzen. Die Wehenschmerzen können durch intravenös verabreichte Schmerzmittel, eine Periduralanästhesie (PDA) oder durch die oben beschriebenen Entspannungstechniken reduziert werden. Auch homöopathische Mittel und die Akupunktur sind wirksam[58]. Das Schmerzempfinden während der Geburt wird durch die Ausschüttung gewisser Hormone beeinflusst: Ist die Gebärende entspannt und fühlt sie sich wohl und geborgen, so wird mehr Serotonin und Oxytocin ausgeschüttet. Das Serotonin verringert das Schmerzempfinden und das Oxytocin verstärkt die Wehen. Hat sie Angst und verspannt sie sich, so wird das Stresshormon Adrenalin ausgeschüttet, das die Wehentätigkeit hemmt und das Schmerzempfinden erhöht. Darum ist es ganz wichtig, in Geburtsvorbereitungskursen Entspannungstechniken kennen zu lernen und einzuüben. Eine Geburt in Periduralanästhesie und intravenösen Schmerzmitteln hat bedeutende Nachteile. In der Austreibungsphase werden wichtige, natürliche Reflexe unterdrückt, welche die Kontraktion des Uterus unterstützen.

Angst und Unwissenheit sind die schlimmsten Feinde der natürlichen Entbindung. Die Frau darf nicht als passives Opfer in ein ihr unbekanntes Geschehen hineingeraten. Sie muss in allen Phasen der Geburt wissen, was geschieht und aktiv mitwirken können. Dann ist die Geburt nicht in erster Linie Schmerz, sondern Arbeit. Bei einer normalen Geburt beeinflusst der Gemütszustand den Schmerz sehr stark. Durch Aufklärung über das Geburtsgeschehen, eingeübte Entspannungs- und Lockerungsübungen und Vermeiden der Geburtsangst kann der Geburtsschmerz bedeutend reduziert werden[59].

Die natürliche Geburt

Die Geburt ist für die Schwangere und den Vater oder andere Beteiligte ein grosses Ereignis. Für die Gebärende ist sie teils mit grossen Schmerzen verbunden, aber auch mit grosser Freude. Je vertrauter und wohltuender die Umgebung für die Gebärende ist, desto positiver kann sie die Geburt erleben.

In den Industrieländern finden die Geburten in der Regel in einem Krankenhaus statt, unter der Leitung einer Hebamme und eines Arztes, gelegentlich auch in einem ausschliesslich von Hebammen geleiteten Kreisssaal. Es gibt aber auch durch Hebammen geführte Geburtshäuser und die Hausgeburt. Im Jahr 2008 war der Anteil an Hausgeburten in Österreich, Deutschland und in der Schweiz 2 %, in den Niederlanden mehr als 30 Prozent. Vereinzelt werden Kinder durch Hausgeburten ohne jeden medizinischen Beistand geboren, in den USA sind diese „unassisted childbirths" ein Thema. Wassergeburten gelten als besonders schonend, weil sich die Mutter im warmen Wasser besser entspannen kann. Dammverletzungen sind seltener und die Nachblutungen sind im Ganzen geringer. Die Wärme des Wassers fördert die Wehentätigkeit[60]. Die Art, wie an die Geburt herangegangen wird und die Atmosphäre bei einer Geburt, sind je nach dem Ort und Umfeld, das man wählt, sehr verschieden. Das wichtigste Ziel muss die Erhaltung der Gesundheit der Mutter und des Kindes sein und dass Abweichungen von einem normalen Ablauf der Geburt sofort erkannt werden. Wie dies zu erreichen ist, ist umstritten. Es gibt dazu zwei grundlegende Sichtweisen: Auf der einen Seite wird die Geburt als medizinisches Ereignis gesehen, das eine Reihe von Risiken mit sich bringt. Aus dieser Sicht steht das Ziel im Vordergrund, Kind und Mutter durch rechtzeitiges Eingreifen vor möglichst vielen Risiken und vor allem bleibenden Schäden zu schützen. Auf der anderen Seite wird die Geburt als natürlicher körperlicher Vorgang gesehen, der meistens ohne Komplikationen abläuft und nicht zu sehr wie eine Krankheit behandelt werden soll. Wie die Geburt abläuft, ist in verschiedenen Entbindungskliniken und unter den behandelnden Ärzten und Hebammen sehr verschieden. Verantwortungsbewusste Hebammen prüfen sorgfältig, ob eine Geburt zu Hause oder in einem Geburtshaus vertretbar ist. Andernfalls raten sie zur Entbindung in einer Klinik.

Die Kaiserschnittentbindung

Nach dem römischen Schriftsteller Plinius kam Caesar, der erste Träger des Namens „Kaiser" durch eine Schnittentbindung auf die Welt. Darum soll er Caesar genannt worden sein. 1482 schrieb Johannes Melber: „Cesar keiser, sic dictus, quod ex ventre matris cesus", übersetzt: heisst das: „Cäsar, Kaiser, so genannt, da aus dem Bauch der Mutter geschnitten". Aus dem Wort Caesar wurde der Begriff Kaiser, entstand aus Sectio caesaria das Wort Kaiserschnitt. Das Kind wird durch einen Unterbauch-Querschnitt direkt oberhalb dem Schamhügel entbunden. Dieser Zugang wird auch Pfannenstielschnitt genannt, nach Johannes Pfannenstiel. Nur selten erfolgt die Entbindung durch einen Längsschnitt vom Bauchnabel zur Schambeinfuge (Längslaparotomie).

Der primäre Kaiserschnitt

Wenn der Kaiserschnitt vor dem Blasensprung und dem Geburtsbeginn geplant wurde, nennt man ihn „primären Kaiserschnitt". Der Grund dazu kann ein Wunsch der Mutter sein oder er kann medizinisch indiziert sein. Absolute Indikationen sind: eine Querlage oder andere regelwidrige Lagen des Kindes, eine Lebensgefahr für die Mutter oder das Kind, wie bei einem Riss der Gebärmutter, gewissen Vorerkrankungen der Mutter oder Wirbelverletzungen oder einem angeborenen Defekt der Bauchdecke des Kindes. Eine relative Indikation für einen Kaiserschnitt besteht, wenn bereits ein Kind durch den Kaiserschnitt entbunden worden war, wenn ein Verdacht auf ein Missverhältnis zwischen der Grösse des Kindes und dem Becken der Mutter besteht und wenn sich das Kind in einer Beckenendlage befindet. Bei einer Betreuung durch erfahrene Geburtshelfer kann ein Kind in Beckenendlage aber durchaus vaginal geboren werden.

Der sekundäre Kaiserschnitt

Von einem sekundären Kaiserschnitt spricht man, wenn die Geburt bereits begonnen hat, das heisst, wenn die Fruchtblase gesprungen ist oder bereits Eröffnungswehen da sind. Dazu entscheidet man sich bei den meisten mütterlichen und kindlichen Komplikationen, die unter der Geburt auftreten können, so dass die Geburt nicht mehr gefahrlos weitergeführt werden kann. Indikationen sind zum Beispiel: ein Geburtsstillstand wegen mangelnder Drehung des kindlichen Kopfes, ein Sauerstoffmangel des Kindes, was sich durch eine Verlangsamung der kindlichen Herzfrequenz während der Wehen äussert, ein starkes Ansteigen des Blutdrucks der Mutter unter der Geburt oder Kindslagen, welche die Geburt des Kindes bedeutend erschweren, wie zum Beispiel eine Gesichtslage, statt der normalen Hinterhauptslage des Kopfes. Notkaiserschnitt (Notsectio) nennt man die Schnittentbindung, wenn sie ganz dringend wird, wegen einer Gefahr für die Mutter oder das Kind. Gründe sind eine vorzeitige Plazentalösung, eine Uterusruptur, eine Eklampsie, ein manifestes HELLP-Syndrom, oder ein anhaltender kindlicher Herztonabfall. In Deutschland geschieht ein Kaiserschnitt zu 10 % aus absoluter und zu 90 % aus relativer Indikation.

Der Wunschkaiserschnitt

Früher wurde ein Kaiserschnitt fast ausschliesslich aus medizinischen Gründen durchgeführt. Heute wird in Deutschland etwa jedes dritte Kind per Kaiserschnitt entbunden, je nach der Region zwischen 17 und mehr als 50 %. Dies ist nicht medizinisch begründet, sondern durch die vielen Wunschkaiserschnitte. Die WHO betrachtet Kaiserschnittentbindungen in nur 10–15 % als medizinisch indiziert[61,62]. Im Ganzen betragen Kaiserschnittentbindungen heute 31,9 % und rund 10 % ohne medizinische Indikation. Im Jahr 2017 wurden in Brasilien 54,6 %, in China und in Mexiko 45 % der Kinder durch einen Kaiserschnitt entbunden.

Der Kaiserschnitt kann in Spinalanästhesie oder in Narkose durchgeführt werden. Heute wird die Spinalanästhesie bevorzugt. Gefährliche Komplikationen durch die Anästhesie sind heute extrem selten. Bei Gerinnungsstörungen, Deformationen der Wirbelsäule, Infektionen der Haut, ist eine Spinalanästhesie nicht möglich. Wurde im Rahmen der Schmerztherapie bereits ein Periduralkatheter gelegt, kann dieser genutzt werden. Die Regionalanästhesie hat den grossen Vorteil, dass das Kind unmittelbar nach der Entbindung der Mutter auf die Brust gelegt werden kann, was für den Beginn des Stillens ganz wichtig ist. Eine Notfallsectio muss immer in Allgemeinanästhesie durchgeführt werden.

Der „sanfte Kaiserschnitt"

Beim sanften Kaiserschnitt wird das Schneiden der Muskelgewebe stark reduziert. Stattdessen werden die Bauchdecke und die Gebärmutter durch Dehnen und sanftes Reissen des Gewebes so weit geöffnet, bis das Kind entnommen werden kann. Es hat sich gezeigt, dass dadurch der Blutverlust stark verringert wird und die Operationswunde schneller und mit weniger Komplikationen heilt, als bei der herkömmlichen Operationstechnik. Dieser „sanfte" Kaiserschnitt geht schneller. Er dauert nur 5 bis 15 Minuten.

Die Nachteile der Kaiserschnittentbindung

Die Rückbildung der Gebärmutter wird verzögert. Das Stillen ist nach einem Kaiserschnitt genauso möglich wie nach einer vaginalen Geburt, doch dauert es etwa einen Tag länger bis zum Milcheinschuss. Das gesunde Kind hat hierfür genügend eigene Reserven, so dass es nicht zugefüttert werden muss. Doch geschieht der Beginn des Stillens weniger natürlich und es gibt mehr Probleme

damit. Nach einem Kaiserschnitt ist die Empfänglichkeit für weitere Kinder vermindert. In einer nächsten Schwangerschaft kann es zu einer Verwachsung der Plazenta mit der Gebärmutter kommen, mit der Gefahr von Schwangerschaftsblutungen. Bei einer weiteren Schwangerschaft besteht die Gefahr eines Gebärmutterrisses. Darum ist in der Regel nur noch eine einzige weitere Schwangerschaft möglich. Durch das Aufschneiden der Gebärmutter kann eine Narbenendometriose entstehen. Bei Kaiserschnittkindern sind respiratorische Anpassungsstörungen häufiger. Im späteren Leben leiden sie wesentlich mehr an Allergien, Ekzemen und Asthma bronchiale, da ihr Mikrobiom im Darm minderwertig ist, da er primär durch Bakterien der Haut der Mutter besiedelt wurde, statt durch die Vaginalflora.

Auch nach einem Kaiserschnitt, soll eine vaginale Geburt vorgezogen werden. Dies ist möglich, da zum Herausholen des Kindes (in der Fachsprache „Kindsentwicklung") die Gebärmutter in der Regel nicht mehr durch einen vertikalen, sondern durch einen horizontalen Schnitt eröffnet wird. Dadurch konnte die Gefahr eines Gebärmutterrisses bei einer Folgeschwangerschaft auf 5 unter 1000 Geburten verringert werden. Doch sollte eine künstliche Geburtseinleitung vermieden werden, da sie das Risiko eines Gebärmutterrisses erhöht[63]. Bei einem zweiten Kaiserschnitt wird meist die alte Narbe wieder eröffnet. Eine derbe, unschön verheilte alte Kaiserschnitt-Narbe wird spindelförmig ausgeschnitten, so dass nur eine Narbe zurückbleibt. Verwachsungen können die Operation erschweren.

Die homöopathische Unterstützung für die Geburt

Die Homöopathie, als reine Informationstherapie, kann einen natürlichen Geburtsablauf wirksam unterstützen. Die Mittel müssen individuell gewählt werden, nach dem momentanen Zustand und der Persönlichkeit der Mutter. Folgende Mittel sind oft angezeigt und von grosser Hilfe:

Pulsatilla pratensis

Pulsatilla ist ein Mittel gegen *Wehenschwäche*. Es eignet sich für sanfte, oft eher schüchterne, empfindsame Frauen, bei denen die Stimmung oft wechselt. Sie neigen zu Traurigkeit und Weinerlichkeit und möchten getröstet werden, was ihre Stimmung und oft auch ihre Beschwerden lindert. Pulsatilla kräftigt nicht nur die Wehentätigkeit, es kann wesentlich dazu beitragen, dass ein Kind, das sich noch in einer *Fehllage* befindet, in die korrekte Hinterhauptslage dreht.

Pulsatilla ist ein grosses Heilmittel der Frauenheilkunde und hat insgesamt viel mit dem Thema Schwangerschaft und Entbindung zu tun. Ein rechtzeitiger und zielgerichteter Einsatz erhöht die Wahrscheinlichkeit einer komplikationslosen natürlichen Geburt. Pulsatilla wird am besten in einer C200 Potenz eingesetzt. Die Gabe darf sehr oft wiederholt werden.

Caulophyllum

Dieses Mittel aus der Frauenwurzel ist wirksam nach dem *Einsetzen der Wehen*, wenn diese schwach und unregelmässig sind und nicht so recht in Gang kommen. Caulophyllum *wirkt auf den Muttermund*, wenn er starr ist und sich nicht eröffnen will. Geeignet ist besonders die Dreissigste C-Potenz. Sie darf nach Bedarf oft wiederholt werden.

Gelsemium Sempervirens

Dieses ist das Hauptmittel für die Eröffnungsphase der Geburt, zur Erweiterung des Muttermundes, wenn der Muttermund anfangs sehr straff ist und sich nur wenig aufdehnen lässt. Die Gebärende kann vor freudiger Erregung am ganzen Leibe zittern oder aber schwach und teilnahmslos wirken und zu verstehen geben, dass sie am liebsten alleine gebären würde. Gelsemium reguliert die Wehentätigkeit, besonders wenn sie krampfartig ist. Auffallend ist, dass sich der Zustand nach reichlichem Harnabgang stark bessert. Gelsemium wirkt gut in der zweihundertsten C-Potenz oder in noch höheren Korsakowpotenzen (MK, XMK, CMK). Bei Bedarf darf es oft hintereinander gegeben werden.

Chamomilla

Dieses Mittel ist angezeigt, wenn die Gebärende unter sehr starken, schmerzhaften oder auch krampfartigen Wehen leidet und kaum beruhigt oder gar getröstet werden kann, da sie sehr schmerzempfindlich, nervös und unruhig ist. Der Schmerz bringt sie in üble Laune und Verzweiflung und sie verträgt niemanden in ihrer Nähe, schickt die Hebamme weg und lässt ihre Wut an ihrem Umfeld aus. Dabei können mitunter auch einmal Gegenstände durch den Raum fliegen. Letztendlich verlangt sie nach einer Betäubung. In dieser Situation soll Chamomilla in der zweihundertsten C-Potenz in kurzen Abständen gegeben werden. Chamomilla ist eines der wichtigen Schmerzmittel in der Homöopathie, wenn Schmerzen mit ausgeprägter Reizbarkeit einhergehen.

Belladonna

Dieses Mittel ist in der fortgeschrittenen Eröffnungsphase sehr wirksam, wenn die Schmerzen unerträglich werden. Die Wehen kommen und gehen plötzlich und werden als qualvoll empfunden. Oft hat die Gebärende die Neigung, den Kopf nach hinten zu drücken. Der Kopf ist hitzig rot und schweissig und die Extremitäten sind kalt. Belladonna soll in hoher Potenz angewendet werden, mindestens C200 oder hohe Korsakowpotenzen (MK, XMK, CMK).

Arnica montana

Dieses Mittel wirkt hervorragend bei schmerzhaften Nachwehen und auch bei starkem Lochialfluss. Bei Verletzungen, Quetschungen stillt es die Blutung und lindert rasch den intensiven, brennenden Schmerz. Es soll bei jeder Geburt angewendet werden, besonders nach invasiven geburtshilflichen Massnahmen wie einem Dammschnitt, einer Zangengeburt, einem Kaiserschnitt usw. Die Nachblutung ist hellrot, manchmal mit roten Klumpen. Typisch ist ein ausgeprägtes Wundheits- und Zerschlagenheitsgefühl mit Unverträglichkeit von Berührung. Arnica soll auch jedem neugeborenen Kind in Wiederholung gegeben werden. Es soll in hoher Potenz und anfangs alle 10 Minuten, später jede Stunde genommen werden, bis die Blutungen und der Wundschmerz ganz deutlich nachgelassen haben.

Staphysagria

Dieses Mittel hat mit Ohnmacht und Kränkung zu tun. Bei operativen Eingriffen, wie einem Kaiserschnitt, ist man in Ohnmacht ausgeliefert. Auch ein Dammschnitt kann so empfunden werden. Es wirkt rasch auf den seelischen und physischen Zustand und gilt als optimales Arzneimittel nach einer Sectioentbindung, verhindert Verwachsungen, Narbenbeschwerden und Verhärtungen im Wundbereich der Operationsnarbe. Staphysagria soll in hoher Potenz gegeben werden, anfangs mehrmals täglich, dann einmal pro Tag, bis das Trauma der Verletzung und Ohnmacht überwunden ist.

Die Wechseljahre (Klimakterium)

Hat sich der Kinderwunsch erfüllt, ist man oft erleichtert, dass endlich die Menstruation aufgehört hat, doch kommt nun viel in Bewegung, das Sorge bereitet. Ungern schaut man zu, wie das Gesicht, der Körper sich verändern, wie man älter wird. Viele Frauen empfinden sich als nicht mehr attraktiv, zweifeln an sich, an ihrem Wert, in einer Gesellschaft, wo nur hübsche, junge Frauen Beachtung finden. Sie leiden unter Hitzewallungen und an neuer seelischer Instabilität, die sie vorher nie kannten, an Ängsten, Stimmungsschwankungen und manch anderen, neuen Beschwerden. Nicht alle Männer bringen dieser Veränderung Verständnis entgegen, pubertierende Kinder schon gar nicht. Alleine muss man damit fertig werden. Eigentlich hat man verdient, dass der dritte Lebensabschnitt der schönste wird. Man hat viel geleistet, im Beruf, in der Familie. Das Gesicht hat persönliche Züge angenommen. Das Leben hat sich darin abgezeichnet. Nun beginnt ein neues Leben, neue Möglichkeiten. Man hat nun viel an Lebenserfahrung gewonnen, doch kommt einem oft nicht die Wertschätzung entgegen, die man verdient. Sucht man Arbeit, eine neue Aufgabe, so bekommt man das zu spüren. Doch gibt es Aufgaben, bei denen Erfahrung und persönliche Reife geschätzt wird. Auf langen Spaziergängen kann man das alles durchdenken, kann man herausfinden, was wirklich einem entspricht, woran man Freude und Erfüllung finden wird.

Der Name Klimakterium kommt vom altgriechischen „Klimaktér" und bedeutet: „Stufenleiter, kritischer Zeitpunkt im Leben" Es sind die Jahre enormer hormoneller Umstellung. Früher nannte man sie auch im Deutschen „Stufenjahre". Es sind die Jahre des Übergangs von der fruchtbaren, reproduktiven Phase des Lebens, zur postmenopausalen Phase.

Bei manchen Frauen beginnen erste Veränderungen bereits mit 40 Jahren, bei anderen um die Mitte der Fünfzigerjahre. Mit 58 Jahren haben nicht alle, aber die meisten Frauen die Wechseljahre hinter sich. Wenn die Eierstöcke operativ entfernt werden, setzt das Klimakterium sofort ein. Beginnt das natürliche Klimakterium vor dem 40. Lebensjahr, so spricht man von einem Climacterium praecox („vorzeitiges Klimakterium").

Das Klimakterium wird in eine Prä- und eine Perimenopause unterteilt

Durch den Rückgang des Progesteronspiegels in der *Prämenopause* entstehen erste Unregelmässigkeiten oder der Menstruationszyklus bleibt aus. Dies ist die Menopause. Nun gelangen in den Eierstöcken keine Eizellen mehr zur Reifung. Die wichtigste hormonelle Änderung ist der Rückgang des Östrogens aus den Eierstöcken, das bis dahin den Menstruationszyklus regelte. Nun sinkt der Östrogenspiegel stark ab. Oft entstehen vorerst Unregelmässigkeiten des Menstruationszyklus: Die Blutungen werden stärker oder schwächer, die Blutungsintervalle werden kürzer oder länger, bis zu Abständen von mehreren Monaten, bis sie schliesslich ganz aufhören. Nun ist die fruchtbare Zeit des

Lebens beendet. Als *Perimenopause* bezeichnet man die zwölf Monate nach der letzten spontanen Menstruation.

Vorzeitige Wechseljahre

Bis zu vier Prozent aller Frauen kommen vorzeitig in die Wechseljahre. Je nach medizinischer Definition kann dies bedeuten, dass das Klimakterium vor dem 35. beziehungsweise 40. Lebensjahr eintritt. Vorzeitige Wechseljahre können natürliche Ursachen haben, können genetisch bedingt sein oder durch Autoimmunkrankheiten entstehen. Andererseits sind häufig medizinische Eingriffe daran schuld, eine Chemotherapie oder eine Entfernung der Eierstöcke. Ist ein Kinderwunsch noch nicht erfüllt und die Familienplanung noch nicht abgeschlossen, so kann dies seelisch sehr schwer zu ertragen sein.

Die Wechseljahrsbeschwerden

Man spricht auch vom „klimakterischen Syndrom". Leidet man in den Wechseljahren schon früh unter Hitzewallungen und Schweissausbrüchen, so bleiben diese oft länger bestehen, durchschnittlich während 7,4 Jahren. Erscheinen diese erst später, wenn die Östrogene abgesunken sind, so bleiben sie kürzer, im Mittel während 3,5 Jahren. Es gibt viele Möglichkeiten, die klimakterischen Beschwerden wirksam zu reduzieren. Heute noch gilt das Phänomen der Hitzewallungen als ungeklärt. Meistens geht die Libido deutlich zurück und die Schleimhaut der Scheide wird trocken, so dass der Coitus schmerzhaft wird und die Scheide manchmal blutet. Das Milieu in der Scheide hat sich geändert. Es gibt nun weniger Döderlein-Bakterien, welche Milchsäure bilden und Infektionskeime wirksam bekämpfen. Manche Frauen leiden unter Haarausfall. In aller Regel ist dies durch einen Eisen-

mangel verursacht. Es lohnt sich, den Ferritinspiegel zu kontrollieren und auf über 80 µg/l zu bringen.

Die allgemein übliche Behandlung der klimakterischen Beschwerden

Der Nutzen und Schaden einer lokalen oder systemischen Hormonersatztherapie wird kontrovers diskutiert. Wohl haben klinische Studien nachgewiesen, dass sich die Hitzewallungen und die vaginale Trockenheit bessern, doch wurde auch nachgewiesen, dass sie das Risiko für Brustkrebs und für einen Herzinfarkt sehr deutlich erhöhen[64]. Anticholinergika wie Bornaprin oder Metanthelinumbromid können die Schweissausbrüche etwas lindern, doch haben sie bedeutende Nebenwirkungen.

Noch heute gelten die Mechanismen der Hitzewallungen als unbekannt[65]. Nächtliche Hitzewallungen und Schweissausbrüche können Schlafstörungen bewirken, die seelisch belasten. Auch kommt es oft zu Schwindel, Ermüdbarkeit, Antriebslosigkeit, Herzklopfen und anderen Herzbeschwerden, Reizbarkeit, Nervosität oder Aggressivität, und hoher Verletzlichkeit, zu Stimmungsschwankungen, die in eine Depression ausarten können, zu Minderwertigkeitsgefühlen, Gedächtnisstörungen, Konzentrationsschwäche, Harninkontinenz, Verstopfung, Durchfall, Trockenheit der Haut und der Schleimhäute, Gewichtsverlust, Gelenk- und Muskelschmerzen, Haarausfall, und vermehrtem Haarwuchs im Gesicht. Durch den Rückgang der Östrogene mindert sich die Knochendichte, so dass eine Osteoporose entstehen kann, je nach der Ernährung, dem Ausmass an Bewegung, dem Knochenaufbau in der Jugendzeit und dem Vitamin-D-Spiegel[66,67]. Der Stoffwechsel ändert sich stark, so dass viele Frauen an Gewicht zunehmen und an Diabetes mellitus erkranken. Nach der

Perimenopause verschwinden viele dieser Beschwerden wieder. Doch bleibt bei vielen Frauen das Übergewicht oder gar eine Adipositas zurück[68,69,70]. Die allgemein übliche Therapie klimakterischer Beschwerden ist unbefriedigend, so dass sich viele Frauen der Naturheilkunde zuwenden.

Die Sicht der traditionell chinesischen Medizin (TCM)

Nach Auffassung der traditionell chinesischen Medizin gibt es im Körper drei hauptsächliche Energiezentren: dasjenige der Beckenorgane, der Nieren und Geschlechtsorgane, als „Niere" bezeichnet, dasjenige des Sonnengeflechts, das die Oberbauchorgane versorgt, als „Leber" bezeichnet und dasjenige der Organe im Brustraum und im Kopf, als „Herz" bezeichnet. Diese energetischen Zentren haben einen passiven, kühlen, stabilisierenden Anteil, der als „Yin" bezeichnet wird und einen heissen, aktiven Anteil, der als „Yang" bezeichnet wird. In der fertilen Phase des Lebens der gesunden Frau sind diese energetischen Anteile Yin und Yang im Gleichgewicht und halten sich gegenseitig unter Kontrolle. Durch den Rückgang der Aktivität der Geschlechtsorgane geht in den Beckenorganen, also der „Niere", der kühle, stabilisierende Anteil der Energie, der als „Yin" bezeichnet wird, stark zurück, so dass der heisse, aktive Anteil, das „Yang", nicht mehr gehalten wird und als Hitze und Schweissausbrüche bis zum Kopf aufsteigt. In der TCM versucht man durch Heilpflanzen, die das Yin der „Niere" stärken und das Yang der „Niere" und der „Leber" beruhigen, ein neues Gleichgewicht in den energetischen Zentren zu schaffen. Einen hohen Stellenwert in der Behandlung der Wechseljahresbeschwerden haben auch in der TCM die Ernährung und die Bewegung. Gewisse Speisen und Getränke stärken das Yang und lösen dadurch Hitzewallungen aus. Rohe Pflanzennahrung stärkt das „Yin". Stimulantien wie Kaffee, Alkohol, scharfe Gewürze und Fleisch stimulieren das „Yang" und müssen gemieden werden. Viel Wandern und Sport beugt der Gewichtszunahme und der Osteoporose vor. Gegen zusätzliche Beschwerden wird die Akupunktur ergänzend eingesetzt.

Klimakterische Beschwerden und der Schlaf

Durch wissenschaftliche Untersuchungen wurde nachgewiesen, dass das Schlafhormon Melatonin der Zirbeldrüse klimakterische Beschwerden beheben kann. Dies deckt sich mit der Erfahrung, dass klimakterische Beschwerden durch mindestens 3 Stunden Vormitternachtsschlaf stark zurückgehen. Die erholenden NON-REM-Schlafphasen finden fast nur im Vormitternachtsschlaf statt. Dabei legen sich die durch den Hormonentzug in Unruhe geratenen vegetativen Regulationen zur Ruhe. Im Schlaf nach Mitternacht gibt es fast nur noch REM-Phasen mit intensiven Träumen, auch wenn man sich beim Erwachen nicht immer daran erinnern kann. Der REM-Schlaf dient der seelischen Verarbeitung und der Festigung dessen, was wir neu gelernt haben, im Gedächtnis. „Abendmenschen" gibt es keine. Es ist nur eine Sache der Gewohnheit, sich auf die von der Natur vorgegebenen Schlafzeiten einzustellen.

Klimakterium und Bewegung

Kaum strengt man sich an, so überfällt einen erst recht eine Hitzewallung. Davon darf man sich nicht abhalten lassen, zu wandern oder gesunden Sport zu betreiben. Geschieht dies regelmässig, so gehen viele Beschwerden und auch die Hitzewallungen zurück. Man beugt der Gefahr der Gewichtszunahme vor und verhütet die Osteoporose. Man trainiere die Beschwerden einfach weg! Dies hilft nachweislich, Hitzewallungen in den Griff zu bekommen und hält das Herz-Kreislauf-System und die Knochen gesund. Die Haut bleibt straff, man fühlt sich ausgeglichen und guter Laune.

Pflanzliche Mittel gegen klimakterische Beschwerden

Anthroposophische Mittel

Nicht selten entstehen in den Wechseljahren seelisch belastende Situationen. Oft sind die Kinder in der Pubertät. Weil die inneren Veränderungen Aufmerksamkeit und Kraft fordern, fühlt man sich manchmal erschöpft, obwohl sich das Umfeld und die Arbeitsbelastung nicht verändert haben. Eine vorher nicht gekannte Nervosität oder gar depressive Verstimmung kann aufkommen. Nach anthroposophischer Auffassung bringen *Johanniskraut* oder das *Edelmetall Gold* durch ihre Lichtkräfte Helligkeit in die Seele. Im Komplexmittel *Aurum mit Apis regina comp.* sollen sich diese beiden Substanzen verbinden, die Nerven stärken, beruhigen und die Konzentration und das Gedächtnis verbessern.

Eine Schwäche im Beckenboden kann sich in den Wechseljahren verstärken und Beschwerden verursachen. Die anthroposophische Medizin ergänzt die *Beckenbodengymnastik* mit *Heileurythmie*. Gegen die Hitzewallungen und Schweissausbrüche ist es gut, sich nach dem Zwiebelschalenprinzip zu kleiden. Zudem empfiehlt die anthroposophische Medizin den frühlingshaften Holunder, als Sambucus comp. Globuli von WALA.

Anthroposophische Mittel gegen Blasen- und Scheidenentzündung
Während sich die regenerierenden Lebenskräfte, die nun nicht mehr für die Reproduktion benötigt werden, umorganisieren, sind Frauen empfindsamer und empfindlicher. Das gilt auch für Infektionen wie Blasen- und Scheidenentzündungen, die in den Wechseljahren vermehrt auftreten können. Der *Majorana Vaginalgel* von WALA verbessert das Scheidenmilieu und lindert die Beschwerden einer Scheidenentzündung. Bei einer Blasenentzündung wird Cantharis in Form von *WALA Blasen Globuli*, empfohlen. *Sambucus comp.* strukturiert nach anthroposophischer Auffassung die Homöostase in den Flüssigkeiten im Organismus, wodurch sich Schweissausbrüche bessern.

Die Phytotherapie für die Menopause
90 % der Gynäkologen verschreiben regelmässig Arzneimittel aus der Pflanzenheilkunde

Die Salbei (Salvia officinalis). Sie stammt ursprünglich aus dem Mittelmeerraum und galt schon in der Antike als Heilmittel. Sie wirkt gegen Infektionen, hemmt Entzündungen und wirkt schweisshemmend. Indem man weniger schwitzt, verbessert sich der Schlaf und die Leistungsfähigkeit und man fühlt sich wohler. Die Salbei kann als Tee aufgegossen werden und ist in vielen Präparaten erhältlich.

Die Wurzel der Traubensilberkerze (Actaea racemosa), Cimicifugae racemosae radix, ist reich an Saponinen und Cimicifugasäure, Phenolcarbonsäuren mit Flavonoiden (Isoflavon). Pharmakologisch wirksam ist der Gesamtextrakt aus der Wurzel. Ursprünglich wurden ihr östrogenartige Wirkungen zugesprochen, was später widerlegt wurde. Die positive Wirkung von Cimicifuga gegen Wechseljahrsbeschwerden ist wissenschaftlich belegt. Neuere Untersuchungen mit einem ethanolischen Extrakt zeigen auch positive Wirkungen auf mittel- und langfristige Folgen der Wechseljahre, wie den Gewichtsanstieg und die Stoffwechselstörungen[71,72,73]. In der Zubereitung Remifemin plus wurde Cimicifuga mit

Johanniskraut (Hypericum) kombiniert, das den Serotoninspiegel erhöht und dadurch die Stimmung positiv beeinflusst. Cimicifuga darf nicht überdosiert und nicht langfristig eingenommen werden, da es sonst die Leber schädigen kann. Dies geschah bei 3,4 % der Patientinnen nach 5 Jahren. Die Leberwerte müssen überwacht werden[74].

Der Mönchspfeffer (Agnus castus). Während Cimicifuga in den frühen Wechseljahren sinnvoll ist, setzt man den Mönchspfeffer meistens erst in den späteren Wechseljahren ein.

Agnus castus wirkt besonders gegen das Spannen in den Brüsten, gegen Ödeme und innere Unruhe, Depression und Kopfschmerzen. Es wurde nachgewiesen, dass gewisse Inhaltsstoffe des Mönchspfeffers an den Opioidrezeptor binden. Damit wird erklärt, dass Agnus castus die Beschwerden des Prämenstruellen Syndroms lindert[75]. Doch ist der Wirkungsmechanismus noch nicht ganz geklärt. In vergangenen Jahrhunderten wurde der Mönchspfeffer in geringerer Dosis zur Unterdrückung des sexuellen Verlangens eingesetzt, daher sein Name. Er hemmt die Aktivierung der Dopamin-2-Rezeptoren kompetitiv, was zu einem leichten Anstieg der Prolaktinfreisetzung führt. In höherer Dosierung verringert er jedoch den Prolaktinspiegel[76]. Eine Senkung des Prolaktins beeinflusst bei der Frau den FSH und Östrogenspiegel. Die Senkung des Prolaktinspiegels beim Mann erklärt die Senkung des Testosteronspiegels und dadurch der Libido und der Spermienproduktion[77].

Der Mönchspfeffer wird vor allem gegen das Prämenstruelle Syndrom eingesetzt.
Er wirkt gut gegen die Mastodynic. Da der Mönchspfeffer die Bildung des Gelbkörperhormons fördert, wirkt er bei einer Unfruchtbarkeit durch einen zu kurzen Zyklus wegen Gelbkörperschwäche.

Dabei wird er während des ganzen Zyklus' eingenommen.
Gegen Symptome der Menopause wirkt er wegen der Erhöhung der Hormonspiegel durch die Stimulation der Hypophyse. Nebenbei vertreibt der Mönchspfeffer Zecken und andere blutsaugende Insekten[78].

Der Rhapontikrhabarber (Sibirischer Rhabarber). Wächst in Norwegen und im südlichen Sibirien. Die Wurzel enthält Phytoöstrogene aus der Stoffgruppe der natürlichen Hydroxystilbene, die beim Menschen östrogenartig wirken. Phytoöstrogene wirken viel schwächer als körpereigene Östrogene, blockieren aber die Östrogenrezeptoren von Tumorzellen, weshalb sie vor Ovarialkrebs, Brustkrebs, Gebärmutterkrebs und Gebärmutterhalskrebs schützen. Aber in den Wechseljahren genügt die Wirkung, um die Beschwerden zu lindern. Der Wurzelextrakt enthält Rhaponticin, Desoxyrhaponticin, Rhapontigenin und Desoxyrhapotigenin[79]. Eine wichtige Besonderheit dieser Pflanze ist, dass die Wirkstoffe nur am β-Östrogenrezeptor andocken und den α-Östrogenrezeptor nicht aktivieren[80]. Dagegen aktivieren die synthetischen Hormone der Hormonersatztherapie auch den α-Rezeptor. Darum erhöht diese Pflanze das Krebsrisiko nicht. Diese Arznei besserte in klinischen Studien Wechseljahresbeschwerden bei 2/3 der Probandinnen, bei guter Verträglichkeit.

Die Isoflavonoide aus Rotklee und Soja wirken als Phytoöstrogene, sind aber schwächer wirksam als der sibirische Rhabarber.

Der Gingko boloba unterstützt das Gedächtnis und die Konzentrationsfähigkeit.

Homöopathische Mittel gegen Wechseljahrsbeschwerden

Die Homöopathie muss individuell gewählt werden, entsprechend der Symptomatik und der seelischen Verfassung. Viele homöopathische Komplexmittel sind erhältlich, in welchen die Arzneien zusammengemischt sind, welche im Arzneibild zu den häufigsten Beschwerden passen. Diese sind aber weniger wirksam als eine für jede Patientin präzis abgestimmte Arznei. Darum lohnt es sich, einen in Homöopathie erfahrenen Arzt oder Heilpraktiker aufzusuchen. Die folgenden Mittel werden in den Wechseljahren oft angezeigt:

Lachesis. Dieses Mittel ist aus dem Gift der Schlange Lachesis mutus potenziert. Typisch ist eine dunkelrote Gesichtsfarbe bei den Hitzewallungen. Oft ist der Selbstwert in Frage gestellt, so dass man sich mit anderen Frauen vergleicht, es schwer hat, diese zu ertragen und man bei Männern und Vorgesetzten nach Anerkennung sucht. Oft empfindet man sich eingeengt durch Kleidung oder die eigene Haut, als möchte man sich daraus befreien. Man ist in einem Zustand der Erregung und findet kaum Ruhe und inneren Frieden. Man kleidet sich gerne in starken Farben und die Beschwerden sind oft linksseitig.

Sepia. Diese Arznei ist aus der braunen Tinte des Tintenfisches Sepia officinalis potenziert. Bezeichnend ist ein Absinken der Energie in den Unterleib und die Beine, wobei man sich elend und schwach fühlt. Die täglichen Aufgaben und die Erwartungen des Ehemanns und der Kinder werden zur Last. Man fühlt sich gefangen, in einer Lebenssituation, die ein freies, eigenes Leben nicht möglich macht. Dadurch entstehen Konflikte um belanglose Kleinigkeiten, so dass man zum Nörgeln neigt, ohne dies zu wollen, besonders wenn die pubertierenden Kinder einen mit ungerechten Vorwürfen plagen. Es kann auch zu einer Abneigung gegen den Ehemann kommen und zu Schuldgefühlen, da man glaubt, zu nichts mehr zu kommen und allem nicht mehr gerecht zu werden. Oft wirkt das Gesicht blassgelblich, mit bräunlichen Augenringen. Man befindet sich in einer Art Benommenheit, die bei angestrengter Bewegung, Dauerlauf oder Sport neuem Wohlbefinden Platz macht, so dass sich die trübe Stimmung aufhellt.

Oovorinum. Diese Arznei ist aus dem Gewebe eines Eierstocks potenziert. Es entfaltet eine erstaunlich regulierende Wirkung auf die Hormone, so dass typische Symptome des Östrogenmangels wie Hitzewallungen und die Trockenheit der Scheide sich bessern.

Cimicifuga racemosa. Wie die Form der Arznei ohne Potenzierung wirkt es regulierend auf den Hormonhaushalt und lindert dadurch die typischen Menopausenbeschwerden.

Pulsatilla pratensis. Diese Arznei ist aus einer Anemonenart potenziert. Man fühlt sich oft unsicher, ohne Selbstvertrauen und sehnt sich danach, anlehnen zu können und von einer vertrauten Person Mut und Trost zu empfangen. Besonders wichtig war einem die Aufgabe als Mutter, dass die Familie glücklich und mit einem zufrieden ist. Die eigene Stimmung ist etwas labil und man neigt zum Traurigsein. Allein fühlt man sich leicht hilflos und verloren, mit dieser Angst allein gelassen.

Sulfur ist aus dem gelben Schwefel potenziert. Es ist ein grosses Mittel, das bei jedem Menschen eine starke Wirkung entfaltet. Darum muss es sehr sorgfältig gewählt werden.
Typisch ist, dass die Hitzewallungen besonders nachts erscheinen, wenn man zugedeckt ist, so dass man sich kaum

mehr zudecken mag. Man neigt zu Juck-reiz und Ekzemen. Sulfur hat die Tendenz, alle unterdrückten oder schlafenden Symptome oder Infektionen aufzu-wecken. Darum soll es vorsichtig, in einer tiefen LM1-Potenz angewendet werden.

Ignatia ist aus den Samen des Ignaz-Brechnussbaumes potenziert, die man auch „Ignazbohnen" nennt. Man ist von einer geliebten Person verlassen worden oder fühlt sich verlassen und neigt zu stillem Kummer, so dass man sich nie-mandem anvertrauen mag. Leicht fühlt man sich gekränkt und kann nicht darüber sprechen.

Natrium muriaticum ist aus Kochsalz potenziert. Es ist ein zweites, grosses Mittel bei stillem Kummer, der tiefer eingedrungen ist als bei Ignatia. Morgens erwacht man voll Traurigkeit und wird geplagt durch Erinnerungen an frühere Enttäuschungen. Man neigt zu Hitze und besonders starken Hitzewallungen und hat Verlangen nach salzigen Speisen.

Lycopodium clavatum ist ein weiteres grosses Mittel, das aus dem Keulen-bärlapp potenziert wird. Man empfindet wenig Selbstvertrauen gegenüber anderen Menschen, weshalb man dazu neigt, sich in sich zurückzuziehen, um seine ver-meintliche Schwäche nicht preiszugeben. Es hat einen grossen Bezug zur Leber, zu Verdauungsbeschwerden und Blähungen. Je nach der Lebenssituation kann es auch sein, dass man sich dadurch zu schützen versucht, dass man die Schwäche durch diktatorisches Verhalten verdeckt.

Ausser Sulfur, dürfen diese Arzneien, bei korrekter Wahl, in hoher Potenz ein-genommen werden, wenn nötig, mehrmals hintereinander, desto häufiger, je stärker der Zustand ist.

Die Behandlung der Trockenheit der Scheide und urogenitaler Infekte

In den Wechseljahren ändert sich bei mehr als jeder zweiten Frau, durch den starken Rückgang der Östrogene, das Milieu in der Scheide sehr stark. Man nennt dies „atrophische Vaginitis", „vul-vovaginale Atrophie" oder „Urogenital-syndrom der Wechseljahre". Man leidet unter Trockenheit, Juckreiz, häufigem Harndrang, Harnwegsinfektionen und Schmerz beim Coitus (Dyspareunie). Es ist gut, dies dem Arzt mitzuteilen. Meistens verschreibt er eine niedrig dosierte vaginale Östrogentherapie. Hatte man einen hormonsensitiven Tumor, so darf man diese nicht anwenden. Als moderner gilt eine Therapie mit vagina-lem Dehydroepiandrosteron (DHA)[81] oder eine Lasertherapie[82]. Vaginale Gleit-mittel, Feuchtigkeitscremen und Dilata-toren sind in allen Apotheken und Droge-rien erhältlich.

Eine natürliche Therapie, welche die Ursache angeht, sind Scheidenspülungen mit $1/3$ Molke, $2/3$ Wasser und 20 bis 30 Tropfen reinem, ätherischem Lavendelöl. Die Molke stellt das natürliche saure Milieu der Scheide wieder her, so dass sich die Döderleinbakterien wieder ver-mehren und krankmachende Keime ver-treiben. Lavendelöl wirkt antibiotisch, antimykotisch und entzündungshem-mend. Harnwegsinfekte können mit Solidagotinktur, Nieren-Blasentee aus der Drogerie und indem man unbedingt mindestens 2 ½ Liter täglich trinkt, sehr wirksam behandelt werden, so dass man antibiotische Therapien, welche wieder das Pilzwachstum in der Scheide fördern, in aller Regel umgehen kann. Im Kapitel über die Endometriose ist die Diät, wel-che antimikrobiell, entzündungshemmend und immunsteigernd wirkt, beschrieben (s. Seite 81).

Die Ernährung und die Wechseljahre

Mehrere wissenschaftliche Arbeiten haben gezeigt, dass die Ernährung einen bedeutenden Einfluss auf die Dauer der fruchtbaren Jahre hat. 1146 Frauen wurden zu ihrer Ernährungsweise befragt und während 12 ½ Jahren beobachtet. Dabei zeigte sich, dass bei einer Ernährung mit viel rohen Früchten, Salat und Gemüse, die reich ist an β-Cryptoxanthin und anderen sekundären Pflanzenstoffen, die Menopause im Mittel um 2,3 Jahre später beginnt, da die Eierstöcke wesentlich länger gesund und aktiv bleiben[83]. In Asien leiden die Frauen wesentlich weniger an Wechseljahrsbeschwerden, so lange sie ihre Art, sich zu ernähren beibehalten. Wandern sie nach Europa aus, so verschwindet dieser Unterschied, da sie die allgemeine Fehlernährung des Westens, mit viel Fleisch, Milchprodukten, industriell verkünstelten Nahrungsmitteln, Eiern, Kochsalz, Kaffee und Alkohol annehmen. In Europa entsteht dann oft ein metabolisches Syndrom, mit Bluthochdruck, Fettstoffwechselstörung, Hyperglykämie und Adipositas[84]. Dies gefährdet für Herz-Kreislauf-Krankheiten und Diabetes mellitus. Oft ist auch der Harnsäurespiegel erhöht, als Zeichen einer allgemeinen Stoffwechselschuld und Übersäuerung, die zudem rheumatische Krankheiten verursacht. Das Blut wird dickflüssig und gerinnt zu leicht, so dass man für Thrombosen und Thromboembolien gefährdet ist. Die hohen Zucker- und Kochsalzspiegel nach jeder Mahlzeit schädigen die Innenschicht der Gefässwände, das Endothel. Dieses reguliert den ganzen Gefässaufbau. Es entsteht eine endotheliale Dysfunktion, so dass sich die Arterien verhärten, Bluthochdruck und Arteriosklerose entstehen. Auf dieselbe Weise nehmen die Venenwände Schaden, die Venenklappen werden undicht, so dass Ödeme und Krampfadern entstehen. Das zarte Bindegewebe durchdringt alle Strukturen des Körpers. Durch die Einlagerung saurer Stoffwechselschlacken in die Zwischenzellsubstanz der Bindegewebe entsteht eine Resistenz gegen das Insulin, so dass Diabetes entsteht und gegen das Leptin, so dass der Appetit und der Energieverbrauch nicht mehr reguliert werden können und man an Gewicht zunimmt. Die Stoffwechselschlacken enthalten viele saure, stark oxydierende Stoffwechselprodukte, so genannte reaktive Sauerstoffspezies R.O.S. Sie verursachen oxydativen Stress und spalten Moleküle, so dass freie Radikale entstehen, welche die Erbsubstanz angreifen und dadurch Krebs, besonders Brustkrebs[85] und degenerative Krankheiten verursachen. All diese „Zivilisationskrankheiten", die unsere Arztpraxen und Spitäler füllen, können zuverlässig verhütet werden, durch eine Umstellung der Ernährung auf eine vegetabile Vollwertkost mit hohem Anteil an Nahrungsmitteln aus lebendigen Pflanzen, an rohen Früchten und Gemüsen: eine Therapie, die sich lohnt.

Die Osteoporose

Im Jahr 1962 erliess die Weltgesundheitsorganisation die Empfehlung, Frauen sollen mehr Milchprodukte essen, da Milch viel Calcium enthält. Seither hat die Osteoporose jedes Jahr stark zugenommen, besonders in Gegenden, wo viel Milch, Milchprodukte und Fleisch konsumiert wird, wie in der Normandie, in Holland, in England, in Bayern und in der Innerschweiz. Heute erkrankt in der Menopause jede dritte Frau an Osteoporose. Das Risiko für Spontanfrakturen übertrifft das Brustkrebsrisiko. Das Osteoporoserisiko ist stark von der Ernährung und vom Lebensstil abhängig. Schon in der Pubertät ist dies entscheidend, da während des Wachstums die Knochenmasse aufgebaut wird. Dass sich diese in den Wechseljahren vermindert, ist von der Natur vorgesehen und darf so sein, man muss ja auch nicht mehr Kinder umhertragen. Kritisch kann es in der Menopause werden, wenn durch Fehlernährung und Bewegungsmangel in der Adoleszenz zu wenig kräftige Knochen aufgebaut wurden.

In den Niederungen leiden heute fast alle Menschen an Vitamin-D-Mangel. Bringt man den Vitamin-D-Spiegel an die obere Normgrenze, so verringert sich das Risiko nicht nur für die Osteoporose, sondern auch für Herz-Kreislaufkrankheiten und Diabetes um rund 50 %. Geschieht dies durch regelmässiges Sonnenbaden, so verbessert sich der Knochenbau noch bedeutend besser, als wenn dies durch eine Einnahme von Vitamin D geschieht. Das Sonnenlicht muss also noch andere Wirkungen auf den Knochenbau ausüben, die man noch nicht kennt. In den Niederungen dringt das UV-B-Spektrum nicht durch die winterlichen Dunstschichten hindurch, so dass der Vorrat an in der Leber gespeichertem Vitamin D im Sommer aufgefüllt werden muss. Sonnenschutzcremen, auch mit schwachem Schutzfaktor, filtern das UV-B-Spektrum vollständig aus. Man muss also ohne Schutzcreme, aber mit bedecktem Kopf und möglichst oft, 20 Minuten pro Körperseite die Sonne auf sich einwirken lassen. Dabei wird sehr rasch viel Vitamin D gebildet. Nach 20 Minuten hört die Synthese von Vitamin D ganz von selbst auf, um eine Überdosierung zu verhindern. Längere Sonnenbäder sind für die Knochen wirkungslos und erhöhen das Risiko für Hautkrebs. Es ist wichtig, zu wissen, dass mehrfach nachgewiesen wurde, dass Sonnencremen, auch diejenigen mit hohem Schutzfaktor, gegen das maligne Melanom und das Basaliom unwirksam sind. Um diese Krebsarten zu verhüten ist eine vegetabile Vollwertkost mit hohem Rohkostanteil und das richtige Sonnenbaden entscheidend. Das Melanom, seine Verhütung und Heilung, ist in unseren Handbüchern Nr.21: „Für Hautkranke

und Hautempfimdliche" und Nr.17: „Für die Verhütung und begleitende Therapie der Krebskrankheit" sorgsam beschrieben, so auch die krebsbekämpfende Diät.

Dass Calciumpräparate gegen die Osteoporose unwirksam sind, wurde in mehreren epidemiologischen Studien nachgewiesen. Rauchen[86] und ein regelmässiger Alkoholkonsum, auch in niedriger Dosierung, wie beim so genannten „social drinking", erhöhen das Osteoporoserisiko deutlich[87]. Calcium ist in vielen Nahrungsmitteln und im Trinkwasser reichlich vorhanden. Wichtiger als der Calciumgehalt in den Nahrungsmitteln ist die Art, wie es darin gebunden ist. Diese entscheidet über die Bioverfügbarkeit. Durch szintigrafische Untersuchungen wurde nachgewiesen, dass das Calcium aus den Milchprodukten wesentlich schlechter in die Knochen aufgenommen wird, als dasjenige in Gemüse. Auch wurde gezeigt, dass der Gehalt der Nahrung an Magnesium für die Assimilation des Calciums wichtiger ist, als der Calciumgehalt. Das Chlorophyll der grünen Blätter enthält viel Magnesium in biologisch hochwertiger Form.

Die Osteoporose ist nicht ein Mangel an Calcium, sondern eine Degeneration des bindegewebigen Knochengerüstes, durch die Einlagerung saurer Stoffwechselschlacken in das bindegewebige Knochengerüst. Diese entsteht durch die allgemein verbreitete Fehlernährung mit viel Fleisch, Milchprodukten, Zucker, Weissmehlspeisen, industriell verkünstelten Nahrungsmitteln, Kaffee und Alkohol. Mit dieser Ernährung führt man dem Körper Riesenmengen sinnloser Bestandteile zu, die der Stoffwechsel weder sinnvoll verwerten, noch entgiften kann, so dass sie überall in die Zwischenzellsubstanz eingelagert werden. Diese durchdringt auch den Knochen und die Volkmannschen Knochenkanälchen. Das bindegewebige Knochengerüst baut durch die darin enthaltenen Zellen, die

Knochen aufbauenden Osteoblasten und die abbauenden Osteoklasten, den Knochen ständig um und passt die tragenden Knochenstrukturen den alltäglichen Belastungen an. Durch die Einlagerung saurer Stoffwechselschlacken in das bindegewebige Knochengerüst, verliert der Knochen die Fähigkeit, die feinen Strukturen und Knochenbälkchen korrekt aufzubauen. Sie vermindern sich und sie entstehen nur noch in verkümmerter, plumper Form. Sie können dem Knochen nicht mehr die notwendige Stabilität und Festigkeit geben, bis es zu Spontanfrakturen kommt. Die gemessene Knochendichte ist reduziert. Es ist leicht verständlich, dass die gemessene Knochendichte, wenn der Knochen zu wenig tragende Strukturen bilden kann, reduziert ist. Der Kalkmangel ist also nicht die Ursache, sondern eine Folge der Degeneration des Knochengerüstes. Nicht umsonst haben sich denn auch die vielen Calciumpräparate, die auf dem Markt sind, als unwirksam erwiesen, denn ein degenerierter Knochen kann nicht viel Calcium als Calciumphosphatkristalle einlagern.

Hinzu kommt, dass Calcium nur gut verwertet werden kann, wenn es im Verein mit den anderen Mineralstoffen, mit Phosphor, Magnesium, den Spurenelementen Fluor, Bor und den Vitaminen D, B6, C und K und mit einem Reichtum an bioaktiven sekundären Pflanzenstoffen angeboten wird. Diese Bedingung erfüllt einzig eine Vollwertkost mit hohem Anteil an lebendigen, ungekochten Vegetabilien.

Der Bau der Knochen ist ein Meisterwerk der Natur. Die Bälkchen sind wie die Rippen gotischer Kirchen aufgebaut, so dass höchste Stabilität entsteht bei minimalem Gewicht. Diese Bälkchen und Gewölbe werden der Belastung laufend angepasst. Darum ist es ganz wichtig für einen gesunden, kräftigen Knochenbau, dass die Knochen täglich in einer gesunden Weise belastet werden. Darum muss man jeden Tag mindestens 1 Stunde wandern, ½ Stunde morgens und ½ Stunde abends und an freien Wochenenden längere Wanderungen unternehmen. Durch Wandern und die vegetabile Vollwertkost mit hohem Anteil an Obst und Rohgemüse kann man die Osteoporose zuverlässig verhindern.

Zum Problem der Therapie mit Bisphosphonaten

Diese Medikamente hemmen die Zellen der Knochenmatrix, welche den Knochen abbauen. Dadurch erhöht sich die gemessene Knochenmasse allmählich etwas. Dieser Eingriff in die empfindlichen Vorgänge des Knochenumbaus geht aber nicht an die Ursache der Osteoporose, welche in der Degeneration durch die Einlagerung von sauren Stoffwechselschlacken liegt. Die Knochen werden etwas schwerer, aber ihre Struktur wird noch zusätzlich geschädigt. Inzwischen ist denn auch vielfach nachgewiesen worden, dass bei längerer Anwendung der Bisphosphonate die Knochen statt stabiler noch brüchiger werden, so dass immer mehr gefährliche Spontanfrakturen entstehen[88,89,90,91,92]. Leider wissen das viele Ärzte noch nicht, so dass noch immer viele Menschen mit Bisphosphonaten behandelt werden. Vor dieser Therapie können wir nur abraten.

Menstruationsbeschwerden

Die Menstruation wurde über viele Jahrhunderte hinweg von Vorurteilen und Mythen begleitet. Die Menstruation bedeutete über Jahrhunderte für die Frauen Leid, Ausgrenzung und Vorurteile: Angst vor dem „giftigen" Menstrualblut und dem „bösen" Blick der Frauen, bis hin zu Berufsverboten während der Regel hielten sich noch bis zum Ende der 1950er-Jahre. Erst in den letzten 30 Jahren wurde das Thema Menstruation im Zuge der moderner werdenden Diagnostik und der Emanzipation der Frau von solchen Tabus und Mythen befreit. Die lange Geschichte der Menstruation als „Krankheit" ist somit beendet. Dennoch ziehen sich auch heute noch Frauen während der Regel oft zurück, anstatt mit wohldosierter, bewusster Aktivität zur Reduktion der Schmerzen beizutragen.

Ergebnisse aus Befragungen von Mädchen und jungen Frauen zeigen, dass massvolle Bewegung und Sport bei Regelschmerzen Erleichterung bringen. Es wird vermutet, dass ein Körpertraining die Toleranzschwelle für Schmerzen hinaufsetzt. Empfohlen wird, dass die Frauen ihre bevorzugte Bewegungsmöglichkeit wählen sollen und selber herausfinden, was ihnen gut tut. Bei ausdauernder Aktivität, wie Wandern, Joggen oder Radfahren, werden vermehrt schmerzlindernde Endorphine freigesetzt. Aber auch sinnvolle Ablenkung und Entspannung tragen zur Schmerzlinderung bei. Auch kann eine Entspannung durch Yoga oder autogenes Training gegen Periodenkrämpfe wirksam sein.

Die primäre Dysmenorrhoe

Darunter versteht man Menstruationsschmerzen bei Frauen mit ovulatorischem Zyklus, die normalerweise durch keinen pathologischen Befund erklärbar sind. Die Wissenschaftler versuchen Menstruationsschmerzen durch eine vermehrte Ausschüttung parakriner Hormone während des Aufbaus der Gebärmutterschleimhaut zu erklären, welche die Blutgefässe verengen sollen, so dass es an Durchblutung mangelt. Parakrine Hormone wirken nicht über das Blut, sondern sie gelangen vom Ort ihrer Erzeugung direkt zum Wirkungsort. Die Schmerzen sind krampfartig, beginnen einige Stunden bevor die Blutung einsetzt und klingen meistens nach 24 Stunden wieder ab. Sie werden im Unterleib, in der Leistengegend, in der Lendenwirbelsäule, im Kreuzbeingelenk und an den Innenseiten der Oberschenkel empfunden. Oft sind sie begleitet von Übelkeit, Zittern, Erbrechen, Erschöpfung, Reizbarkeit und Durchfall. Bei rund 10 % der jugendlichen Frauen sind die Schmerzen sehr stark und sprechen kaum auf Schmerzmittel an. Dann ist eine gynäkologische Abklärung notwendig, da eine Endometriose oder eine anatomische Anomalie vorhanden sein kann[93].

Im Jahr 1951 wurde eine epidemiologische Studie publiziert, die zeigte, dass damals 25–35 % der Frauen an Dysmenorrhoe litten[94]. Heute ist diese viel häufiger geworden: Die Auswertung von 15 Studien ergab eine Prävalenz der Dysmenorrhoe zwischen 16 % und 91 %. 20 bis 29 % der Frauen leiden an starken

Schmerzen. Stress und Rauchen erhöhen das Risiko für Dysmenorrhoe, während dieses mit zunehmendem Lebensalter, nach Geburten und durch hormonelle Ovulationshemmer geringer wird. Die Dysmenorrhoe ist familiär gehäuft, was nicht bedeutet, dass sie vererbt sein muss, denn Familienangehörige pflegen meistens auch eine ähnliche Lebensweise[95]. Die Grösse und das Körpergewicht sollen keinen Einfluss auf die Dysmenorrhoe haben, jedoch ist sie bei unregelmässigem Zyklus häufiger[96]. Zur Ernährung und Lebensweise sind die Resultate widersprüchlich. Nur 6 % der Jugendlichen erhalten medizinische Ratschläge zur Behandlung ihrer Dysmenorrhoe, während 70 % sich selbst behandeln, so dass es leicht zu einer gefährlichen Überdosierung von Schmerzmitteln kommen kann[97,98]. Der Arzt findet keinen pathologischen Befund und empfiehlt die Anwendung von Wärme, regelmässige körperliche Aktivität, eventuell eine Verhaltenstherapie und verschreibt Schmerzmittel. Genügt dies nicht, so empfiehlt er oft eine hormonelle Kontrazeption, trotz all ihrer Nachteile und Risiken.

Das prämenstruelle Syndrom (PMS)

Rund 40 % der Frauen leiden, besonders vor der Menopause, durch einen Symptomkomplex aus körperlichen, vegetativen und psychischen Erscheinungen, die regelmässig während der Lutealphase, also in den letzten Tagen vor der Regelblutung auftreten. Das Leitsymptom dieses prämenstruellen Syndroms (PMS) ist die Mastodynie mit Spannungsempfinden, Verhärtungen Berührungsempfindlichkeit der Brüste. Zusätzlich leidet man oft an Unterleibsschmerzen, Völlegefühl, Flatulenz und Obstipation. Hinzu kommen neurovegetative und psychische Symptome, wie Nervosität, Reizbarkeit, Ängste und Depressionen. Die Ursache des prämenstruellen Syndroms gilt als

noch nicht vollständig geklärt. Die Wissenschaftler vermuten, dass ein Missverhältnis zwischen Estron und Progesteron besteht, eine erhöhte Prostaglandinsynthese, sowie ein erhöhter Prolaktinspiegel.

Die Ernährung und die primäre Dysmenorrhoe

5814 Studien wiesen einen bedeutenden Einfluss der Ernährung auf Menstruationsbeschwerden nach. Frauen, die viel Obst und Gemüse, Fisch und Milchprodukte konsumieren, haben deutlich weniger Menstruationsbeschwerden als Frauen mit der allgemein üblichen Fehlernährung mit viel Fleisch, Fett, Zucker, Weissmehlspeisen, industriell verkünstelten Nahrungsmitteln, Kaffee und Alkohol[99]. In einer Befragung von 356 Studentinnen, die zudem eine Ultraschalluntersuchung des Abdomens und in einigen Fällen eine Hormonbehandlung erhielten, litten 85 % an primärer Dysmenorrhoe. Je höher der Verzehr von Früchten, Fisch und Eiern und je weniger Wein konsumiert wurde, desto geringer waren die Periodenschmerzen[100]. Omega-3-Pflanzenöle reduzieren Menstruationsbeschwerden, und zwar auch bei Endometriose[101]. Frauen mit Endometriose pflegen weniger Gemüse und Omega-3-Fettsäuren zu konsumieren, sowie mehr rotes Fleisch, Kaffee und Fette mit Transfettsäuren[102]. Verschiedene Studien zur Ernährung und Endometriose legen nahe, dass die Ernährung einen bedeutenden Einfluss auf die Entwicklung einer Endometriose hat. Fettreiche Nahrung, Rindfleisch, andere Arten von rotem Fleisch und Alkohol erhöhen das Risiko bedeutend[103].

Von 1991 bis 2013 wurden insgesamt 81 908 Teilnehmerinnen der prospektiven „Nurses Health Study II" nachuntersucht. 3800 Frauen litten an laparoskopisch bestätigter Endometriose. Bei Frauen die täglich mehr als 2 Portionen rotes Fleisch konsumierten, war das Risiko, an Endometriose zu erkranken, um 56 % höher als bei Frauen die höchstens einmal pro Woche Rindfleisch konsumierten. Am stärksten war dies beim Konsum von unverarbeitetem rotem Fleisch der Fall. Für den Konsum von Geflügel, Fisch, Schalentieren und Eiern wurde kein eindeutiger Einfluss nachgewiesen[104].

In einem spanischen Forschungsprojekt wurde die Beziehung zwischen dem Lebensstil spanischer Universitätsfrauen und Menstruationsbeschwerden untersucht. Daran waren 7208 Universitätsstudentinnen von 11 Universitäten beteiligt. 23,8 % litten an Dysmenorrhoe, gingen öfter zum Arzt oder in eine Notfallstation und konsumierten häufiger Schmerzmittel und hormonelle Verhütungsmittel. Studentinnen mit höherem Konsum von Alkohol, täglichem Konsum von Süssigkeiten oder die täglich Fisch assen, litten wesentlich häufiger an Menstruationsbeschwerden[105]. Eine spanische Studie mit 311 Studentinnen wies nach, dass Frauen mit Mittelmeerdiät, mit Olivenöl und mindestens zwei Früchten pro Tag und mindestens einmal pro Woche Hülsenfrüchten, kürzere Menstruationszyklen und wesentlich weniger Menstruationsbeschwerden haben, als bei üblicher europäischer Kost[106].

Jugendliche Frauen zwischen 10 und 19 Jahren in Nordamerika, Europa oder Ozeanien, konsumieren gemäss 51 Untersuchungen sehr wenig Obst- und Gemüse und weit über den empfohlenen 5 Gramm Salz pro Tag. Auch in den Mittelmeerländern lebten die Jugendlichen nur noch beschränkt mit der Mittelmeerdiät[107].

Eine schwedische Untersuchung untersuchte 12 Frauen zwischen 28 und 44 Jahren mit Endometriose, die von sich aus ihre Ernährung und ihren Lebensstil umgestellt hatten, um ihre Endometriose-Symptome zu verringern. Alle diese Frauen hatten nach einer individuell auf sie angepassten Diät weniger Symptome und ein besseres allgemeines Wohlbefinden. Die Autoren sagen, dass Ärzte und Therapeuten Erfahrungen ihrer Patienten besser berücksichtigen und daraus lernen sollten[108].

Pflanzliche Heilmittel bei Dysmenorrhoe und Prämenstruellem Syndrom

Pflanzliche Arzneimittel sind komplex zusammengesetzt. Dies ist ihre Besonderheit. Sie enthalten immer ein Gemisch von Wirkstoffen und mehrere Begleitstoffe, die selbst nicht direkt wirken, die aber die gesamte Wirkung unterstützen. Isolierte Wirkstoffe aus Pflanzen oder deren synthetische Abkömmlinge, wie Atropin, Chinidin, Kokain, Codein, Digoxin, Morphin, Reserpin, Taxol und Theophyllin gelten nicht als Phytopharmaka, obschon sie ursprünglich aus Pflanzen stammen. Pflanzliche Mittel in homöopathischen Hochpotenzen und anthroposophische Komplexmittel erfüllen andere Kriterien und zählen auch nicht zur Phytotherapie, bei der die Qualität, Wirksamkeit und Unbedenklichkeit der Arzneien durch das Arzneimittelgesetz geregelt sind. Die meisten Phytopharmaka haben eine grosse therapeutische Breite und weniger Nebenwirkungen als chemische Medikamente. Die therapeutische Breite ist der Unterschied zwischen der Dosis, bei welcher die Wirkung beginnt und der Grenze zur Toxizität. Die Heilpflanzen enthalten in der Regel mehrere Wirkstoffe, deren Wirkungen sich zu einer gesamten Wirkung addieren, besonders wenn die verschiedenen Wirkstoffe auf unterschiedlichen Wegen wirken. Nur selten ist nur ein einzelner Wirkstoff von Bedeutung. In der Regel entsteht die Wirkung durch ein komplexes Zusammenspiel der Aktion mehrerer Wirkstoffe und mehreren Begleitstoffen. Diese nennt man „sekundäre

Pflanzenstoffe" oder „Phytochemicals".
Etwa 80 Prozent aller Phytopharmaka
sind heute als Extrakte aus einer oder
mehreren Pflanzen verfügbar. Der Gehalt
an einzelnen Inhaltsstoffen dient der Qua-
litätskontrolle. Für die Wirkung ist aber
die Gesamtheit aller Inhaltsstoffe entscheidend. Folgende Phytopharmaka sind
von besonderer Bedeutung:

Vitex agnus castus (Mönchspfeffer)
Dies ist ein 1 bis 6 Meter hoher sommer-
grüner Strauch aus dem östlichen Mittelmeerraum, von dem vor allem die Früchte
für die Zubereitung der Arznei dienen.
Sie ist beim prämenstruellen Syndrom
(PMS) angezeigt. Sie enthält Terpene,
die sich an Dopaminrezeptoren binden.
Dadurch hemmen sie die Freisetzung von
Prolaktin. Durch mehrere plazebo-
kontrollierte, randomisierte Studien
wurde eine bedeutende Wirkung dieser
Heilpflanze gegen die psychischen und
physischen Beschwerden des prämenstruellen Syndroms nachgewiesen. Wir empfehlen eine Dosierung von 3 mal 20 mg
Mönchspfefferextrakt, in den ersten drei
Monaten täglich und danach vor allem in
der zweiten Zyklushälfte.

Potentilla anserina (Gänsefingerkraut)
Diese Heilpflanze mindert die Stärke der
Regelblutung und lindert Menstruationsbeschwerden deutlich. Man beginnt fünf
Tage vor der zu erwartenden Periode mit
der Einnahme von 3 × 20 Tropfen in
1 Esslöffel Wasser. Die Dosis kann gesteigert werden bis auf mehrmals täglich
50 Tropfen, maximal 3 mal 2 g pro Tag,
Ganz wichtig ist, dass man 5 Tage vor der
erwarteten Periode beginnt.

Bursae pastoris herba (Hirtentäschelkraut)
Für diese Heilpflanze wurde ebenfalls
eine deutliche Wirkung gegen Menstruationsbeschwerden nachgewiesen. Sie muss
als Magistralrezeptur zubereitet werden.
Wir empfehlen eine Dosierung von 4 mal
5 g pro Tag.

Thymus vulgaris
In Äthiopien trinken Frauen mit Dysmenorrhoe Thymiantee, der sonst als
Hustentee bekannt ist. Durch eine fall-
kontrollierte Studie anhand persönlicher
Interviews und Fragebogen an 252, im
Mittel 16-jährigen Frauen, wurde nachgewiesen, dass das Trinken von Thymiantee
die Schmerzen und Beschwerden primärer Dysmenorrhoe um 63,2 % verringert,
während Kaffee und häufige Mahlzeiten
ausgeprägte Menstruationsbeschwerden
fördern[109].

Curcuma
Eine klinische Doppelblindstudie mit drei
Kapseln täglich, sieben Tage vor und drei
Tage nach der Menstruation, während
drei aufeinanderfolgenden Zyklen ergab
eine deutliche Wirkung von Curcuma
gegen Menstruationsbeschwerden. Die
Autoren schrieben dies der entzündungshemmenden Wirkung und einer positiven
Beeinflussung von Neurotransmittern
durch Curcuma zu[110].

Die Vielzahl von körperlichen, geistigen
und Verhaltenssymptomen, die während
der späten Lutealphase des Menstruationszyklus auftreten und nach dem Einsetzen der Menstruation verschwinden,
werden durch Curcuma positiv beeinflusst. Frauen mit Dysmenorrhoe haben
tiefere Spiegel eines neurotrophen Fak-
tors (BDNF) während der Lutealphase
als Frauen, die nicht an PMS leiden. Es
wird vermutet, dass ein hoher lutealer
BDNF-Spiegel bei Frauen mit prämenstruellem Syndrom für eine Reihe von
psychischen und somatischen Beschwerden von Bedeutung ist. Mehrere Studien
zeigten neuroprotektive Wirkungen von
Curcumin, indem es den BDNF-Spiegel
erhöht. In einer randomisierten, doppel-
blinden, placebokontrollierten, klinischen
Studie wurde eine Behandlung der Frau-
en mit Curcumin in einer Dosierung von
sieben Kapseln täglich, sieben Tage vor
der Menstruation und drei Tage nach der

Menstruation, während drei aufeinanderfolgenden Menstruationszyklen durchgeführt. Die Teilnehmerinnen stellten die Schwere der im Fragebogen zur täglichen Aufzeichnung genannten Symptome fest. Dieser Selbstbericht wurde verwendet, um die Menstruationszyklusphase der Teilnehmerinnen zu bestimmen. In der Curcumin-Gruppe waren die BDNF-Spiegel im ersten, zweiten und dritten Zyklus nach den Interventionen signifikant höher und die prämenstruellen Beschwerden deutlich geringer als in der Placebo-Gruppe[111].

Hypericum perforatum (Johanniskraut)
Nach mehreren placebokontrollierten Studien ist Hypericum perforatum gegen prämenstruelle Beschwerden wirksam, verbessert die Stimmung und vermindert die Schmerzempfindung. Hypericum beeinflusst die Hormonspiegel (FSH, LH, Estradiol, Progesteron, Prolaktin und Testosteron) positiv, während die Entzündungsparameter (IL-1β, IL-6, IL-8, IFN-γ und TNF-α) die Angstzustände, depressiven Verstimmungen, Gereiztheit und eine Impulsivität, sich gegenüber Placebo nur wenig besserten. In der Adoleszenz wird trotzdem eine Langzeitbehandlung mit Johanniskrautextrakten empfohlen[112].

Hypericum perforatum in Kombination mit Vitex Agnus Castus
In einer placebokontrollierten Doppelblindstudie zeigte diese Kombination über 16 Wochen bei Periodenbeschwerden in der Prämenopause, während 16 Wochen angewendet, eine deutliche positive Wirkung gegen alle Beschwerden des prämenstruellen Syndroms[113].

Achillea millefolium
(Gewöhnliche Schafgarbe)
Die Schafgarbe enthält als ätherische Öle Campher, α- und β-Pinen, 1,8-Cineol, α-Caryophyllen und Sabinen, Proazulene, Lactone und als sekundäre Pflanzenstoffe (Begleitstoffe) Flavonoide, Cumarine, Polyine, Kaffeesäurederivate und Achillein. Liegt man mit nackter Haut auf frischem Schafgarbenkraut, so kann dies Irritationen verursachen. Als Sitzbäder angewendet, lindert die Schafgarbe Periodenkrämpfe. Innerlich verwendet, regt die Schafgarbe den Appetit und die Gallensekretion an und wirkt gegen dyspeptische Beschwerden, Völlegefühl, Blähungen und beruhigt Magen-Darm-Krämpfe, senkt den Blutdruck und regt zum Schwitzen an.

Alchemilla vulgaris (Frauenmantel)
Dieses Rosengewächs ist in Europa, Asien und Afrika verbreitet und gedeiht vorwiegend in den Gebirgen. Stark behaarte Alchemillaarten werden auch als Silbermantel bezeichnet. Es ist eine krautige bis strauchförmige Pflanze mit kleinen, unscheinbaren, weissen Blüten und breiten kronenförmigen Blättern. Der Name Alchemilla leitet sich vom Begriff Alchemie ab und wurde erstmals 1485 im „Garten der Gesundheit" verwendet. Er bedeutet so viel wie „kleine Alchemistin", denn die Alchemisten verwendeten die Guttationstropfen auf den Blättern für ihre Versuche. Die Alchemilla ist reich an Gerbstoffen, Bitterstoffen, Flavonoiden und ätherischen Ölen. Zubereitungen aus Alchemilla vulgaris werden für die Behandlung leichter Durchfallerkrankungen eingesetzt. Alchemilla vulgaris ist gegen Menstruations- und Unterleibsbeschwerden wirksam. Obschon seit der Antike mit dieser Indikation verwendet, ist diese Art seiner Wirkung bis heute noch nicht wissenschaftlich untersucht worden. Die Alchemilla wird als Teeaufguss, 4 bis 5 Mal täglich, angewendet.

Gemmotherapie
Gemmo-Präparate aus der Himbeerknospe enthalten Gerbstoffe, Harze, Flavonoide, Polysaccharide, organische Säuren, die Vitamine C, B1, B2 und D,

Beta-Carotin, Fragrin und Enzyme. Diese wirken regulierend auf die Hypothalamus-Hypophysen-Gonaden-Achse und entkrampfen den Uterus.

Heublumenextrakt
Während der Periode als Wickel auf den Unterleib und das Kreuz aufgetragen, lindert er die Krämpfe. Heublumenextrakte sind leicht erhältlich.

Aromatherapie
Aromatherapie, besonders Massagen mit reinem ätherischem Lavendelöl in Mandelöl gegeben, sind gegen die primäre Dysmenorrhoe wirksam[114,115].

Regelmässige körperliche Aktivität

Eine Fragebogenstudie mit 539 Jugendlichen zeigte, dass 69,3 % an Dysmenorrhoe leiden. Je jünger und je mehr sie Süssigkeiten zu sich nahmen, je mehr Geschlechtsverkehr sie hatten, desto mehr, während körperliche Aktivität sich günstig auswirkte[116]. Die wirksamste Art der Bewegung ist das Wandern, mindestens 2 mal ½ Stunde pro Tag und an Wochenenden mehrere Stunden. Manche Frauen erfahren Erleichterung durch schnelles Laufen (joggen), da auch dies die Durchblutung stark anregt.

Wärmeapplikation und Hydrotherapie
Das Kuhnesche Reibesitzbad: Nach einem heissen Vollbad mit 10 Tropfen ätherischem Lavendelöl, lässt man das Wasser ablaufen, stellt einen Schemel in die Badewanne und setzt sich darauf, mit einem Eimer kaltem Wasser davor, taucht ein Frottiertuch hinein und klatscht sich damit die Innenseite der Oberschenkel und den Damm sowie das Kreuz kräftig ab, bis eine Rötung und innere Wärme entsteht. Dann 30 Minuten nachruhen, warm zugedeckt. Dadurch wird die Durchblutung der Gebärmutter stark angeregt, was die Schmerzen lindert. Wer an Periodenschmerzen leidet, sollte diese Anwendung mindestens zweimal pro Woche durchführen.

Das Wechselfussbad: Nach guter Durchwärmung setzt man sich auf einen Schemel mit zwei grossen Eimern davor, einer mit sehr warmem und der andere mit ganz kaltem Wasser. Zuerst stellt man die Füsse ca. eine Minute ins heisse Wasser, dann 20 Sekunden ins kalte und wieder ins warme Wasser usw. mehrmals. Dann soll man gut zugedeckt nachruhen. Diese Anwendung fördert die Durchblutung der Beckenorgane und der Füsse und lindert dadurch Periodenschmerzen.

Akupunktur mit Moxibustion
Moxibustion ist eine Wärmeanwendung an Akupunkturpunkten. In einer randomisiert kontrollierten Studie mit 208 Patientinnen wurde eine deutliche Wirkung einer prämenstruellen Akupunktur mit Moxibustion an den Akupunkturpunkten Milz Pankreas 6 und Niere 4 (Guanyuan) gegen die Stärke und Dauer der Menstruationsschmerzen nachgewiesen und eine deutliche Verbesserung der Stimmung der Frauen[117,118,119]. Durch eine randomisierte Doppelblindstudie mit 180 Frauen wurde nachgewiesen, dass Kräuterpflaster (Shaofuzhuyu Decoctum), die auf den Akupunkturpunkten angebracht wurden, ebenfalls wirksam waren. Gewählt wurden die Punkte Shenque (KG 8), Guanyuan (KG 4), Qihai (KG 5), Ciliao (Blase 32) and Zigong (KG 17)[120].

Yoga, Pilates und Sport im Freien
Bewegung tut der Körpermitte gut. Wenn mit der Menstruation auch die Regelschmerzen beginnen, hat das Sofa eine magnetische Anziehungskraft. Es lohnt sich aber, dieser zu widerstehen und sportlich aktiv zu werden. Denn Bewegung setzt Glückshormone frei, so genannte Endorphine und erhöht den Serotoninspiegel, lindert Schmerzen und hellt

die Stimmung auf. Regelschmerzen lassen bei Bewegung nach. Körperliche Aktivität und Sport regt die Durchblutung im ganzen Körper an, auch in der Gebärmutter, wodurch die Schmerzen verschwinden.

Endorphine mindern die Schmerzempfindung und reduzieren den Appetit. Sie regen die Bildung von Sexualhormonen an und bewirken eine euphorische Stimmung. Darum nennt man sie auch Glückshormone.

Gewisse körperliche Anstrengungen („Runner's High") und Schmerzerfahrungen, können durch die Ausschüttung von Endorphinen ein Glücksempfinden bewirken. Diese Wirkung wird inzwischen medizinisch anerkannt, wird aber von verschiedenen Menschen höchst unterschiedlich erlebt[121,122,123]. In der grauen Substanz des Rückenmarks, an den neurovegetativen Nervenverbindungen (Synapsen) und in verschiedenen Hirnregionen und, wie man vermutet, auch in den Gelenken, gibt es Opioidrezeptoren. Diese werden durch Endorphine angeregt. Auf dem Weg ins Rückenmark werden aus dem Körper ankommende Schmerzempfindungen durch Endorphine reduziert und abgeschwächt ins Gehirn weitergeleitet[124]. Bewegung und Sport erhöhen auch den Serotoninspiegel und dadurch die Stimmung. Bewegung an der frischen Luft ist sehr wirksam um Menstruationsbeschwerden zu vertreiben, die Durchblutung kommt in Schwung und die Schmerzen lassen nach. Auch Müdigkeit und hormonelle Kopfschmerzen verschwinden. Im Sommer soll man sich dabei leicht kühl, im Winter warm kleiden.

Wasserübungen
Wer unter Regelschmerzen leidet, sollte den Sprung ins kühle Wasser wagen, wie eine Studie zeigt. Dabei besuchten Teilnehmerinnen einmal wöchentlich über drei Monate einen 60-minütigen Wassergymnastikkurs. Die Regelschmerzen liessen bei allen Frauen durch den Wassersport deutlich nach[125].

Yoga
Auch Yoga lindert Menstruationsbeschwerden. Mehrere Studien haben gezeigt, dass ein einmal wöchentlicher Yogakurs sowohl die Regelschmerzen, als auch die hormonellen Stimmungsschwankungen deutlich besserte[126,127,128].

Pilates
Wer glaubt, sich beim Yoga zu sehr verbiegen zu müssen, kann Menstruationsschmerzen auch mit Pilates mindern. Genau wie beim Yoga spielt hierbei die Atmung eine grosse Rolle. Bewusstes, tiefes Durchatmen fördert die Durchblutung der Organe und kann so Schmerzen auch in der Gebärmutter lindern. Das ganzheitliche Körpertraining soll ausserdem vor allem tieferliegende Muskelgruppen stärken und die Haltung verbessern. Es wurde von dem deutschamerikanischen Boxer, Zirkusartist und Selbstverteidigungstrainer Joe Pilates entwickelt. Dass Pilates auch Menstruationsbeschwerden bessern kann, war dem Erfinder sicher nicht bewusst.

Die medikamentöse Therapie mit Schmerzmitteln
Am Entstehen der Schmerzen während der Regel sind Prostaglandine als Entzündungsmediatoren beteiligt. Am Ende des Menstruationszyklus werden sie vermehrt gebildet, besonders Prostaglandin F. Dieses fördert die Kontraktion der Uterusmuskulatur. Dadurch vermindert sich die Durchblutung der Gebärmutterschleimhaut, was die Schmerzen verstärkt. Zudem sensibilisieren Prostaglandine Schmerzrezeptoren.

Frauen mit Dysmenorrhoe haben wesentlich höhere Prostaglandinspiegel. Diese bewirken messbar stärkere Kontraktionen der Gebärmuttermuskulatur mit weniger und kürzeren Erholungsphasen.

Ibuprofen gehört zur Klasse der so genannten „nichtsteroidalen antiinflammatorischen Arzneistoffe" (NSAID). Diese hemmen die Prostaglandinsynthese. Dadurch lindert es die Schmerzen, unterdrückt Entzündungen und Fieber. Doch haben diese Medikamente auch bedeutende Nebenwirkungen. Sie hemmen die Aggregation der Thrombozyten (Plättchen der Blutgerinnung) und verursachen oft gastrointestinale Reizungen und Blutungen und sie belasten die Leber und die Nieren.

Als Dosierung werden bei primärer Dysmenorrhoe initial 400 mg Ibuprofen als Einzeldosis und anschliessend 200 mg alle 4 bis 6 Stunden empfohlen, wobei in Deutschland die Tagesdosis von 800 mg und in Europa von 1,2 g bei der Selbstmedikation auf keinen Fall überschritten werden darf. Die Wirkung setzt nach 30 Minuten ein und hält 6 Stunden an. Naproxen ist noch etwas wirksamer, hat aber bedeutend mehr gefährliche Nebenwirkungen. Bei Endometriose dosieren Gynäkologen Ibuprofen unter ärztlicher Kontrolle noch höher, mit bedeutenden Risiken.

Ibuprofen hat ein hohes Potential für zum Teil gefährliche Nebenwirkungen. Es darf nicht angewendet werden, wenn in der Vorgeschichte Asthma bronchiale, allergische Reaktionen auf Schmerzmittel, Magen-Darmblutungen, Magenreizungen, Leberfunktionsstörungen oder eine Herz- oder Niereninsuffizienz bekannt sind und auch nicht im dritten Trimenon der Schwangerschaft oder der Stillzeit. Magen-Darmblutungen können gefährlich sein und jederzeit, auch ohne Warnsymptome oder anamnestische Hinweise, auftreten. Um dieses Risiko zu verringern, sollte die kleinste wirksame Dosis während der kürzest möglichen Therapiedauer verwendet werden und sollte die Dysmenorrhoe besser durch diätetische Massnahmen und regu-

lative Therapiemethoden behandelt werden.

Die Wirkung der „Pille" gegen das Prämenstruelle Syndrom

Monophasenprodukte und Zweiphasenprodukte gleichen ein Östrogen-Gestagen-Ungleichgewicht künstlich aus. Gestagen (Progesteron) vermindert den Muskeltonus und die Sensibilität gewisser Rezeptoren, welche die Verkrampfung der Gebärmutter bewirken.
Magnesium mindert starke, schmerzhafte Kontraktionen der Gebärmutter, so auch Calciumantagonisten.

Die sekundäre Dysmenorrhoe

Eine sekundäre Dysmenorrhoe beginnt nicht ab der Menarche. Sie entsteht erst später und allmählich. Bei Jugendlichen ist in dieser Situation oft eine Endometriose vorhanden, wenn nicht anatomische Fehlbildungen. Darum ist es ganz wichtig, solche Periodenschmerzen abzuklären. Anfangs ist die Endometriose meistens erst wenig ausgeprägt, obschon die Periodenschmerzen grosses Leid verursachen. Dann empfehlen die Frauenärzte meistens vorerst eine medikamentöse Therapie mit Schmerzmitteln und wenn das nicht wirkt, eine hormonelle Antikonzeption. Spricht auch dies innert 3–6 Monaten nicht genügend an, so wird eine weitergehende Abklärung empfohlen mit Laparoskopie, damit das Ausmass der Endometriose festgelegt und diese zugleich durch eine LASER-Therapie behandelt werden kann.

Die Endometriose

Die Endometriose stellt eine schwere gynäkologische Pathologie dar, welche grosses Leid verursacht. Es handelt sich um eine Implantation von Gewebe der Gebärmutterschleimhaut ausserhalb der

Gebärmutterhöhle. Fast 15 % der Frauen im gebärfähigen Alter erkranken an Endometriose. Zu 30 % sind sie unfruchtbar. Endometrioseherde erhöhen das Risiko für Eierstockkrebs. Die Ursache der Endometriose ist noch immer nicht vollständig geklärt.

Das entscheidende Versagen, das die Endometriose verursacht, ist das Auswandern von Gebärmutterschleimhaut durch den Eileiter hindurch in die Bauchhöhle. Die Eileiter sind beim Menschen etwa 10–15 cm lang. Das beim Eierstock befindliche Ende des Eileiters besteht aus einem Trichter mit 20 bis 30 Fransen, die 1 bis 2 cm lang sind. Diese nennt man Fimbrien. Einige Fimbrien sind mit dem Eierstock verwachsen, andere nicht, und können sich bewegen, um das Ei in den Eileiter zu leiten. Der Trichter des Eileiters (Infundibulum) erweitert sich nach innen. Dieser weite Teil ist 7 cm lang. Darauf folgt eine enge Stelle von 2 bis 3 cm Länge bis zum Anteil, welcher in die Gebärmutter hinein führt und sich nach innen öffnet.

Die Eileiter sind auf ihrer ganzen Länge mit einem breiten bindegewebigen Band seitlich an die Gebärmutter befestigt (Mesosalpinx). Darin gibt es eine Muskelschicht (Myosalpinx), welche kontraktile Bewegungen der Eileiter ermöglichen.

Die Schleimhaut der Eileiter weist Längsfalten auf. Sie besteht aus einem einschichtigen, hochprismatischen Flimmerepithel, also aus Zellen, welche an der Innenfläche des Eileiters Flimmerhaare haben, die sich bewegen können und viel Schleim absondern.

Ist ein Eifollikel herangereift, so bewegen sich die Fimbrien des Trichtes des Eileiters durch Muskelkontraktionen rhythmisch. Gleichzeitig bewegt sich der Eileiter durch Muskelkontraktionen seines Befestigungsbandes auf und ab, bis der Eierstock durch chemotaktische Einflüsse über den reifen Eifollikel zu liegen kommt. Dann wird das Ei in den Trichter des Eileiters ausgestossen. Anschliessend wird es einerseits durch Muskelkontraktionen des Eileiters, andrerseits durch einen Flüssigkeitsstrom, der in Richtung zur Gebärmutter hin geht, zur Gebärmutter geleitet. Dieser Flüssigkeitsstrom wird durch die Flimmerhaare (Cilien) der Schleimhautzellen erzeugt, welche rhythmisch in Richtung zur Gebärmutter hin schlagen. Der Transport der Eizelle bis in die Gebärmutter dauert bis zu 5 Tage. Da die menschliche Eizelle nur 6 bis 12 Stunden befruchtungsfähig bleibt, dringen die Spermien in den Eileiter ein und befruchten diese bereits dort. Damit die Befruchtung gelingt, wird der Transport der Samenzellen, durch Muskelkontraktionen des Eileiters, von innen nach aussen geleitet. Nach der Befruchtung beginnt sofort die Zellteilung der Zygote. Die Gebärmutterhöhle wird meist im Morulastadium der Frucht aus 12 bis 16 Zellen erreicht.

Eindrücklich ist auch hier die Komplexität der Funktion der Eileiter, ihre eigene Beweglichkeit und die Zilienbewegung ihrer Schleimhautzellen, welche die Stromrichtung angibt, für den Transport des Schleims und der Eizelle durch die Eileiter. Einerseits hilft der Eileiter durch Muskelkontraktionen beim Transport der Eizelle nach innen, andrerseits hilft er ebenfalls durch gegenteilige Muskelkontraktionen dem Transport der Spermien nach aussen, zur Eizelle hin. Er muss also sowohl die Eizelle, als auch die Spermien erkennen können.

Dass dieses komplexe System auf Störungen der hormonellen und energetischen Regulation anfällig ist, ist nicht erstaunlich. Was genau während der Menstruation im Eileiter geschieht, ist nicht wirklich bekannt. Man vermutet, dass die Endometriose dadurch zustande kommt, dass die Zilienbewegungen und Muskelkontraktionen der Eileiter nicht gut koordiniert sind, so dass sie nicht zuverlässig verhindern, dass während der Periode etwas Menstruationsblut mit Schleimhautzellen durch die Eileiter in den Bauchraum fliesst. Die darin enthaltenen lebendigen Zellen können sich im Bauchraum ansiedeln und in der Art, wie sie dies am richtigen Ort tun würden, sich vermehren, so dass Herde von Gebärmutterschleimhaut entstehen. Diese Endometrioseherde in der Bauchhöhle sind genauso empfindlich auf die Hormone des Menstruationszyklus wie die Schleimhaut in der Gebärmutter und bauen sich in der Lutealphase vor der Periode auf. Dagegen reagiert das Immunsystem und verursacht eine äusserst schmerzhafte Entzündung. Wenn dann die Gebärmutterschleimhaut abgestossen wird, erzeugen auch die Endometrioseherde in der Bauchhöhle eine Blutung und dies jeden Monat, so dass die Entzündung immer stärker wird und die Funktionsfähigkeit der Eileiter erst recht schädigt. So kann man verstehen, dass die Endometriose Unfruchtbarkeit bewirken kann.

Neuere Untersuchungen bestätigten, dass chronische Entzündungen an den Schmerzen stark beteiligt sind. In der Bauchhöhle, dem Peritoneum, wurden bei Frauen mit Endometriose stark erhöhte Entzündungswerte gefunden. Die neuere Forschung sucht nach Möglichkeiten, die Schmerzen durch eine Ernährung zu lindern, die reich ist an entzündungshemmenden sekundären Pflanzenstoffen, aus frischer vegetabiler Nahrung.

Die diätetische Therapie zur Verhütung und Heilung der Endometriose

Für die Verhütung und Heilung von chronischen Entzündungen, wie bei der Endometriose und der Gefahr eines Eierstockkrebses, sind pflanzliche Nahrungsmittel mit entzündungshemmender, antioxydativer, immunsteigernder, immunmodulierender und Krebs bekämpfender Wirkung ganz wichtig.

Nahrungsmittel mit entzündungshemmender Wirkung

Entzündungen sind Abwehrreaktionen, die durch verschiedene Reize und Schädigungen ausgelöst werden können. Die sich in falsche Gewebe einnistende Gebärmutterschleimhaut erzeugt eine Entzündung als Abwehrreaktion. Durch den ständigen Auf- und Abbau der Schleimhautinseln werden diese Entzündungen im Bauchfell (Peritoneum) ständig verstärkt. Ob die Entzündungen die Ursache der Endometriose sind oder umgekehrt die Folge der Einnistung von Inseln von Gebärmutterschleimhaut, die durch die Eileiter dorthin gelangt sind, ist wissenschaftlich unklar geblieben. Am wahrscheinlichsten ist, dass zuerst die Schleimhautinseln dorthin gelangen, als Abwehrreaktion eine chronische Entzündung verursachen und dass diese Entzündung die Stromrichtung in den Eileitern noch mehr stört und dadurch die weitere Auswanderung der Gebärmutterschleimhaut bewirkt.

Sulfide

Schwefelhaltige sekundäre Pflanzenstoffe, so genannte Sulfide, sind in Knoblauch und in Zwiebeln enthalten. Knoblauchextrakte sind gegen Entzündungen wirksam. Sie beeinflussen den Arachidonsäurestoffwechsel. Die Arachidonsäure ist eine mehrfach ungesättigte Fettsäure, die zu Prostaglandinen umgewandelt wird, oder zu Leukotrienen. Prostaglandine verursachen Entzündungserscheinungen, wie die Erweiterung der Blutgefässe und deren vermehrte Durchlässigkeit. Bei Dysmenorrhoe sind die Prostaglandine stark erhöht. Isst man regelmässig Knoblauch und Zwiebeln, so bewirken deren Sulfide, dass die Prostaglandine und dadurch die schmerzhaften Entzündungserscheinungen zurückgehen. Auch die Leukotriene werden reduziert, welche ebenfalls Entzündung verursachen. In der Zwiebel sind Thiosulfinate und Capaene vorhanden, welche ebenfalls entzündungshemmend wirken. Capaene hemmen zudem den Zufluss weisser Blutkörperchen in entzündetes Gewebe.

Flavonoide
Die Flavonoide sind die roten und gelben Farbstoffe von Obst und Gemüse. Flavonoide können verschiedene Symptome einer Entzündungsreaktion abschwächen. So senken sie das Ausmass der Schwellung, reduzieren die Beschädigung der Blutgefässe und die Rötung im entzündeten Gewebe. Flavonoide reduzieren bereits in ganz niedriger Konzentration die Schmerzempfindung, da auch sie die Synthese der Prostaglandine reduzieren.

Ganoderma lucidum
(glänzender Lackporling)
Für diesen Pilz ist eine entzündungshemmende Wirkung wissenschaftlich nachgewiesen. Er ist auch als Nahrungsergänzungsmittel im Handel.

Nahrungsmittel zur Stärkung und Modulation des Immunsystems
Bei Endometriose ist das Immunsystem erschöpft. Dies erhöht das Risiko für Krebs. Mit einer Diät aus *vegetabiler Frischkost* kann dem kräftig entgegengewirkt werden. Tierische Nahrung belastet das Immunsystem stark, da die tierischen Eiweisse den menschlichen zu ähnlich sind. Nach jeder tierischen Mahlzeit gibt es eine Verdauungsleukozytose. Das bedeutet, dass im Blut grosse Mengen weisser Blutkörperchen zirkulieren, um diese Belastung zu bewältigen. Die allgemein verbreitete Fehlernährung mit viel tierischem Fett und Eiweiss schwächt das Immunsystem. *Die Carotinoide, besonders* β-*Carotin aus rohen Früchten und Gemüsen*, haben eine starke Wirkung gegen

Krebszellen. Sie stimulieren die Vermehrung der Monozyten und Makrophagen (Fresszellen), die Bildung von Zytokinen, Tumor-Nekrosefaktor-α und Interleukin 1-β. Das β-Carotin erhöht auch die im Blut zirkulierenden natürlichen Killerzellen. Auch die *Vitamine A, C und D* stimulieren das Immunsystem. Die *Flavonoide Quercetin und Tangeretin der Früchte und Gemüse* modulieren das Immunsystem im Sinne einer Zügelung überschiessender Reaktionen. Dadurch wirken sie sowohl der Erschöpfung des Immunsystems durch die Endometriose, als auch allergischen Reaktionen und Autoimmunkrankheiten entgegen. Die Sulfide von *Knoblauch und Zwiebeln* wirken gleichzeitig entzündungshemmend und stark stimulierend auf die Immunabwehr, sowohl gegen Krebs, als auch gegen Infektionen.

Nahrungsmittel mit antioxydativer Wirkung
Antioxydantien sind lebenswichtige Schutzstoffe, welche degenerative Leiden verhindern, indem sie vermeiden, dass körpereigene Substanzen oxydiert werden. Oxydantien sind sauerstoffhaltige Moleküle und besonders so genannte freie Radikale. Diese sind äusserst reaktionsfähig, da sie in ihrer Elektronenhülle ein oder zwei ungesättigte Elektronen haben. Fresszellen des Immunsystems verfügen in ihrem Inneren über freie Radikale und verwenden diese zum Abtöten von Mikroorganismen. Sie entstehen aber auch als Stoffwechselabbauprodukte durch die allgemein verbreitete Fehlernährung, durch Strahlung, Rauchen u.v.a. Freie Radikale oxydieren die Lipide (Fettstoffe) von Zellmembranen und der weissen Nervensubstanz (Lipidperoxydation), oxydieren Eiweisse, so dass Amyloide entstehen und sie lösen Mutationen aus (DNA-Peroxydation). Die Vitamine A, C, E und das Spurenelement Selen sind wichtige Antioxydantien der Nahrung. Pflanzliche Nahrung, besonders im

rohen Zustand, ist reich an antioxydativ wirkenden sekundären Pflanzenstoffen wie Carotinoide, Polyphenole, Flavonoide und Phytoöstrogene der Früchte und Gemüse, die Protease-Inhibitoren sind in Kartoffeln, Reis, Mais, Hafer, Weizen, Sojabohnen, Mungbohnen, Gartenerbsen und Erdnüssen reichlich vorhanden. Die Sulfide von Knoblauch und Zwiebel wirken ebenfalls antioxydativ.

Nahrungsmittel gegen Krebs

Krebs ist kein Zufall. Eine wirksame Krebsprävention besteht darin, protektive Substanzen vermehrt zu sich zu nehmen und Lebensmittel zu vermeiden, welche Krebs auslösen (Initiatoren) oder fördern (Promotoren). Es gibt Substanzen in Lebensmitteln, welche erst durch eine Umwandlung in der Leber krebsauslösend werden. Diese nennt man Prokarzinogene. In der Leber werden sie dann zu Karzinogenen umgewandelt. Pflanzliche Lebensmittel sind reich an Phenolsäuren. Diese verhindern diese Umwandlung. Karzinogene bewirken Genmutationen, wodurch gesunde Zellen zu Krebszellen werden. Pflanzliche Nahrungsmittel sind reich an bioaktiven Substanzen, an so genannten „sekundären Pflanzenstoffen", welche Genmutationen verhindern. Man nennt sie auch Phytochemicals. Phenolsäuren, Indole, Sulfide, Flavonoide und Protease-Inhibitoren in pflanzlichen Nahrungsmitteln verhindern Genmutationen. Zudem werden genmutierte Zellen nur zu Krebszellen, wenn die Mutationen bestimmte Gene treffen, welche ihnen die Eigenschaften verleihen, welche sie zu Krebszellen machen: die Fähigkeit sich unkontrolliert zu vermehren, in fremde Gewebe einzudringen und sich für das Immunsystem unsichtbar zu machen. Gelingt dies, so entsteht ein Mikrotumor mit höchstens ½ mm³ Durchmesser, der nicht mehr wachsen kann, da es ihm an Nahrung und Sauerstoff fehlt. Erst wenn dann eine weitere Mutation dieselbe Zelle trifft, welche der Krebszelle die Fähigkeit verleiht, Substanzen zu erzeugen, welche bewirken, dass sich neue Blutgefässe bilden, die in den Tumor hineinwachsen, ihn nähren und mit Sauerstoff versorgen, wächst so ein Mikrotumor fast explosionsartig zu einer Krebsgeschwulst heran.

Man kennt mehr als 50 Isoenzyme, welche in der Leber Prokanzerogene in Kanzerogene umwandeln, so dass Substanzen entstehen, die Mutationen erzeugen. Man nennt sie Phase-I-Enzyme. Dazu zählen die Zytochrom P450 abhängigen Monooxygenasen und Hydroxylasen. Einige dieser Enzyme sind auch am oxydativen Östrogenstoffwechsel beteiligt und fördern dadurch das Entstehen hormonabhängiger Krebsarten wie Brustkrebs, Eierstockkrebs, Gebärmutterkrebs und Prostatakrebs. Die Leber produziert aber auch eine Reihe von Enzymen, welche entstandene Kanzerogene sofort wieder inaktivieren. Man nennt diese Phase-II-Enzyme. Dazu gehören die Glutathion-Transferase, die Sulfotransferase und die Quinon-Reduktase. Einige sekundäre Pflanzenstoffe bewirken die Bildung dieser schützenden Phase-II-Enzyme. Dies sind Indole, Flavonoide, Sulfide, Thiozyanate, Phenolsäuren und Terpene, die in Früchten und Gemüsen bzw. Knoblauch und Zwiebel reichlich enthalten sind.

Östrogene wirken als Promotoren der Kanzerogenese. Sie stimulieren in den Zellkernen die Bildung der Messenger Ribonukleinsäuren (mRNA), und dadurch die Bildung verschiedener Enzyme, die das Tumorwachstum fördern. Phytoöstrogene und Indole sind sekundäre Pflanzenstoffe, welche den Östrogenstoffwechsel beeinflussen, so dass sie die Kanzerogenese hemmen. Phytoöstrogene bewirken das Entstehen von Substanzen mit schwacher Östrogenwirkung, welche Östrogenrezeptoren besetzen, so dass die viel stärkeren körpereigenen Östrogene weniger wirksam werden. Andere Phytoöstrogene hemmen den Östrogentransport im Blut (Sex-hormone-Binding-Globuline). Sie binden sich an die Östrogene, wodurch diese inaktiviert werden. Phytoöstrogene und Indole der pflanzlichen Nahrung wirken auf diese Weise stark gegen Brustkrebs, Eierstockkrebs und Gebärmutterkrebs.

Gesunde Zellen kontrollieren die Zellvermehrung gegenseitig, indem sie über direkte Verbindungen zwischen den Zellen, über so genannte „gap-junctions" miteinander kommunizieren. Diese enthalten ein spezielles Protein namens Connexin, über welches die Zellen Informationen miteinander austauschen. Nahrungsstoffe, welche diese Kommunikation verhindern, fördern das Krebswachstum. Carotinoide fördern diesen Informationsfluss zwischen den Zellen und üben dadurch eine bedeutende Wirkung gegen eine unkontrollierte Zellvermehrung aus.

Andere sekundäre Pflanzenstoffe der Nahrung, die Phytosterine, verlangsamen die fehlregulierte Zellvermehrung und hemmen dadurch das Tumorwachstum. Die Erbsubstanz besteht aus Desoxyribonukleinsäure (DNA). Mutationsauslösende Substanzen binden sich an so genannte nukleophile Stellen der Erbsubstanz, wenn sie Mutationen auslösen. Die in der pflanzlichen Nahrung vorhandenen Phenolsäuren und Carotinoide der Früchte und Gemüse besetzen diese Stellen und verhindern dadurch die mutagene Wirkung von Kanzerogenen. Die gelben Farbstoffe der Früchte und Gemüse, die Flavonoide, sind von ihrer Struktur her den Nukleotiden der Erbsubstanz ähnlich, darum lagern sie sich an diese an und verhindern das Einwirken von Kanzerogenen. Die in pflanzlicher Nahrung vorhandenen Phenolsäuren (Polyphenole) reagieren zudem direkt mit Kanzerogenen, wodurch diese inaktiviert werden.

Bei Endometriose ist das Risiko für ein Ovarialkarzinom stark erhöht. Wissenschaftlich anerkannt sind folgende allgemeinen Risikofaktoren für Krebs: Übergewicht erhöht das Krebsrisiko allgemein. Vegetarier erkranken nur halb so oft an Krebs wie Omnivoren[129]. Nitrite aus gepökeltem Fleisch und gespritzten Wintergemüsen fördern Magenkrebs. Alkohol und reichliche tierische Nahrung fördert Brustkrebs, Prostatakrebs und Dickdarmkrebs. Eiweissreiche und an tierischen Fetten reiche Nahrung sowie Kaffee, fördern Bauchspeicheldrüsenkrebs. Bei regelmässigem Alkoholkonsum, auch in moderater Menge, ist das Risiko für Mund- und Speiseröhrenkrebs deutlich erhöht. Aflatoxine aus angegrauten Nüssen erhöhen das Risiko, an einem Leberzellkrebs zu erkranken. Kaffee fördert Blasenkrebs. Reichliche tierische Nahrung fördert Dickdarmkrebs, Brustkrebs und Prostatakrebs.

Alle Gemüse und Früchte wirken gegen Krebs[130,131,132]. Ganz besonders stark schützende Nahrungsmittel sind: *Brokkoli, Grünkohl, Karotten, Tomaten, Vollweizen, Vollgerste, frische Sojabohnen, Aprikosen, Zitronen, Knoblauch, Zwiebeln und Leinsamen, alle möglichst in rohem Zustand. Die Vitamine A, C, D und E und die Spurenelemente Selen und Zink* sind für den Krebsschutz ganz wichtig. Die Werte müssen in den oberen Normbereich gebracht werden. *Die so genannten Ballaststoffe* der Pflanzennahrung binden im Darm krebserregende Substanzen an sich, so dass sie nicht zur Wirkung gelangen und durch den Stuhl ausgeschieden werden. Hinzu kommt, dass die vegetabile *Rohkostdiät* den Sauerstoffgehalt aller Gewebe stark erhöht, was Krebszellen gegenüber gesunden Zellen benachteiligt. Fette sind zu vermeiden und durch hochwertige *ungesättigte Pflanzenöle* zu ersetzen.

Der informierte Arzt erkennt eine Erschöpfung des Immunsystems am Blutbild, an zu tiefen Lymphozyten im Verhältnis zu einer erhöhten Zahl der neutrophilen Granulozyten. Dabei ist die Bildung der Th1-Schiene der CD-4-Helferzellen erschöpft. Hier ist es wichtig, das einfach ungesättigte Olivenöl mit viel frischem *Leinöl (Omega 3)* zu kombinieren, um die Lymphozyten der Th2-Schiene dazu zu veranlassen, die Aktivität der Zellen der Th1-Zellbildung zu mässigen, damit sich das Immunsystem erholen kann (Immunmodulation). Die *Phytinsäure der Hülsenfrüchte und Getreide* stimuliert die Aktivität der Killerzellen und wirkt dadurch stimulierend auf das Immunsystem. *Knoblauch und Zwiebeln* modulieren das Immunsystem in idealer Weise, indem sie es kräftigen und gleichzeitig entzündungshemmend wirken. *Resveratrol* ist ein Polyphenol mit starker krebshemmender und entzündungshemmender Wirkung. Himbeeren, Maulbeeren, Pflaumen, die Haut von Weintrauben, Erdnüsse und der japanische Staudenknöterich, enthalten besonders viel Resveratrol. Es hemmt Entzündungen durch Hemmung der Prostaglandinsynthese, was bei Endometriose ganz wichtig ist und die Schmerzen lindert. In Laborversuchen zerstört Resveratrol Krebszellen, indem es den natürlichen Zelltod, die Apoptose, auslöst. Resveratrol wird diätetisch gegen Endometriose eingesetzt und ist auch als Arznei erhältlich[133].

Dies alles zu beachten ist für die Therapie der Endometriose und die Verhütung und Bekämpfung des Ovarialkarzinoms und verschiedener anderer Arten von Krebs von grosser Bedeutung. Im Bircher-Benner Handbuch Nr. 4: „Frischsäfte, Rohkost und Früchtespeisen" und im Handbuch Nr. 17 „Zur Verhütung und begleitenden Therapie der Krebskrankheit", finden Sie Nahrungsmitteltabellen zu diesen Wirkungen.

Nach unserer Erfahrung bewirkt eine mehrmonatige diätetische Therapie mit vegetabiler Rohkost, kombiniert mit mehrmaliger Neuraltherapie des gynäkologischen Raumes und der Schilddrüse, eine sukzessive Besserung der Beschwerden, oft bis zur Ausheilung der Endometriose.

Erkrankungen des Eierstocks (Ovar)

Die Ovarialzyste

Die Eierstockzyste ist ein flüssigkeitsge-
füllter Hohlraum in oder an einem Eierstock oder eine in der Regel gutartige
Geschwulst. Die Zysten wachsen von
einigen Millimetern bis zu über 15 Zenti-
metern Durchmesser heran.

Es gibt verschiedene Formen und Ursachen für Zysten

Die meisten Ovarialzysten sind funktionelle Zysten, welche durch die hormonell
bedingten, zyklischen Veränderungen am
Eierstock entstehen. Sie entstehen bei
gestörtem Hormonhaushalt oder durch
eine Hormontherapie als Nebenwirkung.
Funktionelle Zysten entstehen fast ausschliesslich im gebärfähigen Alter, oft
kurz nach der Pubertät und in den
Wechseljahren.

Die häufigsten funktionellen Zysten sind

Follikelzysten (Bläschenzysten)
Bleibt die Ovulation aus, bleibt der
Graaf-Follikel bestehen und füllt sich
immer weiter mit Flüssigkeit. Dies führt
zur Ausbildung einer Follikelzyste. Diese Art von Ovarialzyste kommt vor allem
bei Frauen mit unregelmässigen Menstruationszyklen vor (junge Mädchen
und ältere Frauen im Präklimakterium).
Sie können bis zu 10 cm gross werden.
Meistens bilden sich Follikelzysten nach
6–8 Wochen spontan zurück.

Die Zystenruptur
Wenn die dünne Wand der Zyste einreisst,
entleert sich der Inhalt in die Bauchhöhle
und reizt das Bauchfell (Peritoneum), so
dass akut starke Schmerzen entstehen mit
gespannter, empfindlicher Bauchdecke
(Peritonismus). Dies erfordert sofortige
ärztliche Hilfe.

Die stielgedrehte Ovarialzyste
Hier dreht sich das Ovar im Ligamentum
suspensorium ovarii um seine eigene
Achse. Dadurch kommt es zu einer Ab-
klemmung der Gefässe, die den Eierstock
versorgen. Dies erzeugt sehr starke
Schmerzen, die oft nach einer Lageände-
rung oder einer schnellen Bewegung
einsetzen. In dieser Situation besteht die
Gefahr einer Infarzierung und irrever-
siblen Schädigung des Ovars. Dieses muss
durch eine sofortige Bauchspiegelung und
Detorquierung des Ovars gerettet
werden.

Corpus-luteum-Zysten
Corpus-luteum-Zysten bilden sich ebenfalls aus dem Gelbkörper (Corpus luteum)
und können sowohl in der Schwangerschaft, als auch in normalen Zyklen entstehen. Der Zysteninhalt ist klar-gelblich
und die Zysten werden in der Regel nicht
grösser als 8 cm.
Die Granulosazellen, die sich in der Wand
der Zyste befinden, bilden Progesteron.
Dieses bewirkt, dass die Menstruation
ausbleibt. Entsteht eine Corpus-Luteum-
Zyste in der Frühschwangerschaft, so
sollte sie nicht entfernt werden, da das
Progesteron mithilft, die Schwangerschaft
zu erhalten.

Die Granulosa-Theka-Luteinzyste
Diese Art von Zyste entsteht durch ein Ungleichgewicht im Hormonhaushalt. Die häufigste Ursache ist eine künstliche Auslösung des Eisprungs (Ovulationsinduktion) durch die Gabe eines Hormons, meistens von Choriongonadotropin (HCG). Luteinzysten können sehr gross werden (bis zu 20 cm). Sie verschwinden jedoch meistens nach dem Absetzen der Hormoneinnahme wieder.

Die Schokoladezyste (Teerzyste)
Die Ursache ist die Endometriose. Sie entsteht, wenn es in einen Endometrioseherd hineinblutet. Der Inhalt ist dickflüssig und bräunlich, daher der Name.

Die Paraovarialzyste
Sie ist ein Überbleibsel des embryonalen Nierengangs (Wolff-Gangs) und des embryonalen Ausscheidungsgangs (Mesonephron). Sie muss endoskopisch operativ entfernt werden.

Polyzystische Ovarien
(Das PCO-Syndrom)
Diese Zysten entstehen in beiden Eierstöcken in der Vielzahl. Ursache ist eine hormonelle Störung, die bewirkt, dass der Gelbkörper vorzeitig entsteht. Die Zellen der Zystenwand bilden männliche Geschlechtshormone (Androgene). Diese bewirken Zyklusstörungen und eine Vermännlichung. Eine wichtige Ursache für dieses Syndrom ist die Adipositas.

Luteinzysten
Sie entstehen meistens mehrfach in beiden Eierstöcken. Nach einer Therapie der Grunderkrankung oder dem Abbruch der Hormonbehandlung, bilden sich Luteinzysten meist spontan zurück.

Retentionszysten
Sie sind selten und entstehen durch einen Stau von Sekret von schleimbildenden Drüsen.

Dermoidzysten
Diese Art von Zysten findet man selten bei Mädchen vor der Pubertät und jungen Frauen. Sie sind primär gutartig und können bis 25 cm gross werden. Zu 1 bis 2 % werden sie bösartig, vor allem bei Frauen über 40 Jahren. Darum müssen sie entfernt werden.

Das Ovarialkarzinom

Das Ovarialkarzinom oder Eierstockkrebs ist ein bösartiger Tumor der Eierstöcke. In der westlichen Welt ist es das dritthäufigste Genitalmalignom der Frau, nach dem Endometrium- und dem Zervixkarzinom und hat eine weniger gute Prognose als jene.

In Deutschland ist das mittlere Erkrankungsalter 69 Jahre. Doch können auch wesentlich jüngere Frauen an diesem Tumor erkranken. Dann liegt oft eine genetische Veranlagung vor. In Deutschland erkrankt jede fünfundsiebzigste Frau irgendwann in ihrem Leben an einem Ovarialkarzinom. In den letzten 20 Jahren ist die Prävalenz des Ovarialkarzinoms von 13,5 auf 11,5 Erkrankungen pro 100 000 Einwohner gesunken, doch hat sich die Prognose nicht verbessert. Im Jahr 2021 erkrankten in Deutschland 7200 Frauen an einem Ovarialkarzinom.

Im Gewebe von Ovarialkarzinomen werden in verschiedenen Chromosomen verteilte Mutationen verschiedenster Art gefunden, wie eine Vervielfältigung oder ein Verluste von Chromosomenabschnitten[134]. Es gibt eine familiäre Häufung. Wie beim Brustkrebs sind die beiden Gene BRCA1 und BRCA2 beteiligt. Frauen, die kinderlos sind oder erst spät Kinder gebären, haben ein 2,5-fach höheres Risiko für ein Ovarialkarzinom. Ovarialkarzinome werden durch Sexualhormone angeregt. Häufige Schwangerschaften, langes Stillen und hormonelle Kontrazeptiva vermindern das Risiko, da die Eierstöcke in diesen Situationen nicht hormonell stimuliert werden.

Das Ovarialkarzinom wird oft erst in fortgeschrittenem Stadium erkannt, da die Symptome oft nicht darauf hinweisen. Oft wird über eine Leistungsminderung, über gastrointestinale Beschwerden oder Blutungsstörungen und zu 25 % über genitale Blutungen berichtet.

Dieses Karzinom früh zu erkennen, ist schwierig geblieben. Dass es durch eine jährliche vaginale Ultraschalluntersuchung oder den Krebsparameter CA-125 früh erfasst werden kann, ist wissenschaftlich nicht erwiesen. Mehrere Studien zeigten, dass bei jährlicher Ultraschalluntersuchung gleich viele Frauen an Eierstockkrebs erkranken und nicht überleben können, wie ohne Untersuchung. Dagegen gab es mit dem Ultraschall viele Fehldiagnosen und Entfernungen gesunder Eierstöcke135. Auch die ärztlichen Fachgesellschaften raten von einer jährlichen Früherkennungs-Untersuchung durch Ultraschall der Eierstöcke ab. Dagegen wird sie für Frauen über 50 Jahre, beim Auftreten bestimmter, wenn auch uncharakteristischer Symptome, empfohlen[136]. Trotzdem ist ein vergrössertes Ovar im Ultraschall, bei erhöhtem CA-125 und CA 19-9 für die Diagnose entscheidend. Ist dies der Fall, so wird die Diagnose durch eine Magnetresonanztomographie (MRT) bestätigt.

Ovarialkarzinome gehen vom Epithelgewebe der Eierstöcke aus. Als Epithel bezeichnet man das aus allen drei Keimblättern stammende Grenz- oder Deckgewebe, welches das Äussere des Ovars auskleidet und zur Umgebung abgrenzt. 40 % der Ovarialkarzinome sind seröspapilläre Zystadenokarzinome. 20 % endometroide Karzinome, 10 % muzinöse Zystadenokarzinome, 5 % Klarzellkarzi-

nome und selten handelt es sich um ein solides Ovarialkarzinom.

Es gibt aber auch gutartige Tumoren des Epithels. Diese können aber Vorstufen zu einer bösartigen Neubildung sein. Die Wahrscheinlichkeit, dass diese bösartig werden, ist individuell sehr verschieden: Zu 30 % sind dies seröse Zystadenome, zu 15 % muzinöse Zystadenome, zu 5 % endometrioide Tumoren, zu 2 % so genannte Brenner-Tumoren und selten Adenomatoidtumoren oder Zystadenofibrome. Daneben findet man in den Eierstöcken auch gut- und bösartige Neubildungen, die nicht aus Epithelzellen entstehen. Dazu gehören Tumoren des sexuell differenzierten und des undifferenzierten Gonadenmesenchyms und Keimzelltumoren wie Teratome oder Gonadoblastome. Mesenchym nennt man das innere Gewebe des Ovars.

Zu 10 % kommt es vor, dass andere Tumoren in einen Eierstock metastasieren. Zu 30 bis 70 % sind dies Metastasen aus Tumoren des Verdauungstrakts, zu 10 bis 30 % Metastasen von Brustkrebs und ebenso oft von Gebärmutterkrebs. Der Tumormarker CA-125 ist vor allem beim serösen, das CA 19-9 beim muzinösen Ovarialkarzinom erhöht. Bei beiden kann zudem der Tumormarker CA 72-4 erhöht sein (s. auch Tabelle auf Seite 91).

Nach neuen genetischen Untersuchungen lässt sich das Ovarialkarzinom im fortgeschrittenen Stadium aufgrund des abweichenden Musters von Genaktivitäten der Tumorzellen in vier unterschiedliche Subtypen aufteilen. Ein „Krebs-Genom-Atlas" wurde für das Ovarialkarzinom ausgearbeitet, der ermöglichen soll, die Therapien genauer auf den vorhandenen Subtyp des Karzinoms abzustimmen[137].

Die Therapie des Ovarialkarzinoms
Sie richtet sich nach dem Stadium der Ausbreitung und der Histologie des Tumor-

Man unterscheidet folgende Ausbreitungsstadien:

TNM	FIGO	Kriterien
T1	I	Der Tumor befindet sich ausschliesslich im Ovar
1a	IA	Tumor auf ein Ovar begrenzt und die Kapsel des Ovars ist intakt und darüber befindet sich kein Tumorgewebe
1b	IB	Der Tumor ist in beiden Ovarien vorhanden, die Kapsel intakt und die Oberfläche beider Ovarien ist frei von Tumorgewebe
1c	IC	Tumor begrenzt auf ein oder beide Ovarien, Kapseldurchbruch. Tumor auf der Oberfläche oder Tumorzellen im Aszites oder der Peritonealflüssigkeit
T2	II	Tumor befällt ein Ovar oder beide Ovarien und breitet sich im Becken aus
2a	IIA	Ausbreitung auf und/oder Implantate an der Gebärmutter und/oder Eileiter
2b	IIB	Ausbreitung auf andere Beckenorgane
2c	IIC	Ausbreitung im Becken (2a oder 2b) Tumorzellen im Aszites oder der Peritonealspülflüssigkeit
T3	III	Tumor befällt ein Ovar oder beide Ovarien, histologisch nachgewiesene Peritonealmetastasen ausserhalb des Beckens und/oder regionale Lymphknotenmetastasen
3a	IIIA	Mikroskopische Peritonealmetastasen jenseits des Beckens
3b	IIIB	Makroskopische Peritonealmetastasen jenseits des Beckens, grösste Ausdehnung kleiner oder gleich 2 cm
3c	IIIC	Peritonealmetastasen jenseits des Beckens, grösser als 2 cm und/oder regionale Lymphknotenmetastasen betroffen
Nx		Es kann keine Aussage über regionäre Lymphknotenmetastasen gemacht werden
NO		Keine Metastasen in den regionalen Lymphknoten
N1		Metastasen in den regionalen Lymphknoten
MO		Keine Fernmetastasen nachweisbar
M1	IV	Der Tumor hat Fernmetastasen gebildet (ausgenommen Peritonealmetastasen)

Die TNM-Klassifikation dient in der Medizin zur Einteilung (Klassifikation) von malignen Tumoren (bösartigen Krebserkrankungen) in Stadien. Die drei wichtigsten Kategorien des TNM-Systems entsprechen den drei Buchstaben: T = Tumor, Ausdehnung und Verhalten des Primärtumors, N = Nodus (lateinisch Nodus lymphoideus = Lymphknoten), Fehlen bzw. Vorhandensein von regionären Lymphknotenmetastasen, M = Metastasen, Fehlen bzw. Vorhandensein von Fernmetastasen

Die FIGO-Klassifikation ist ein von der Fédération Internationale de Gynécologie et d'Obstétrique (FIGO) vorgeschlagenes System zur Einteilung gynäkologischer Tumoren. Sie wird in der Gynäkologie neben der TNM-Klassifikation maligner Tumoren eingesetzt.

Ovar = Eierstock

Ascites = Flüssigkeitsansammlung in der Bauchhöhle

Peritoneum = Bauchfell

Peritonealmetastasen = Tumormetastasen in der Bauchhöhle

Regionale Lymphknoten = diejenigen Lymphknoten, welche die Region drainieren

gewebes. Standard ist eine operative Entfernung und eine adjuvante Chemotherapie. Bei fortgeschrittenem Stadium steht zudem seit Dezember 2011 eine Antikörpertherapie zur Verfügung[138]. Adjuvant bedeutet unterstützend.

Die Operation dient zur Sicherung der Diagnose und zur genauen Bestimmung des Ausbreitungsstadiums. Über einen Längsbauchschnitt (mediane Laparotomie) wird der gesamte Unterleib systematisch auf Krebsgewebe untersucht und es werden Gewebeproben zur histologischen Beurteilung entnommen. Andererseits verfolgt die Operation das Ziel einer möglichst vollständigen Entfernung aller sichtbaren Krebsgeschwüre. Je radikaler der Tumor reduziert werden kann, desto besser sind die Heilungschancen. Dies hat sich bei der allgemein üblichen Therapie als der einzige beeinflussbare Faktor für die Prognose herausgestellt.

In jedem Fall wird empfohlen, die Eileiter, die Gebärmutter, das grosse Netz (Omentum majus) und die Lymphknoten zu entfernen. Je nach der Ausbreitung kann die Entfernung weiterer Organteile, zum Beispiel von Teilen des Darms, notwendig sein. Nur wenn ein Frühstadium (FIGO-Stadium IA) gesichert ist, kann die Fertilität erhalten werden. Dann wird bei bestehendem Kinderwunsch die Gebärmutter und der nicht befallene Eierstock erhalten[139]. Nicht sichtbare Metastasen im Bauchfell können während der Operation durch eine Hypertherme intraperitoneale Chemoperfusion (HIPEC) behandelt werden. Hierzu wird eine erwärmte Lösung, die ein Chemotherapeutikum, z.B. Cisplatin oder Mitomycin C enthält, während etwas über einer Stunde im Bauchraum verteilt. Dadurch gelangt das Medikament auch zu schlecht durchbluteten Metastasen[140]. Vier von sieben bisherigen Studien zur intraperitonealen Chemotherapie zeigten jedoch keinen signifikanten Vorteil und die hohe Toxizität darf nicht unterschätzt werden. Zur HIPEC gibt es einige Daten aus Phase-II-Studien, in denen heterogene Therapieregime in kleinen Patientenkollektiven untersucht wurden. Daher müssen die Ergebnisse der sieben weltweit laufenden Phase-III-Studien zur HIPEC beim Ovarialkarzinom abgewartet werden, bevor man deren Wirkung beurteilen kann[141].

Die Chemotherapie
Nach der Operation wird eine platinhaltige Chemotherapie vorgeschlagen, welche, ausser im Frühstadium FIGO IA, Grad 1 als notwendiger Standard gilt. Bis zum Stadium FIGO IIA wird z.B. mit Carbo-

platin behandelt und im fortgeschrittenen Stadium wird dies mit einem Taxan, z.B. Paclitaxel, kombiniert[142]. Seit 2019 ist in Europa der PARP-Inhibitor Olaparib (Lynparza®) als Zugabe zur initialen Therapie zugelassen. PARP-Inhibitoren sind Hemmstoffe des Enzyms Poly-ADP-Ribose-Polymerase. Sie verhindern, dass Krebszellen einen durch Zytostatika induzierten DNA-Schaden reparieren können.

Die Antikörpertherapie
Beim fortgeschrittenen Ovarialkarzinom (FIGO-Stadium IIIB-IV) wird die Chemotherapie mit dem monoklonalen Antikörper Bevacizumab ergänzt. Dieses Medikament hemmt das Einwachsen von Gefässen in den Tumor, die für die Versorgung des Tumors mit Sauerstoff und Nährstoffen zuständig sind, indem er an den Wachstumsfaktoren des Tumors bindet[143]. Hierfür konnte gezeigt werden, dass die mittlere Überlebenszeit der Patientinnen von 10,3 Monaten auf 14,1 Monate verlängert werden kann[144].

Die Therapie eines Rezidivs
Bei einem Rezidiv kann operativ behandelt werden, wenn die primäre Operation vollständig war, der Allgemeinzustand gut ist und weniger als 500 ml Flüssigkeit in der Bauchhöhle (Aszites) vorliegt. Danach wird bei einem Rezidiv von platinsensiblen Tumoren, nach mehr als 6 Monaten, eine Chemotherapie mit Cisplatin, kombiniert mit pegyliertem liposomalem Doxorubicin, Paclitaxel und Gemcitabin vorgeschlagen oder mit Doxorubicin und Trabectedin. Erscheint das Rezidiv früher als nach 6 Monaten, so wird eine Platin-Resistenz angenommen. Dann wird meistens ein palliatives Vorgehen vorgezogen, da die Erhaltung der Lebensqualität gegenüber anderen Therapiezielen im Vordergrund steht. Trotzdem wird meistens eine Monotherapie mit pegyliertem liposomalen Doxorubicin, Topotecan, Gemcitabin oder Paclitaxel empfohlen.

Bei etwa 20 % der sehr undifferenzierten, serösen Ovarialkarzinome kann eine BRCA-Mutation im Tumor oder in der Keimbahn nachgewiesen werden. Hatte der Tumor auf Platin reagiert, so wird eine Therapie mit Olaparib vorgeschlagen, da gezeigt wurde, dass diese das progressionsfreie Überleben verlängert. Dazu wird eine Therapie mit Zejula, einem der ersten in Europa zugelassenen oralen PARP-Inhibitor vorgeschlagen[145] (s. unter Chemotherapie).

Die Prognose des Ovarialkarzinoms bei ausschliesslich offiziell anerkannter Standardtherapie

Entscheidend sind: das Tumorstadium, der histologische Befund und die Grösse der verbliebenen Tumorreste nach der Operation. Die mittlere 5-Jahres-Überlebenszeit beträgt 30–40 %. Im Stadium FIGO I beträgt sie 80 %. Bei FIGO II 60 %. Bei FIGO III 23 % und im Stadium FIGO IV 14 %.

Allgemeines zum Problem der Chemotherapie

Das aktuelle medizinische Paradigma befürwortet derzeit vor allem die Chemotherapie und die Radiotherapie und dokumentiert deren Wirkung in internationalen Protokollen. Diese Therapien sind ein gewalttätiger Versuch, die Tumorzellen zu vernichten. Diese Idee ist verständlich. Doch ist das Problem dieser beiden Therapien, dass sie nicht nur den Tumor schädigen, sondern fast ebenso sehr stark die gesunden Zellen und das ganze biologische System des Menschen. Nur dieser kleine Unterschied der Empfindlichkeit der Tumorzellen, gegenüber derjenigen der gesunden Körperzellen, kann für diese Therapien genutzt werden und dieser ist sehr klein, besonders wenn die Krebszellen nicht allzu chaotisch entartet sind.

Die Wirksamkeit einer Chemotherapie hängt sehr stark von der Art des Tumors ab und von seinem Stadium der Ausbreitung. Es gibt relativ viele wissenschaftliche Studien zur Wirkung gewisser Zytostatika auf einzelne Tumorarten. Diese werden gefordert, damit ein Medikament zugelassen wird. Doch existiert bisher nur eine einzige, sich am Krebsregister orientierende Studie aus den USA und Australien, welche den Nutzen einer Chemotherapie gegen 22 Krebsarten wissenschaftlich untersucht hat. Diese hat ergeben, dass die Chemotherapie bei Erwachsenen die Fünfjahresüberlebenszeit, seit der Diagnosestellung, um lediglich 2,1 bis 2,3 % verlängert. Immerhin bestätigte diese Studie, dass bei gewissen Tumoren eine adjuvante, palliative Chemotherapie bei einem als unheilbar eingestuften Hodenkrebs, Hodgkin-Lymphom oder unheilbaren Gebärmutterhalskrebs, die Lebenserwartung seit der Diagnosestellung um 10 bis 40 Prozent verlängern kann[146]. Die besten Resultate zeigt die Chemotherapie bei der akuten lymphatischen Leukämie (ALL) der Kinder, da deren Lebenskraft viel grösser ist als diejenige der Erwachsenen. Bei ihnen verlängert die Chemotherapie das Überleben, wenn auch nur bei dieser Art von Blutkrebs, um mindestens 15 Jahre.

Das Problem der im Allgemeinen unbefriedigenden Wirkung der Chemotherapie liegt in ihrer Toxizität, wodurch sie den Organismus, der sich nun erst recht kräftig gegen den Krebs wehren sollte, massiv schädigt. Dadurch entsteht oft grosses, zusätzliches Leid. Oft spricht der Tumor vorerst recht gut an, dann bricht die Abwehr zusammen, so dass er erst recht wächst. Viele Patienten sterben frühzeitig an der Vergiftung durch die Zytostatika. Wissenschaftlich ist aber nachgewiesen, dass die Chemotherapie bei einer strikt veganen Diät aus lebendigen Pflanzen (Rohkostdiät) wesentlich besser vertragen wird als bei der allgemein üblichen Normalkost[147,148].

Die Therapie von Krebs mit der Chemotherapie stösst wegen ihrer hohen Toxizität an ihre Grenzen. Zudem sind solide Tumoren im Allgemeinen resistent gegen die Chemotherapie, da darin Sauerstoffmangel herrscht und die Arzneimittel keinen Zugang zu hypoxischen Zellen haben. Zudem schädigen Chemotherapeutika, wie schon gesagt, auch die gesunden Zellen, besonders diejenigen, die sich schnell erneuern, wie die Schleimhäute des Magen-Darm-Trakts und die Immunzellen. Viele Ärzte und Patienten auf der ganzen Welt hoffen auf ergänzende oder alternative Therapien zur Chemotherapie und Bestrahlung mit geringeren Nebenwirkungen.

Heilpflanzen und Nahrungsmittel gegen Krebs

In den Pflanzen ist die Zellvermehrung und Zellteilung wegen des ständigen Wachstums unvergleichbar aktiver als in Tieren und im Menschen. Deshalb benötigen Pflanzen, um zu überleben, hochwirksame Inhaltsstoffe, welche mutierte Zellen zerstören, ohne ihre gesunden Zellen anzugreifen. Darum ist es sinnvoll, von den Pflanzen zu lernen und ihre Wirkstoffe zu untersuchen statt nach synthetischen chemischen Molekülen zu forschen, um Krebs zu bekämpfen.

In den letzten Jahren hat denn auch die Erforschung der Vielfalt der biologisch aktiven Inhaltsstoffe der Pflanzen und ihrer Wirkung gegen Krebs, immer mehr an Bedeutung gewonnen. So erscheinen immer mehr wissenschaftliche Arbeiten zur Wirkung von Pflanzen aus der brasilianischen, mexikanischen, bhutanischen, thailändischen, südafrikanischen und indischen Volksmedizin[149,150,151,152,153,154,155,156]. Dabei zeigt sich, dass ihre Inhaltsstoffe eine hohe Potenz zur Bekämpfung verschiedener Arten von Krebs besitzen, bei zum Teil sehr geringen Nebenwirkungen. Das brasilianische Register enthält über 100 Heilpflanzen, welche die traditionelle Medizin dort seit Jahrhunderten erfolgreich gegen Krebs anwendet und deren hohe Wirksamkeit gegen Krebszellen wissenschaftlich nachgewiesen wurde. Nicht wenige davon wachsen auch bei uns und viele sind in Europa erhältlich.

Bevor Sie sich zur Chemotherapie entscheiden müssen, empfehlen wir Ihnen das Bircher-Benner Handbuch Nr. 17: „Zur Verhütung und begleitenden Therapie der Krebskrankheit". Darin finden Sie viele präzise Angaben zur Phytotherapie, zur Homöopathie und zu den diätetischen Möglichkeiten zur Krebsbekämpfung. Die krebsbekämpfende Wirkung der veganen Rohkostdiät ist gut nachgewiesen. Diese Diät ist hochwirksam, bei konsequenter Durchführung. Dabei kann man Nahrungsmittel bevorzugen, deren Wirkung ganz besonders stark ist. Es gibt etliche Beispiele von Heilungen hochmaligner Krebsarten durch diese Diät, wenn auch keine statistischen Erhebungen dazu vorhanden sind.

Erkrankungen der Eileiter

Ein undurchgängiger Eileiter

Bei fast jeder zweiten Frau mit unerfülltem Kinderwunsch ist dies die Ursache der Sterilität. Bei einem Drittel dieser Frauen ist der Verschluss die Folge einer Entzündung des Eileiters (Salpingitis). Durch eine Kontrastmitteldarstellung (Hystero-Salpingographie) oder Chromopertubation kann dies überprüft werden. Zur Chromopertubation ist eine Bauchspiegelung notwendig. Dabei wird ein blauer Farbstoff in die Gebärmutterhöhle gebracht und nachgeschaut, ob dieser in der Bauchhöhle erscheint.

Die Eileiterschwangerschaft (EUG)

Man vermutet, dass bei einer von 150 Befruchtungen sich die Zygote im Entwicklungsstadium einer Blastozyste im Eileiter einnistet. Diese Art der Extrauteringravidität ist mit 99 % die häufigste. Natürlich kann die Eileiterschwangerschaft wegen mangelnder Nährstoffversorgung und fehlendem Raum nicht ausgetragen werden. Meistens löst sich der Embryo mit der bereits entstandenen Plazenta aus der Eileiterwand heraus und geht als Fehlgeburt verloren. Zu 50 % wird dies nicht bemerkt, denn es muss keineswegs Probleme verursachen. Aber es können im Eileiter auch Vernarbungen entstehen und dadurch Ursache einer Unfruchtbarkeit sein. Selten entwickelt sich der Embryo im Eileiter über längere Zeit. Dann droht eine Eileiterruptur mit Blutung (Hämatosalpinx). Die häufigste Ursache einer Eileiterschwangerschaft ist eine verzögerte oder ganz verhinderte Eipassage im Eileiter, durch durchgemachte Infektionen. Diese sind meistens durch eine Spirale verursacht. Durch eine Tubenplastik kann man einen verlegten Eileiter meistens wieder durchgängig machen.

Die Eileiterentzündung (Salpingitis)

Eine Entzündung des Eileiters, die Salpingitis, kann ganz alleine oder im Rahmen einer Unterleibsentzündung auftreten. Manchmal hinterlassen die Entzündungen sackartige Aufweitungen des Eileiters am Übergang in den Uterus (Salpingitis isthmica nodosa). Diese Entzündungen verlegen manchmal den Eileiter, so dass er undurchgängig wird.

Eileiterkrebs (Ovarialkarzinom)

Diese Art von Krebs ist sehr bösartig, jedoch selten.

Erkrankungen der Gebärmutter

Die meisten Fehlbildungen an der Vagina und dem Uterus entstehen durch den unvollständigen Verschluss der Müller-Gänge. Der Müller-Gang ist neben dem Urnierengang einer jener beiden embryonalen Anlagen der Geschlechtsorgane, bevor die Differenzierung des Geschlechts entsteht. Der Müller-Gang verläuft parallel zum Urnierengang und mündet wie dieser in einer gemeinsamen Öffnung nach aussen, dem Sinus urogenitalis. In der weiteren Entwicklung des Embryos bildet sich der Sinus urogenitalis zurück. Dann bewirken Östrogene die Ausdifferenzierung des Müller-Gangs zum Eileiter, zur Gebärmutter und zur Scheide. Selten kommt es zu Störungen der Verschmelzung des unteren Anteils des Müller-Gangs. Dies verursacht verschiedene Fehlbildungen der Gebärmutter. Die Folge kann ein doppelter Uterus (Uterus duplex), ein teilweise geteilter Uterus (Uterus bicornis) oder eine Verengung des Muttermundes (Zervixatresie) sein. Diese Fehlbildungen können meistens operativ korrigiert werden. Dass der Uterus gar nicht angelegt wird, ist äusserst selten. Eine besonders komplexe Form der Fehlbildung ist das Mayer-Rokitansky-Küster-Hauser-Syndrom, bei dem sich weder eine Vagina noch ein Gebärmutterhals (Zervix) ausbilden und die Gebärmutter nur rudimentär entsteht. Da die Eierstöcke normal ausgebildet sind, entwickeln diese Mädchen in der Pubertät ganz normale sekundäre Geschlechtsmerkmale, aber keine Menstruation (primäre Amenorrhoe).

Uterusmyome (Fibroid)

Das Uterusmyom ist bei Frauen der häufigste gutartige Tumor. Nach dem 30. Lebensjahr hat jede vierte Frau mindestens ein Myom in der Gebärmutter. Sie entstehen einzeln, oft aber in grösserer Zahl. Dann ist die Gebärmutter vergrössert (Uterus myomatosus). Sie sind meistens rund. Da sie vor allem aus glatten Muskelfasern bestehen, aber auch aus Bindegewebe, bezeichnet sie der Histologe als Leiomyome, im französischen und englischen Sprachraum als Fibrome oder Fibroide.

Bei einer Schwangerschaft wächst die etwa acht Zentimeter lange und weniger als 100 Gramm schwere Gebärmutter, indem zwischen den Muskelzellen nach und nach Bindegewebe eingelagert wird und sich die Muskulatur verstärkt. Das Gleiche passiert, wenn ein Myom entsteht, allerdings nur an gewissen Stellen. Dort wachsen Muskelzellen und Bindegewebszellen schneller als ausserhalb des Myoms und bilden rundliche Verdickungen. Offiziell werden als Ursachen genetische Faktoren diskutiert, ohne dass man einen klaren Erbgang findet. Bei Familien, in denen Uterusmyome häufig vorkommen, fand man Chromosomenaberrationen, wenn auch keinen klaren Erbgang. Manchmal ist das für das Enzym Fumarase codierende FH-Gen betroffen. Bei Afrikanerinnen sind Myome doppelt so häufig[157]. Auch in Westindien und in den französischen Übersee-Departementen sind Myome häufiger[158]. Manche Quellen geben an, dass bei afrikanischen, afrokaribischen und afroamerikanischen Frauen das Risiko für Myome neunmal höher sei.

Eine Dysregulation von Zellsignalwegen und zytogenetische Anomalien werden als Ursache der Myome in Betracht gezogen. In bis zu 50 % der Myomproben wurde eine Translokation, Duplikation und Deletion des Chromosoms 7 gefunden. Man vermutet, dass dies, neben Wachstumsfaktoren (VEGF, TGF, PDGF u. a.), bei der abnormalen Transformation der glatten Muskulatur der Myome eine wichtige Rolle spielt[159]. Wahrscheinlicher als eine Vererbung von Mutationen ist, dass nicht veränderte Gensequenzen, sondern eine veränderte Aktivität der Gene, weitervererbt wird, im Sinne einer epigenetischen Vererbung[160]. Diese Art der Vererbung wurde für eine Vielzahl von Krankheiten nachgewiesen, wie für den Diabetes mellitus, die Adipositas, die Psoriasis, die Neurodermitis u. v. a. Doch ist dies für die Myome erst teilweise nachgewiesen. Eine Vererbung in diesem Sinne spielt aber im Ganzen nur eine untergeordnete Rolle. Neuere Forschungen haben bedeutende Erkenntnisse zur Ursache der Myome und deren natürlichen Behandlung aufgedeckt.

Die verschiedenen Arten von Myomen
Sie werden nach ihrer Lage unterschieden:

Submuköse Myome befinden sich direkt unter der Gebärmutterschleimhaut. Oft verursachen sie verstärkte Regelblutungen (Hypermenorrhoe). Es kann auch selten gestielt sein, so dass es in das Innere der Gebärmutter reicht (Myoma in statu nascendi), sich manchmal loslöst und sozusagen „geboren" wird.

Intramurale Myome befinden sich in der Muskelschicht der Gebärmutter und sind oft grösser. Dann können sie auf die Blase drücken und beim Wasserlassen Beschwerden verursachen (Dysurie) oder besonders schmerzhafte Regelblutungen bewirken.

Subseröse Myome befinden sich aussen zwischen der Uterusmuskulatur und dem darüber liegenden Bauchfell (Peritoneum). Sie können breitbasig sein oder gestielt. Oft werden sie sehr gross, ohne Beschwerden zu verursachen. Wenn sie auf die Blase und den Darm drücken, entstehen Druckschmerzen im Unterleib oder häufiger Harndrang.

Intraligamentäre Myome sind seltener. Sie wachsen in den seitlichen Befestigungsbändern der Gebärmutter. Dort können sie auf den Harnleiter drücken und den Harn in die Niere zurückstauen, so dass die Niere Schaden nimmt (Hydronephrose).

Zervixmyome kommen zu rund 8 Prozent vor. Sie wachsen innerhalb der Muskulatur des Gebärmutterhalses. Sie können den Zervixkanal komprimieren oder Druck auf die Blase und den Mastdarm ausüben.

Die meisten Frauen mit einem Myom sind beschwerdefrei. Besonders die intramuralen Myome können aber auch massiv verstärkte und verlängerte Regelblutungen verursachen, da sich die Gebärmutter nicht gut kontrahieren kann. Solche Blutungen verursachen auch submuköse Myome, da sich die darüber liegende Schleimhaut weniger gut regenerieren kann. Auch verursachen subseröse Myome oft Zwischenblutungen. Grosse oder subseröse Myome verursachen oft ein Druck- und Fremdkörpergefühl, Schmerzen im Unterleib, Stuhlverhalten, wenn sie auf den Darm drücken oder Beschwerden beim Wasserlassen durch Druck auf die Blase, wie zu häufigen Harndrang (Pollakisurie), Schmerzen (Dysurie) oder Inkontinenz. Solche Myome können auch Schmerzen verursachen beim Geschlechtsverkehr (Dyspareunie), Kreuzschmerzen oder Nervenschmerzen in den Beinen, wenn sie auf die Nerven drücken, die vor dem Kreuzbein verlaufen.

Akutes Abdomen: Durch eine Stiel-
drehung eines gestielten subserösen
Myoms mit Nekrose (Zelltod) und reak-
tiver Bauchfellentzündung (Peritonitis).

Myome und Schwangerschaft
Selten können Myome zwischen dem
dritten und sechsten Schwangerschaftsmonat sehr schmerzhaft werden, da deren
Blutzufuhr beeinträchtigt wird. Dabei
kann es auch zur Infarzierung und zum
Absterben (Nekrose) des Myoms kommen. Dass ein grosses Myom zum Ge-
burtshindernis wird, ist selten. Dann ist
eine Entbindung durch Kaiserschnitt
(Sectio caesarea) nicht zu umgehen. Bei
grossen Myomen, die sich in der Gebärmuttermuskulatur befinden, ist das Risiko
einer Fehl-, oder Frühgeburt etwas gös-
ser. Es kann während der Schwangerschaft zu Blutungen und selten zu einer
vorzeitigen Plazentalösung kommen,
wenn das Myom unter die Plazenta zu
liegen kommt. Myome gelten zu 3 % als
Ursache einer Unfruchtbarkeit.

Durch eine mangelnde Durchblutung
können sich Myome im Laufe der Jahre
verändern. Zu etwa 60 % entsteht eine
so genannte hyaline Degeneration der
Muskelfasern des Tumors. Manchmal
bildet sich ein Hohlraum in der Mitte des
Tumors (zystische Degeneration) oder
eine starke Ansammlung von Schleim
(myxomatöse Degeneration). Die
schmerzhafte, rote Degeneration durch
Blutungen in den Tumor während der
Schwangerschaft ist selten.
Myome können sehr hart werden, indem
sie hartes Bindegewebe einlagern (Fibro-
leiomyom) oder indem sie verkalken.
Seltener sind eine ödematöse Auflockerung, sowie eine Anreicherung von Gefässen, eine endometriotische, lipomatöse
(fettige) oder eine chronisch entzündliche
Veränderung.

Natürliche Mittel gegen Myome

Vitamin D3
Neulich wurde nachgewiesen, dass in
Myomgewebe ein Mangel an Vitamin D3
besteht und dass dies, je ausgeprägter
dieser Mangel ist, desto mehr zu einer
vermehrten Bildung von Kollagen- und
Aktinfasern in der glatten Musklatur der
Myome führt. Die Autoren vermuten,
dass eine Erhöhung des Vitamin D-
Spiegels eine wirksame, sichere, nicht
chirurgische Behandlungsoption für
Uterusmyome ist[161]. Auch wurde nachgewiesen, dass Vitamin D3 die Aktivität der
Matrix-Metalloproteinasen 2 und 9 in
menschlichen Uterusmyomzellen hemmt.
Matrix-Metalloproteinasen sind Enzyme,
welche u.a. am Gewebeumbau beim
Tumorwachstum beteiligt sind[162]. Weiter
wurde an Geweben aus Myomen nachgewiesen, dass das Vitamin D3 an den
Rezeptoren für das Östrogen als Antago-
nist wirkt, so dass es das Wachstum der
Myome hemmt[163]. Vitamin D3 reduziert
auch die durch den Tumorwachstums-
faktor TGF-β 3-induzierte Genexpression
in den Zellen der Myome, welche die
übertriebene Bildung von Bindegewebe
bewirkt[164]. In Tierversuchen wurde nachgewiesen, dass Vitamin D3 Schäden an
der Erbsubstanz, der DNA, repariert, die
durch das Einwirken der Geschlechtshormone auf Uterus-Myometrium-
Stammzellen entstehen[165]. Stammzellen
für die Bildung von Uterusgewebe sind in
der Gebärmutter immer vorhanden. Werden sie aktiviert, so bilden sie neues Uterusgewebe, wie dies in den Myomen der
Fall ist. Auf Grund dieser Erkenntnisse
wird eine Behandlung der Myome durch
die Erhöhung des Vitamin-D-Spiegels an
die obere Normgrenze empfohlen[166].

**Sekundäre Pflanzenstoffe
(Phytochemicals)**
Auch wurde nachgewiesen, dass verschie-
dene sekundäre Pflanzstoffe gegen das
Wachstum der Myome und zur Behand-

lung und zur Linderung der Symptome, wirksam sind. Sie sind auch als so genannte „Nahrungsergänzungsmittel" erhältlich[167]:

Epigallokatechingallat
Dieses farblose Flavonoid enthält die Trockensubstanz des Grüntees. Es ist aber auch in den polyphenolhaltigen Randschichten der Äpfel, in Pflaumen, Zwiebeln, Haselnüssen, Pekannüssen, Pistazien, Birnen, Kiwis, Himbeeren und Erdbeeren vorhanden. Das Fruchtpulver und das Mehl aus den Samen des Johannisbrotbaums enthält besonders viel Epigallokatechingallat[168].

Berberin
Einige Pflanzen enthalten Berberin. Die wichtigsten sind die Berberitze (Berberis vulgaris), Coptis chinensis, das Ceylonischen Colomboholz sowie die „Orangenwurzel" (Hydrastis canadensis). Dabei findet sich das Alkaloid insbesondere in Wurzeln, Stamm und Rinde dieser Strauchgewächse. Berberin ist gut erhältlich.

Curcumin
Der sekundäre Pflanzenstoff Curcumin findet sich in Wurzeln und Schoten von Gelbwurzgewächsen der Pflanzengattung Curcuma. Man kennt etwa 120 verschiedene Pflanzenarten dieser Gattung, wobei die Indische Gelbwurz (Curcuma longa) und die Javanische Gelbwurz (Curcuma xanthorriza) am bekanntesten sind. Sie wachsen in den tropischen und subtropischen Regionen, in Indien, China und weiteren südostasiatischen Staaten. Kurkuma enthält zwischen 2 und 9 % Curcuminoide. Curcuma ist gut erhältlich.

Die Myombehandlung in Lateinamerika
Naturärzte lateinamerikanischer Länder wenden aus jahrhundertelanger Erfahrung bei ihren Patientinnen 64 Heilpflanzen an, die gegen das Wachstum von Myomen wirksam sind, darunter: Achillea

millerfolium, Agave, Aloe vera, Ambrosia peruviana, Artemisia, Ananas, Anis, Apium graveolens, Kamille, Ginseng, Phytolacca, Plantago, Salbei. All diese Pflanzen sind reich an sekundären Pflanzenstoffen[169]. Viele deren Inhaltsstoffe sind in einer lebendigen Pflanzenkost enthalten. In Brasilien werden ganz besonders die verschiedene Arten der *Nachtschattengewächse: Solanum nigrum, Solanum panicularum, Solanum americanum,* für welche ganz bedeutende krebshemmende Wirkungen nachgewiesen sind, verwendet. Für die Rückbildung von Myomen in erster Linie Solanum nigrum[170]. Für Solanum-nigrum-Extrakt gibt es viele Anbieter.

Die Neuraltherapie
Am Entstehen von Myomen ist eine energetische Schwäche in den Sexualorganen ursächlich beteiligt. Gegen diese Schwäche ist die Behandlung des Frankenhäuserschen Plexus des vegetativen Nervensystems, gleichzeitig mit der Schilddrüse, wirksam. Dieses Nervengeflecht mit seinen Ganglien versorgt und reguliert die Funktion der Beckenorgane und ist in Verbindung mit den Brustdrüsen und der Schilddrüse. Man erreicht diesen Plexus neben der Gebärmutter durch zwei Injektionen von oberhalb des Schambeins. Diese Behandlung übt eine starke, positive Wirkung auf die hormonelle Regulation aus. Die Injektionen werden mit dem Lokalanästhetikum Procain in 1 prozentiger Lösung durchgeführt. In der Hand des erfahrenen Arztes sind sie kaum schmerzhaft.

Die diätetische Therapie gegen Myome
Das Wachstum von Myomen ist mit Übergewicht, Kaffee- und Alkoholkonsum assoziiert[171].

Ein hoher Konsum von Milch, Milchprodukten und Soja erhöht das Risiko für Myome[172]. Dasselbe wurde für eine Ernährung mit viel Rindfleisch und

Schinken nachgewiesen, während viel grünes Gemüse vor Myomen schützt[173]. Eine vegetarische Diät reduziert das Myomwachstum[174]. Eine Übersichtsstudie zu allen anerkannten, randomisierten klinischen Studien aus den Jahren 1990 bis 2020 zeigt, dass eine Ernährung die reich ist an Obst, Gemüse und Vitamin D und arm an Schadstoffen, vor dem Wachstum von Myomen schützt.[175,176]. Auch schützen Omega-3-Fettsäuren vor Myomen, während Transfettsäuren aus gehärteten Pflanzenfetten diese fördern[177].

Bei Frauen die unter Stress leiden, im Beruf, mit Kindern oder unter Spannungen und Kränkungen in der Partnerschaft, leidet die Energie in den Beckenorganen ganz besonders und auch die Libido. Dadurch entsteht eine Senkung der Gebärmutter und die Beine werden schwer mit Stauungszeichen.

Östrogene regen nicht nur den Aufbau der Gebärmutterschleimhaut an, sondern auch die Einlagerung von Muskulatur und Bindegewebe in der Gebärmutter. Durch die allgemein verbreitete Fehlernährung und Bewegungsmangel leiden heute 37 % der Frauen an Übergewicht. Unabhängig von der Hypophyse bildet das Fettgewebe Östrogene. Bei adipösen Männern entstehen weibliche Geschlechtsmerkmale. Bei den Frauen entsteht ein übermässiger Aufbau der Gebärmutterschleimhaut mit erhöhtem Risiko für ein Endometriumkarzinom, Übergewicht, vermehrt das Entstehen von Myomen und fördert deren Wachstum.

Im Jahr 1962 hat die Weltgesundheitsorganisation eine Empfehlung erlassen, dass Frauen gegen Osteoporose viel mehr Milch und Milchprodukte zu sich nehmen sollen, da Kuhmilch besonders viel Calcium enthält. Seither hat die Osteoporose stark zugenommen, besonders in Gegenden, wo viel Milchprodukte und viel Fleisch gegessen wird. Osteoporose entsteht nicht durch einen Calciummangel, sondern durch eine Degeneration der Knochenmatrix durch die allgemein verbreitete Fehlernährung, durch die Verschlackung des Bindegewebsgerüstes der Knochen mit Abbauprodukten, deren Ausscheidung der Stoffwechsel nicht bewältigen kann. Dies führt zu einer Verplumpung und Schwäche der Knochenstruktur. Dass verminderte und verplumpte Knochenbälkchen keine genügende Knochendichte aufbauen und weniger Calcium einlagern können, ist verständlich. Hinzu kommt, dass szintigraphisch nachgewiesen wurde, dass das Calcium aus der Milch wesentlich schlechter in die Knochen aufgenommen wird, als dasjenige aus Gemüse. Weitere Ursachen der Osteoporose sind der Bewegungsmangel und der in den Niederungen allgemein verbreitete Mangel an Vitamin D. Da die Kuhmilch bedeutende Mengen an Östrogenen enthält, welche die Kälber für ihre Entwicklung benötigen, hat diese Empfehlung der WHO nicht nur eine viel stärkere Verbreitung der Osteoporose verursacht, sondern zusätzlich, dass Frauen heute deutlich häufiger an Myomen leiden.

Die allgemein übliche Therapie des Uterusmyoms

Medikamentöse Therapien

Myome, die keine Beschwerden machen, werden in der Regel nicht behandelt, sondern nur durch Ultraschall kontrolliert. Machen sie Beschwerden, so werden oft entzündungshemmende, nicht steroidale Antirheumatika wie Ibuprofen oder Naproxen verschrieben. Dies hat aber keinerlei Wirkung gegen das Wachstum von Myomen und hat ein bedeutendes Potential an teils gefährlichen Nebenwirkungen.

Genügt das nicht, so wird meist während vorerst sechs Monaten eine hormonelle Therapie durch einen Ovulationshemmer verschrieben oder ein Präparat des Gonadotropin-Releasing-Hormons (GnRH), das eine künstliche Menopause verursacht. Auch hierdurch gelingt es nicht immer, Myome zu verkleinern und nach dem Absetzen dieser Therapie wächst das Myom in der Regel wieder bis zur ursprünglichen Grösse. Hinzu kommen bedeutende Nebenwirkungen der GnRH-Analoga wie Osteoporose, Trockenheit der Scheide und Hitzewallungen. Wir können diese Therapien nicht empfehlen.

Das Medikament Ulipristalacetat wirkt auf die Progesteron-Rezeptoren ein. Oft wird während 12 Wochen täglich eine Tablette mit 5 mg verschrieben. Dadurch bessern sich Blutungen oft innert einer Woche und verkleinern sich Myome innert 3 Monaten im Mittel um 36 %. Danach erscheinen die Myome in der Regel wieder, wenn auch in etwas verminderter Grösse und werden nach 6 Monaten wieder grösser. Als Nebenwirkung verursacht Ulipristalacetat zu 20 % Kopfschmerzen. Im Gegensatz zu GnRH-Analoga werden die Östrogenspiegel nicht beeinflusst, sodass keine Menopausenbeschwerden entstehen. Doch entstehen in der Gebärmutterschleimhaut bei den Anwenderinnen zu 60 % gutartige Veränderungen, die sich nach der Anwendung zurückbilden. Ob diese Therapie dazu beiträgt, einen Kinderwusch zu erfüllen, ist unklar geblieben, so dass meistens eher zu einer operativen Myomentfernung geraten wird.

Die operative Entfernung
Myome die Beschwerden verursachen werden meistens chirurgisch entfernt. Dabei ist entscheidend, ob die Gebärmutter erhalten bleiben oder entfernt werden soll.
Besteht ein Kinderwusch, so werden die Myome aus der Gebärmutter herausge-schält. Dies kann durch einen Bauchschnitt oder zunehmend mittels einer Bauchspiegelung durchgeführt werden. Liegt das Myom unter der Gebärmutterschleimhaut (submukös), so kann ein Myom auch endoskopisch entfernt werden.

Besteht mit Sicherheit kein Kinderwunsch mehr, so raten die Frauenärzte meistens zur Gebärmutterentfernung (Hysterektomie). Diese kann vaginal, per Bauchschnitt (abdominal) oder per Laparoskopie (durch Bauchspiegelung) durchgeführt werden. Es kommt auch vor, dass Myome mitsamt der Gebärmutter zerkleinert werden (Morcellement). Allerdings kann es dabei selten zur Streuung von gutartigem oder wenn vorher nicht erkannt, von bösartigem Gewebe in die Bauchhöhle kommen. Die operative Entfernung von Myomen kann die Fertilität beeinträchtigen, besonders wenn es sich um mehrere Myome handelt[178].

Die Embolisation von Myomen
Sie wird auch Uterusarterienembolisation (UAE) genannt. Über einen Hautschnitt in der rechten Leiste wird unter Röntgenkontrolle ein Katheter in die den Uterus versorgende Arterie vorgeschoben. Dann werden Gelatine- oder auch Plastik-Partikel in die Arterie gespritzt, so dass sie sich verschliesst. Die Plastikpartikel sind 500 – 900 Mikrometer gross und fliessen in die Endarterien des Myoms und verschliessen alle sich im Uterus befinden-den Myome. Über ein paar Minuten werden so die zuführenden Gefässe langsam blockiert. Diese Prozedur muss aber auch im Gefässsystem der Gegenseite durchgeführt werden. Dies alles ist äusserst schmerzhaft und muss in Narkose durchgeführt werden oder während einer so genannten „Patienten-kontrollierten Analgesie", wobei die Patientin selbst nach Bedarf ein Schmerzmittel injizieren kann. Die meisten Patientinnen erleben diesen Eingriff als „gut verträglich". Durch die Embolisation werden

78–94 % der Frauen beschwerdefrei. Für Patientinnen mit Kinderwunsch ist die Rolle der Embolisation als Behandlungsoption wissenschaftlich nicht geklärt[179,180]. Retrospektive Daten weisen darauf hin, dass eine Schwangerschaft nach Myomembolisation bedeutend mehr durch Komplikationen belastet ist[181].

Fokussierter Ultraschall (MRgFUS, MR-HIFU)

Diese Methode gewinnt zunehmend an Bedeutung. Es ist möglich, dass sie sich in Zukunft auch für Frauen mit Kinderwunsch eignen wird, doch ist dies wissenschaftlich noch ungenügend abgeklärt[182]. Die Myome werden unter Kontrolle durch Ultraschall gezielt bis zu 80 °C erhitzt. Dabei wird die Gebärmutter am besten erhalten. Diese Therapie kann ambulant durchgeführt werden.

Die Uterusatonie

Nach schwierigen Geburten, besonders bei hohem Geburtsgewicht des Kindes, einer Zwillingsschwangerschaft, Kaiserschnitt und wenn Myome vorhanden sind, kann der Uterus sich manchmal nur unvollständig zurückbilden, so dass er zu schlaff bleibt. Dann kann er sich während der Menstruation zu wenig kräftig zusammenziehen, so dass die Menstruationsblutung zu wenig gestillt wird und es nach der Menstruation nachblutet.

Der Gebärmuttervorfall (Unterusprolaps)

Dies ist eine extreme Senkung der Gebärmutter durch den Geburtskanal, so dass der Muttermund in der Vulva erscheint. Dabei ist auch die Vagina ausgestülpt (Scheidenvorfall) und erscheint ausserhalb des Körpers. Dies kommt durch ein Versagen der haltenden Bänder der Gebärmutter zustande.

Als häufigste Ursachen und begünstigende Faktoren für einen Uterusprolaps gelten vaginale Geburten bei konstitutioneller Bindegewebsschwäche, Übergewicht, chronischer Husten, schwere körperliche Arbeit und geburtstraumatische Schäden des Beckenbodens. Auch kommt es nicht selten vor, dass bei nicht kontrahierter Gebärmutter zu stark an der Nabelschnur gezogen wird oder dass durch die Bauchpresse der Uterus mit starkem Druck hinunterdrückt. Bei einer Inversio uteri wird die Gebärmutter umgestülpt, so dass das Innere nach aussen kommt. Dies ist eine gefährliche Komplikation unter der Geburt, bei der die Gebärmutter sofort reponiert werden muss. Zurück bleibt oft ein Uterusprolaps[183].

Wenn kein Kinderwunsch besteht, so wird meistens eine vaginale Hysterektomie empfohlen, mit einer Raffung der Scheide (Kolporrhaphie) und einer Fixierung des Gebärmutterhalses oder der Scheide am Kreuzbein.

Die eitrige Entzündung der Gebärmutter (Pyometra)

Als Pyometra (aus dem Altgriechischen πύον pyon „Eiter" metra „Gebärmutter") wird die eitrige Entzündung der Gebärmutter bezeichnet. Manchmal wird sie auch purulente Endometritis genannt. Diese Infektion ist selten. In der Regel wird sie durch Bakterien, wie Staphylokokken, Streptokokken oder Escherichia coli verursacht, welche von der Haut oder aus dem Darm durch die Vagina in die Gebärmutter eindringen. Begünstigt wird dies durch Intrauterinpessare, durch Entzündungen der Vagina (Kolpitis) und des Gebärmutterhalses (Zervizitis) oder durch Tumoren. Die purulente Endometritis erzeugt übelriechenden Ausfluss, Bauchschmerzen, Druckempfindlichkeit im Bereich der Gebärmutter. Wenn die Infektion auf die Eileiter übergreift

(Adnexitis), so entstehen unerträgliche Schmerzen und Fieber.

Die Pyometra muss antibiotisch behandelt werden. Manchmal müssen die Eileiter chirurgisch drainiert werden. Sehr gefährlich wird es, wenn sich der Eiter in einen Eileiter hinaufstaut, dann bildet sich leicht ein Abszess oder eine Bauchfellentzündung (Peritonitis), die in eine lebensgefährliche Sepsis ausarten kann.

Eine Gebärmutterentzündung nach einer Geburt entsteht, wenn die Plazenta sich unvollständig löst. Man nennt sie auch Endometritis puerperalis oder Wochenbettfieber. Sie wird durch Medikamente behandelt, welche die Kontraktion der Gebärmutter fördern, wie zum Beispiel durch künstliches Oxytocin, damit die entzündete Gebärmutterschleimhaut ausgestossen wird. Greift die Entzündung auf die Muskulatur der Gebärmutter über, so muss dies mit hochdosierter Antibiotikagabe, unter intensiv-medizinischer Überwachung, behandelt werden, damit das nicht in eine lebensgefährliche Sepsis (Blutvergiftung) ausartet.

Die Therapie der Gebärmutterentzündung in den Wechseljahren
Sie wird durch den Hormonmangel begünstigt. Darum wird eine 20-tägige Hormonersatztherapie mit einem Östrogen und einem Gestagen empfohlen. In Absprache mit dem Frauenarzt können zur Unterstützung auch naturheilkundliche Mittel angewandt werden.

Diese unterstützende Therapie durch die Naturheilkunde ist ganz wichtig und gut wirksam:

Phytotherapie: Eine Mischung aus je 20 ml der Urtinkturen aus Sonnenhut, Kamille, Schafgarbe, Thymian und Sägepalme in der Dosierung 3 × 29 Tropfen pro Tag ist wirksam.

Gemmotherapie: Himbeer-Knospenmazerat. Man gibt stündlich 1–2 Stösse des Sprays in den Mund, bis die Beschwerden deutlich gelindert sind.

Rohkostdiät: Rohkostdiätwochen bis zur vollständigen Ausheilung sind hochwirksam. Im Bircher-Benner Handbuch Nr. 4: „Frischsäfte, Rohkost und Früchtespeisen" finden Sie die Angaben und Tabellen zu den Nahrungsmitteln, welche antiinfektiös und immunsteigernd wirken. Eine Therapie, die sich lohnt.

Da die Infektion in aller Regel aus der Vagina aufgestiegen ist, muss die Infektion dort ebenfalls angegangen werden:

Scheidenspülungen mit Molke und Lavendelöl: 1/3 Molke in 2/3 Wasser und 30 Tropfen reines ätherisches Lavendelöl. In der Apotheke kann man ein Gerät zur Instillation in die Scheide erhalten. Man legt ein Kissen unter das Becken, damit die Lösung möglichst lange in der Scheide bleibt. Die Molke bringt die natürliche Säure, welche das Wachstum der Laktobazillen und Döderleinbakterien der gesunden Bakterienflora der Scheide ermöglicht. Lavendelöl wirkt antibiotisch und antiviral.

Die Endometriumhyperplasie

Bei vielen Frauen findet man heute eine übermässig aufgebaute Gebärmutterschleimhaut. Diese kann anhaltende Blutungen verursachen. Bei der Untersuchung werden Proben entnommen. Wenn in den histologischen Präparaten keine Zelltypien vorhanden sind, wird geraten, weiter zu beobachten und das Körpergewicht zu reduzieren. Die Endometriumhyperplasie entsteht, wenn der Östrogenspiegel ständig zu hoch ist, besonders bei Übergewicht und nach der Menopause, da die Zellen des Unterhautfettgewebes Östrogene bilden. Bei anhaltenden

Blutungen wird eine Kurettage (Abrasio) empfohlen.

Die Gewichtsreduktion durch die allgemein üblichen Diäten mit Kalorienreduktion gelingt in aller Regel nicht, da diese den Stoffwechselschaden nicht behebt, so dass das Gewicht danach sofort wieder ansteigt (Yo-Yo-Effekt). Die in unserem Bircher-Benner Handbuch Nr. 26: „Handbuch zur Heilung von Gewichtsproblemen, Adipositas und Anorexie" beschriebene Diät bewirkt eine zuverlässige Heilung der Adipositas bis zum Idealgewicht. Dadurch heilt auch die Endometriumhyperplasie zuverlässig aus und verschwindet das Risiko eines Endometriumkarzinoms. Dies ist die einzige Therapie der Ursache, eine Therapie, die sich lohnt.

Die Kurettage

Zur Untersuchung und Entfernung der Gebärmutterschleimhaut wird folgendermassen vorgegangen: Wie bei der Routineuntersuchung liegt man mit gespreizten, angewinkelten Beinen auf dem gynäkologischen Stuhl. Zuerst werden die Schamlippen, die Scheide und die inneren Oberschenkel mit Jodlösung desinfiziert. Anschliessend führt der Arzt, wie bei einer gynäkologischen Routineuntersuchung, ein Spekulum in die Scheide ein und stellt den Muttermund dar. Dann wird der Gebärmuttermund mit speziellen Instrumenten festgehalten und der Kanal des Gebärmutterhalses (Zervix) vorsichtig erweitert. Dann wird die Schleimhaut im Innern der Gebärmutter mit einer Kurette, einer Art Löffel mit scharfen Rändern, vorsichtig ausgeschabt. Das entfernte Gewebe wird aufgefangen, mit Formaldehyd konserviert und durch den Pathologen histologisch untersucht. Oft geht diesem Eingriff eine Hysteroskopie voraus, eine Spiegelung des Innern der Gebärmutter. Hierzu führt man ein Endoskop hinein und sucht nach auffälligen Stellen oder Polypen und entfernt diese zur histologischen Untersuchung.

Bei Frauen mit Endometriumhyperplasie entsteht zu 1 % später ein Endometriumkarzinom.

Bei Frauen, bei denen man bei der Kurettage Zelltypien findet, entsteht in der Folge zu 30 % ein Endometriumkarzinom[184]. Bei der Untersuchung des Endometriums nach einer Entfernung der Gebärmutter wegen einer Hyperplasie findet man jedoch zu 59 % ein invasives Endometriumkarzinom und zu 82 % bereits Mikrotumoren. Dies ist der Grund, dass bei einer Endometriumhyperplasie mit Atypien eine Entfernung der Gebärmutter empfohlen wird, sofern kein Kinderwunsch mehr besteht[185].

Aus einer Endometriumhyperplasie mit Atypien entstehen vorwiegend relativ differenzierte Typ-I-Karzinome. Man nennt sie endometroide und muzinöse Karzinome, da sie noch der normalen Schleimhaut gleichen. Diese haben eine gute Prognose. Bei diesen Tumoren sind die so genannten „Mismatch-Reparatursysteme" defekt, durch Mutationen der Gene von PTEN, K-RAS, Beta-Catenin[186]. Andere Endometriumkarzinome entstehen in einem zurückgebildeten (atrophen) Endometrium oder in einer glandulär-zystischen Veränderung. Man nennt sie Typ-II-Karzinome. Hierzu gehören seröse oder klarzellige Karzinome, bei sehr starker Entartung der Krebszellen. Diese haben eine ungünstige Prognose. Molekularbiologisch findet man bei diesen Krebszellen drei typische Genmutationen.

Der Gebärmutterkrebs

Das Leyomyosarkom

Etwa jeder tausendste Knoten in der Gebärmutter ist bösartig. Während man früher von einer malignen Entartung gutartiger Myome ausging, nimmt man heute auf Grund genetischer Untersuchungen an, dass die Sarkome schon primär als solche entstehen und vorerst als Myome verkannt werden. In der Tat ist die Unterscheidung sowohl mit Ultraschall, als auch tomographisch oft schwierig, so dass erst die rasche Grössenzunahme Verdacht erweckt. Ein Leyomyosarkom kann erst nach vollständiger Entfernung mit Sicherheit histologisch diagnostiziert werden.

Das Endometriumkarzinom

Zu 85 % entsteht ein Gebärmutterkrebs aus den Drüsenzellen der Schleimhaut (Adenokarzinom). Seltener findet man Plattenepithelkarzinome. Man unterscheidet verschiedene Grade der Differenziertheit der Krebszellen.

Als G1 bezeichnet man ein hochdifferenziertes Karzinom, das dem normalen Gewebe der Gebärmutterschleimhaut noch sehr ähnlich sieht. Sind die Krebszellen so stark entartet, dass man ihnen ihren Ursprung kaum mehr ansieht, so bezeichnet man den Differenzierungsgrad als G3.

Viele Karzinome enthalten auf der Oberfläche ihrer Zellen Östrogen- und Progesteron-Rezeptoren. Solche Karzinome bezeichnet man als hormonabhängig, da Östrogene und Progesteron deren Wachstum fördern. Dann ist eine Therapie, welche diese Hormone unterdrückt, notwendig, um das Tumorwachstum einzudämmen.

Symptome und Diagnose

Frühkarzinome können im Rahmen der gynäkologischen Vorsorgeuntersuchungen nur selten bemerkt werden. Doch machen sich diese Tumoren schon früh durch Blutungen bemerkbar. Jede Blutung zu Beginn der Menopause, sowie irreguläre Blutungen und ein fleischwasserfarbener Ausfluss, ist verdächtig für Krebs. Beachtet man dies, so werden 75 % aller Endometriumkarzinome im ersten Stadium festgestellt[187]. In diesem Stadium

ist die 5-Jahres-Überlebensrate bei 90 %. Sind Unterleibsschmerzen vorhanden, so besteht die Gefahr, dass ein bereits weit fortgeschrittener, inoperabler Tumor vorliegt.

Die 3-dimensionale-Sonographie hat Fortschritte gebracht. Durch die Volumenmessung und durch die dreidimensionale Darstellung gelingt es, Karzinome genau zu erkennen und von gutartigen Veränderungen zu unterscheiden. Manchmal kann dadurch eine Kürettage vermieden werden[188].

Die Häufigkeit des Endometriumkarzinoms

In Nordamerika und Westeuropa ist das Endometriumkarzinom am häufigsten: Jedes Jahr erkranken 9,9 bis 15 von 100 000 Frauen daran. Am häufigsten ist dieses in den USA, wo 1,7 % der Frauen bis zum 75. Lebensjahr an Gebärmutterkrebs erkranken[189]. In Deutschland wurde diese Diagnose im Jahr 2002 bei mehr als 11 000 Frauen gestellt. Die Häufigkeit ist in Deutschland jährlich gestiegen. Im Jahr 2020 erkrankten 25 von 100 000 Frauen. Betroffen sind vor allem Frauen im Klimakterium, vor allem 66–85-Jährige, je nach der Quelle[190]. 5 % der Frauen sind weniger als 40 Jahre alt. In den westlichen Ländern ist das Endometriumkarzinom etwa doppelt so häufig wie der Gebärmutterhalskrebs.

Die Ursache des Endometriumkarzinoms

Als wichtige Ursache gelten langjährig erhöhte Östrogen-Konzentrationen. Das Risiko ist bei Frauen mit Zyklusstörungen, verspäteter Menopause oder mit einer Hormonersatztherapie gegen klimakterische Beschwerden höher als im Durchschnitt. Das Risiko erhöht sich im Verein mit den immer häufiger werdenden Zivilisationskrankheiten: dem Übergewicht, dem Bluthochdruck und dem Diabetes mellitus. Das Fettgewebe produ-

Die Stadieneinteilung des Endometriumkarzinoms:

TNM	FIGO	Kriterien
TX		Primärtumor kann nicht beurteilt werden
T0		Kein Anhaltspunkt für einen Primärtumor
Tis		Carcinoma in situ
T1	I	Tumor begrenzt auf den Gebärmutterkörper
1a	IA	Tumor begrenzt auf das Endometrium oder infiltriert weniger als die Hälfte des Myometriums
1b	IB	Tumor infiltriert die Hälfte oder mehr des Myometriums
T2	II	Tumor infiltriert das Stroma der Cervix uteri, breitet sich aber nicht jenseits des Uterus aus
III		Lokale und/oder regionale Ausbreitung
3a	IIIA	Tumor befällt die Serosa des Corpus uteri und/oder die Adnexe (direkte Ausbreitung oder Metastasen.
3b	IIIB	Vaginalbefall und/oder Befall der Parametrien (direkte Ausbreitung oder Metastasen)
3c oder N1	IIIC	Metastasen in Becken- und/oder paraaortalen Lymphknoten
3c1	IIIC1	Metastasen in Beckenlymphknoten
3c2	IIIC2	Metastasen in paraaortalen Lymphknoten mit oder ohne Metastasen in Beckenlymphknoten
T4	IV	Tumor infiltriert Blasen- und/oder Darmschleimhaut
Nx		Es kann keine Aussage zu regionalen Lymphknotenmetastasen gemacht werden
N0		Keine Metastasen in den regionalen Lymphknoten
N1		Metastasen in den regionalen Lymphknoten
M0		Keine Fernmetastasen nachweisbar
M1		Der Tumor hat Fernmetastasen gebildet (ausgenommen Vagina, Beckenserosa, Adnexe, einschliesslich inguinale und andere abdominale Lymphknoten als paraaortale und/oder Beckenlymphknoten)

Die TNM-Klassifikation dient in der Medizin zur Einteilung (Klassifikation) von malignen Tumoren (bösartigen Krebserkrankungen) in Stadien. Die drei wichtigsten Kategorien des TNM-Systems entsprechen den drei Buchstaben: T = Tumor, Ausdehnung und Verhalten des Primärtumors, N = Nodus (lateinisch Nodus lymphoideus = Lymphknoten), Fehlen bzw. Vorhandensein von regionären Lymphknotenmetastasen, M = Metastasen, Fehlen bzw. Vorhandensein von Fernmetastasen

Die FIGO-Klassifikation ist ein von der Fédération Internationale de Gynécologie et d'Obstétrique (FIGO) vorgeschlagenes System zur Einteilung gynäkologischer Tumoren. Sie wird in der Gynäkologie neben der TNM-Klassifikation maligner Tumoren eingesetzt.

Endometrium = Gebärmutterschleimhaut

Myometrium = die Muskulatur der Gebärmutter

Stroma = das Bindegewebsgerüst des Gebärmutterhalses

Parametrien = Beckenbindegewebe vor dem Gebärmutterhals bis zur Harnblase und beiderseits bis zur seitlichen Beckenwand

Serosa uteri = Serosa oder Tunica serosa. Dies ist die Haut, welche den Uterus gegen die Bauchhöhle abgrenzt. Sie gehört zum Bauchfell (Peritoneum)

Paraaortale Lymphknoten = neben der Aorta gelegene Lymphknoten

Regionale Lymphknoten = diejenigen Lymphknoten, welche das befallene Gebiet drainieren.

Adnexe = die seitlichen, am Uterus mit Bändern befestigten, Eileiter und Eierstöcke rechts und links vom Uterus (Adnexe bedeutet Anhangsgebilde)

ziert Östrogene, unabhängig von der Hypophyse, was die Hyperplasie der Gebärmutterschleimhaut verursacht und dadurch Zellatypien, bis hin zum Karzinom. Eine genetische Teilursache wurde gefunden für Genmutationen, welche für die Herstellung so genannter „DNA-Mismatch-Reparaturproteine" kodieren.

Die Therapie des Endometriumkarzinoms
Wenn immer möglich, sollen Karzinome der Gebärmutter (Korpuskarzinome) operativ entfernt werden. Dies wird mittels einer Bauchspiegelung, eventuell offen durch einen Unterbauchlängsschnitt durchgeführt. Dabei wird in der Regel die Gebärmutter mit dem Krebs entfernt und gleichzeitig werden die Eierstöcke und Eileiter beidseits entfernt. Je nach dem Ausbreitungsstadium des Tumors werden oft mindestens die uterusnahen Hälften des Bindegewebes um die Gebärmutter herum und ein Teil der Scheide mitentfernt. Zudem werden die Harnleiter freigelegt und die Lymphknoten im kleinen Becken mitentfernt (pelvine Lymphadenektomie) und histologisch untersucht. Manchmal müssen zudem die Lymphknoten entlang der Bauchaorta bis zum Abgang der Nierenarterien (paraaortale Lymphadenektomie) entfernt werden (radikale Hysterektomie nach Piver II/III bzw. Wertheim-Meigs-Operation). Bei höheren Ausbreitungsstadien wird eine Strahlentherapie empfohlen. Inoperable Tumoren werden ausschliesslich bestrahlt. Eine adjuvante Chemotherapie wird nur bei sehr undifferenziertem Krebs, dem serös papillären und klarzelligen Endometriumkarzinom, empfohlen.

Die Resultate der Radiotherapie sind oft enttäuschend. Die Zellen besitzen Reparatursysteme, die kleinere Defekte und Veränderungen, welche die Röntgenstrahlen an der Erbsubstanz der Zellen verursachen, wieder beheben. Lediglich der Unterschied, dass diese in gesundem Gewebe etwas effektiver arbeiten, als im Tumorgewebe, kann sich die Radiotherapie zunutze machen. Die ionisierenden Strahlen schädigen also gesunde Zellen genau so stark wie die Krebszellen, doch können sich die Krebszellen weniger gut reparieren als die Körperzellen, so dass sie etwas eher zu Grunde gehen.

Die Prognose des Endometriumkarzinoms
Die häufigste Art ist das Adenokarzinom. Es hat eine relativ gute Prognose. Die Gefahr, daran zu sterben (Letalität) beträgt 6 %. Die Letalität der anderen Karzinome beträgt, je nach der Histologie und Ausbreitung, zwischen 21 % und 51 %. Im Ganzen betrachtet, überleben 80 % der Frauen mit einem Endometriumkarzinom mindestens fünf Jahre[191] und im Stadium I sogar 90 %, im Stadium II 83 % und im Stadium III 43 %. Nach zwei Jahren wird ein Rezidiv unwahrscheinlich. Doch ist bei diesen Patientinnen das Risiko für Brustkrebs erhöht. Die Prognose kann nach unserer Erfahrung durch die Krebstherapie, die in unserem Bircher-Handbuch Nr. 17: „Zur Verhütung und begleitenden Therapie der Krebskrankheit" beschrieben ist, sehr stark verbessert werden: eine Therapie, die sich lohnt.

Hormontherapie und Krebs

Hormonelle Verhütungsmittel und Therapien gegen Wechseljahresbeschwerden enthalten Östrogene und Gestagene. Die International „Agency for Research on Cancer" der Weltgesundheitsorganisation (IARC) stuft folgende Hormontherapien als krebserregend ein:

– Eine Östrogentherapie in der Menopause erhöht das Risiko für Gebärmutter- und Eierstockkrebs deutlich.
– Eine kombinierte Östrogen-Gestagen-Therapie in der Menopause erhöht das Risiko für Brust- und Gebärmutterkrebs deutlich.

– Schwangerschafts-Verhütungsmittel, die Östrogen und Gestagen kombiniert enthalten, erhöhen das Risiko für Brustkrebs und Gebärmutterhalskrebs deutlich. Dass sie das Risiko für Gebärmutter- und Eierstockkrebs eher senken sollen, ist umstritten und wenig wahrscheinlich.

Bevor Sie sich zur Chemotherapie und Bestrahlung entscheiden müssen, empfehlen wir Ihnen wiederum das Bircher-Benner Handbuch Nr. 17 „Zur Verhütung und begleitenden Therapie der Krebskrankheit". Darin finden Sie viele präzise Angaben zur Phytotherapie, zu den diätetischen Möglichkeiten und zur Homöopathie für die Krebsbekämpfung, die hochwirksam sind, bereit zur praktischen Anwendung.

Krankheiten des Gebärmutterhalses (Portio vaginalis uteri)

Die Feigwarzen
(Condylomata acuminata)
Dies sind kleine, weiche, rosafarbene Warzen, die meistens an den Schamlippen, am Penisschaft oder auf der Vorhaut entstehen, seltener um den Enddarm oder in der Mundhöhle. Sie werden sexuell übertragen, durch das humane Papillomvirus (HPV), kugelförmige, unbehüllte, doppelsträngige DNA-Viren, von denen man 200 verschiedene Typen kennt und rund 40 anogenitale Typen. Die HPV-Typen 6 und 11 gelten als Niedrigrisikotypen und verursachen rund 90 % der Condylome. Diese entarten kaum je zu Krebs[192]. HPV 16 und 18 sind dagegen Hochrisikotypen für eine Entartung zu Krebs, meistens zu Gebärmutterhalskrebs, selten aber auch zu einem Peniskarzinom oder einem Krebs am Anus oder im Mund-Rachen-Raum. Auf anderem Weg angesteckt zu werden, z. B. in der Sauna, beim Baden oder sogar durch das Halten von Türklinken, ist möglich, aber höchst selten[193].

Kondome bieten keinen vollständigen Schutz gegen die Übertragung der HP-Viren, reduzieren aber das Risiko, bei konsequenter Anwendung während eines Jahres, um 70 %. Die Häufigkeit von Neuinfektionen steigt weltweit jedes Jahr an. Als Hauptrisikofaktor gilt aber die Zunahme der Promiskuität, der ungeschützte Geschlechtsverkehr mit mehreren Personen in jungen Jahren. Stress, Rauchen und immunsuppressive Therapien erhöhen das Risiko für Feigwarzen und damit für den Gebärmutterhalskrebs. Auch wird vermutet, dass die Intimrasur das Ansteckungsrisiko erhöht[194]. Es wird empfohlen, Unterwäsche mit mindestens 55 °C zu waschen, um die HP-Viren zu inaktivieren. Bei 5 bis 10 % der Menschen findet man subklinische HPV-assoziierte Läsionen im Anogenitalbereich, die mit blossem Auge nicht erkennbar sind, so dass sie nicht diagnostiziert werden. 60 % der Menschen haben Antikörper gegen HPV-Viren erzeugt, durch eine Infektion, die irgendwann in ihrem Leben stattgefunden hat[195]. Das Risiko, im Laufe des Lebens angesteckt zu werden, beträgt 75 % bis 80 %. Rund 70 % aller Frauen sind fünf Jahre nach Beginn ihrer sexuellen Aktivität mit mindestens einem anogenitalen HP-Virustyp infiziert und bei 64 bis 70 % aller Männer, die mit infizierten Frauen sexuell Kontakt haben, findet man HPV-assoziierte Läsionen am Penis.

Nach der Ansteckung kann es bis mehrere Monate dauern, bis erste Feigwarzen sichtbar werden. Zu rund 30 % heilen Feigwarzen von selbst wieder ab. Eine Entartung der häufigen Typen von Feigwarzen HPV 6 oder -11 zu Krebs ist, wie gesagt, selten. Nur wenn sie jahrelang bestehen, ohne Behandlung, können sie entarten, bei Frauen etwas häufiger als bei Männern. Ein Nachweis des Virustyps gehört nicht zur Routinediagnostik, da er teuer ist.

Feigwarzen sind eine fakultative Präkanzerose. Sie können zu Krebs werden
Die zwei Hochrisikotypen 16 und 18 sind zu 70 % die Ursache des Cervixkarzinoms (Gebärmutterhalskrebs). In den USA sind heute 49,5 Prozent der Mädchen und 37,5 Prozent der Knaben im Alter von 13 bis 17 Jahren gegen das HP-Virus geimpft. Die Häufigkeit des Cervixkarzinoms ist

von 2008 bis 2014 um 21 Prozent zurückgegangen. Doch werden die gefährlichen Typen HPV 16 und -18 heute seltener gefunden, was Epidemiologen mit „Herdenimmunität" erklären, da inzwischen rund 60 % der Menschen Antikörper gegen HP-Viren gebildet haben. Darum wird erwartet, dass die Häufigkeit dieser Arten von Krebs in den nächsten Jahren noch weiter zurückgehen wird.

Die HPV-Impfung hat ein bedeutendes Potential an teils sehr gefährliche Nebenwirkungen: zu 78 % Störungen der geistigen Leistungsfähigkeit (kognitive Störung), zu 77 % Bauchschmerzen, zu 60 % Schmerzen beim Wasserlassen (Dysurie) und zu 60 % Schlafstörungen, Kopfschmerzen und Schwindel[196,197,198]. Manche Fälle neurologischer Schäden, Gedächtnisstörungen, kognitive Leistungsstörungen und multiple Sklerose, welche durch diese Impfung ausgelöst wurden, sind gemeldet worden. In den USA gab es 259 Entschädigungsanträge wegen schwersten Nebenwirkungen mit bleibenden Schäden, darunter 12 Todesfälle. 73 Fälle wurden anerkannt und ausbezahlt.

Die Impfung bietet keinen vollständigen Schutz gegen das Cervixkarzinom. Bei sexuell aktiven Jugendlichen und Frauen sind jährliche Kontrolluntersuchungen entscheidend, so dass Feigwarzen früh erkannt und behandelt werden können, bevor sie zu Krebs entarten.

Der Gebärmutterhalskrebs (Zervixkarzinom)

Dies ist heute weltweit der vierthäufigste bösartige Tumor der Frauen und der siebthäufigste aller Krebsarten insgesamt. Im Jahr 2012 erkrankten weltweit 528 000 Frauen an diesem Krebs und 60 % (266 000 Frauen) konnten ihn nicht überleben[199]. Doch unterscheidet sich die Häufigkeit des Gebärmutterhalskrebses

je nach der Region sehr stark. In Finnland erkranken jährlich 3,6 von 100 000 Frauen daran und in Kolumbien 45 pro 100 000. In Deutschland erkrankten im Jahr 2002 13,3 von 100 000 Frauen. Präkanzerosen der Cervix uteri findet man rund 50- bis 100-mal häufiger[200]. Durch die Vorsorgeuntersuchungen konnte in Mitteleuropa die Häufigkeit auf rund 25 Prozent aller Genitalkarzinome gesenkt werden. Derweil werden zervikale Krebsvorstufen immer häufiger diagnostiziert. In Deutschland erkranken jedes Jahr mehr als 4700 Frauen neu an einem Zervixkarzinom, und 1500 Frauen können ihn nicht überleben. Die 5-Jahres-Überlebenswahrscheinlichkeit beträgt in Deutschland etwa 69 %[201].

Histologisch handelt es sich mehrheitlich um ein Plattenepithelkarzinom, denn die Aussenschicht des Anteils der Gebärmutter, welche in die Scheide hineinreicht, ist von einer Haut mit flachen Zellen überzogen, die pflasterartig übereinander liegen. Dies nennt man Plattenepithel. Die häufigste Ursache des Zervixkarzinoms sind, wie bereits beschrieben, Feigwarzen durch eine Infektion mit bestimmten Typen des humanen Papillomavirus (HPV).

Der Papanicolau-Test (Pap-Test) ermöglicht ein frühes Erkennen des Tumors. Die HPV-Impfung reduziert das Risiko einer Infektion durch die zwei häufigsten Hochrisiko-HPV-Typen und verringert damit das Risiko eines Zervixkarzinoms[202].

Das Zervixkarzinom entsteht am häufigsten im Alter zwischen 45 und 55 Jahren mit einem zweiten Anstieg ab dem 65. Lebensjahr. Jedoch findet man schon bei 20- bis 30-jährigen Patientinnen Vorstufen. Das mittlere Alter der Diagnosestellung ist in den letzten 25 Jahren um 14 Jahre gesunken und liegt derzeit bei etwa 52 Jahren[203]. Ein Zervixkarzinom kann auch während einer Schwangerschaft auftreten, mit einer Häufigkeit von 1,2 pro 10 000 Schwangerschaften.

Die Ursachen des Zervixkarzinoms
Zu 97 % entsteht dieser Krebs, wie schon erklärt, durch seine Präkanzerose, die Feigwarzen durch eine Infektion mit dem humanen Papillomavirus (HPV), besonders der Typen 16 und 18. Diese werden als Geschlechtskrankheit übertragen. Darum ist die hohe Promiskuität vieler junger Frauen und Männer die Hauptursache des Gebärmutterhalskrebses. Weitere Teilursachen sind eine langzeitige Anwendung oraler Kontrazeptiva und chronische genitale Infektionen[204,205], sowie eine hohe Anzahl vorausgegangener Geburten (hohe Parität) und die heute sehr oft verschriebenen immunsuppressiven Therapien. Diese begünstigen die Umwandlung spitzer Kondylome in Zervixkarzinome[206]. Auch ist das Zervixkarzinom mit mangelnder Sexualhygiene beider Partner und einem niedrigen Sozialstatus assoziiert. Selten entsteht bei teils sehr jungen Frauen, auch ohne erkennbare Risikofaktoren, ein Zervixkarzinom. Eine grosse Metaanalyse aus dem Jahr 2011 hat ergeben, dass die Verwendung eines Intrauterinpessars das Risiko nicht erhöht, sondern eher verringert[207].

Rauchen ist ein unabhängiger Risikofaktor für das Zervixkarzinom[208]. Bei Rauchern entstehen häufiger Plattenepithelkarzinome als Adenokarzinome. Dieses Risiko ist umso grösser, je früher man im Leben zu rauchen begonnen hat und wie viele Zigaretten man pro Tag raucht. Zudem besteht das Risiko weiter, nach dem man mit dem Rauchen aufgehört hat. In der Gebärmutterhalsschleimhaut lassen sich Abbauprodukte des Tabakrauchs nachweisen. Auch bleiben spitze Kondylome bei Raucherinnen länger bestehen als bei Nichtraucherinnen[209]. Man vermutet, dass eine zusätzliche chronische Infektion im Genitalbereich mit anderen sexuell übertragbaren Erregern wie Chlamydien und Herpes simplex des Typs 2, das Risiko für ein Zervixkarzinom zusätzlich erhöhen, wenn bereits eine Infektion mit einem der HPV-Hochrisikotypen vorhanden ist[210,211].

Die Symptome des Zervixkarzinoms
Zervixkarzinome entstehen in der Regel völlig unbemerkt und ohne Schmerzen. Nur gelegentlich erzeugen sie leichte Schmierblutungen. Erst wenn der Tumor grösser wird und geschwürig zerfällt, kommt es zu fleischwasserfarbenem, süsslich riechendem Scheidenausfluss, zu unregelmässigen Blutungen und zu Kontaktblutungen beim Geschlechtsverkehr.

Wenn der Tumor sich noch ausschliesslich in der Hautschicht der Zervix befindet (Zervikale intraepitheliale Neoplasie (CIN) I), so kann er über höchstens 24 Monate noch beobachtet werden, bei halbjährlicher, zytologischer und kolposkopischer Untersuchung, sofern die Veränderungen im äusseren Bereich der Portio vaginalis gut erkennbar sind, denn diese Veränderungen können sich sowohl zurückbilden oder sich weiterentwickeln. Die Voraussetzung für dieses Vorgehen ist, dass die Diagnose durch eine Biopsie gesichert ist. Befindet sich die Veränderung im Cervixkanal, so muss sie immer durch eine Konisation entfernt werden, da sie nicht gut beobachtbar ist. In einer Schwangerschaft ist auch im CIN-II- und CIN-III-Stadium eine Verschiebung der Behandlung verantwortbar, um das Kind nicht zu gefährden[212]. Bei einer natürlichen Geburt des Kindes können gelegentlich Wucherungen am Kehlkopf des Kindes entstehen[213]. Besteht keine Schwangerschaft, so muss bei einem Stadium CIN II, das mehr als zwölf Monate besteht, und bei CIN III in jedem Fall, operiert werden.

Die Diagnose des Zervixkarzinoms

Die Diagnose eines Zervixkarzinoms kann nur durch die histologische Untersuchung gestellt werden. Besonders bei wiederholt auffälligem Pap-Test (PAP3) wird aus dem auffälligen Bereich mit Hilfe einer Kolposkopie eine Biopsie entnommen oder das Gewebe von einer Konisation zur histologischen Untersuchung eingesandt. Wenn im Kanal des Gebärmutterhalses verdächtiges Gewebe gesehen wird, wird dieser ausgeschabt und untersucht.

Das Staging

Ist das Karzinom nachgewiesen, wird zur Bestimmung des Stadiums seiner Ausbreitung eine Röntgenuntersuchung der Lunge, eine vaginale Sonografie, eine abdominale Sonografie beider Nieren und der Leber, eine Zystoskopie und eine Rektoskopie empfohlen, um auszuschliessen, dass der Tumor in die Harnblase oder den Enddarm eingedrungen ist. Eine Kernspintomographie (MRT) wird durchgeführt, um die Grösse des Tumors im kleinen Becken, die Beziehung zu den

Die Ausbreitungsstadien des Zervixkarzinoms:

TNM	FIGO	Kriterien
TX		Primärtumor kann nicht beurteilt werden
T0		Kein Anhaltspunkt für einen Tumor
Tis	Carcinoma in situ	Kein Durchbruch durch die Basalmembran ins gesunde Gewebe, entspricht einer CIN3
T1	I	Zervixkarzinom begrenzt auf den Gebärmutterhals
1a	IA	Nur mikroskopisch sichtbar, Stromainvasion bis einschliesslich 5 mm (TNM unter 7 mm horizontale Ausdehnung, in FIGO-Klassifikation nicht mehr definiert)
1a1	IA1	Nur mikroskopisch sichtbar, Stromainvasion bis einschliesslich 3 mm (TNM unter 7 mm horizontale Ausdehnung, in FIGO-Klassifikation nicht mehr definiert.
1a2	IA2	Nur mikroskopisch sichtbar, Stromainvasion mehr als 3 bis einschliesslich 5 mm (TNM unter 7 mm horizontale Ausdehnung (in FIGO-Klassifikation nicht mehr definiert), sogenanntes Mikrokarzinom
1b	IB	Kritisch erkennbare Läsionen, begrenzt auf die Cervix uteri oder subklinische Läsionen mit grösseren Massen als Stadium IA
1b1	IB1/2	Klinisch erkennbare Läsionen, kleiner als 4 cm (die FIGO-Klassifikation unterscheidet seit 2019 zwischen Tumoren unter 2 cm (FIGO IB1) und solchen von 2 cm bis unter 4 cm (FIGO IB2)
1b2	IB3	Klinisch erkennbare Läsionen, mindestens 4 cm
T2	II	Zervixkarzinom, das die Gebärmuttergrenze überschritten hat, aber weder die Beckenwand, noch das untere Drittel der Vagina erreicht
2a	IIA	Infiltration der Scheide, ohne Infiltration des Parametriums
2a1	IIA1	Infiltration der Scheide, ohne Infiltration des Parametriums, klinisch sichtbar, nicht grösser als 4 cm
2a2	IIA2	Infiltration der Scheide ohne Infiltration des Parametriums, klinisch sichtbar, grösser als 4 cm
2b	IIB	Mit Befall des Parametriums
T3	III	Befall des unteren Drittels der Vagina und/oder der Beckenwand und/oder Nierenstauung und/oder Nierenausfall
3a	IIIA	Befall des unteren Drittels der Vagina, kein Befall der Beckenwand
3b	IIIB	Befall der Beckenwand und/oder Hydronephrose oder Nierenausfall
T4	IV	Befall der Blase, des Enddarmes, Fernmetastasierung
4	IVA	Tumor infiltriert die Schleimhaut von Blase oder Rektum und/oder Überschreitung des kleinen Beckens

TNM	FIGO	Kriterien
4	IVB	Fernmetastasen oder keine Beurteilung der Fernmetastasen
Nx		Es kann keine Aussage zu regionalen Lymphknotenmetastasen getroffen werden
N0		Keine Metastasen in den regionalen Lymphknoten
N1		Metastasen in den regionalen Lymphknoten
M0		Keine Fernmetastasen nachweisbar
M1		Der Tumor hat Fernmetastasen gebildet
1a		Metastasen in anderen Lymphknoten (nicht regionale, beispielsweise paraaortale Lymphknoten)
1b		Metastasen in den Knochen
1c		Metastasen in anderen Organen und/oder Strukturen

Die TNM-Klassifikation dient in der Medizin zur Einteilung (Klassifikation) von malignen Tumoren (bösartigen Krebserkrankungen) in Stadien. Die drei wichtigsten Kategorien des TNM-Systems entsprechen den drei Buchstaben: T = Tumor, Ausdehnung und Verhalten des Primärtumors, N = Nodus (lateinisch Nodus lymphoideus = Lymphknoten), Fehlen bzw. Vorhandensein von regionären Lymphknotenmetastasen, M = Metastasen, Fehlen bzw. Vorhandensein von Fernmetastasen
Die FIGO-Klassifikation ist ein von der Fédération Internationale de Gynécologie et d' Obstétrique (FIGO) vorgeschlagenes System zur Einteilung gynäkologischer Tumoren. Sie wird in der Gynäkologie neben der TNM-Klassifikation maligner Tumoren eingesetzt.
Basalmembran = bindegewebige Membran, welche den Gebärmutterhals nach aussen begrenzt
Stromainvasion = Eindringen von Krebszellen in das umgebende Bindegewebe
Subklinisch = bei der klinischen Untersuchung noch nicht erkennbar
Parametrium = ist ein anatomischer Begriff, der das Beckenbindegewebe vor dem Gebärmutterhals bis zur Harnblase und beidseits bis zur seitlichen Beckenwand beschreibt. Nach oben wird es vom Bauchfell begrenzt, genauer von einer zeltdachartigen Verdickung des Bauchfells namens Ligamentum latum uteri, nach unten von der Beckenbodenmuskulatur. Durch das Gewebe verlaufen acht Bänder, die die Lage der Gebärmutter stabilisieren. Für die Prognose einer Gebärmutterhals-Krebserkrankung ist es wichtig zu beurteilen, ob der Tumor das Parametrium erreicht oder gar überschritten hat.
paraaortal = neben der Aorta gelegen
regionale Lymphknoten = solche, das das Gebiet, in welchem der Tumor wächst, drainieren, so dass Metastasen am ehesten in diesen Lymphknoten erscheinen.

Nachbarorganen und die Eindringtiefe zu bestimmen. Die histologische Untersuchung ermöglicht den genauen Typus des Tumors festzustellen. Dieser hat einen grossen Einfluss auf die Prognose (s. auch Seite 114).

Die Therapie des Zervixkarzinoms

Die Behandlung ganz früher Stadien
Bei den Krebsvorstufen CIN I und II ist eine vollständige spontane Rückbildung möglich. Daher kann diese während höchstens 2 Jahren halbjährlich kontrolliert werden, ohne dass gleich operiert werden muss. Nach einer Behandlung des CIN III und eines Carcinoma in situ, darf eine vollständige Heilung erwartet werden. Allerdings können solche Veränderungen wieder entstehen, besonders wenn nach der Konisation weiterhin spitze Kondylome vorhanden sind [214,215]. Während einer Schwangerschaft ist eine Verschiebung der Operation bei häufigen Verlaufskontrollen auch bei einer CIN II und III möglich, um das Kind zu erhalten[216]. Wenn keine Schwangerschaft besteht, sollte, wenn eine CIN II über zwölf Monate bestehen bleibt, und bei einer CIN III eine Operation sogleich durchgeführt werden. Ist eine CIN I im Inneren des Gebärmutterhalses gelegen, ist sie nicht gut beobachtbar und sollte sogleich durch eine Konisation (ein keilförmiges Ausschneiden) behandelt werden.

Die histologische Typisierung der Zervixkarzinome

Histologische Arten des Zervixkarzinoms		
Plattenepithelkarzinome	Adenokarzinome	Spezielle Erscheinungsformen

– verhornendes Karzinom
– nicht verhornende Karzinome
– verruköse Karzinome
	– typische Adenokarzinome
	– endometroide Karzinome
	– Klarzellkarzinome
	– Muzinös-papilläre Karzinome
	– Serös-papilläre Karzinome
	– Muzinös-kolloide Karzinome
	   (Gallertkarzinome)
	
	Spezielle Varianten der
	Adenokarzinoide:
	– Mesonephritische Karzinome
	– Adenoid-Zystische Karzinome
	– Mischtypen
		– Adenosquamöse Karzinome
		– Adenozystische Karzinome
		
		Neuroendokrine Karzinome:
		– Karzinoidtumoren
		– Kleinzellige Karzinome
		– Undifferenzierte kleinzellige
		   „nonendokrine" Karzinome

verrukös = warzenartig wachsend
Adenokarzinome = aus drüsenartigen Zellen bestehend
Endometrioid = die Tumorgewebe sind ähnlich wie eine gesunde Gebärmutterschleimhaut
Klarzellkarzinome = besteht aus hellen Zellen
neuroendokrin = die Krebszellen gleichen solchen, welche Hormone des vegetativen Nervensystems bilden
muzinös-papillär = bildet Schleim und die Zellen ordnen sich zapfenartig an
muzinös-kolloidal = die Zellen bilden eine Art Gallerte
mesonephritisch = aus Zellen, welche dem frühen Ausscheidungsorgan des Embryos ähneln
adenomatös-squamös = die Krebszellen sind drüsenartig und bilden Schuppen
adenozystisch = die Krebszellen sind drüsenartig und bilden Hohlräume
Karzinoide = Tumoren, die aus Zellen des diffusen neuroendokrinen Systems entstehen
All diese histologischen Formen kann der Gebärmutterhalskrebs haben. Grundsätzlich ist die Prognose
umso besser, je differenzierter das Tumorgewebe ist, das heisst, je mehr er gesundem Gewebe ähnlich sieht.
Carcinoma in situ = ein Karzinom, das sich noch nicht in andere Gewebe ausgebreitet hat

Bei einem Carcinoma in situ wird nach vollständiger Entfernung durch eine Konisation oder eine Hysterektomie keine weitere Behandlung empfohlen. Falls die Entfernung nicht vollständig gelungen ist, kann die Konisation wiederholt werden. Die Konisation kann auch in der Schwangerschaft durchgeführt werden. Gelingt diese vollständig im Gesunden, so kann die Schwangerschaft ausgetragen werden. Allerdings ist dann das Risiko einer Frühgeburt etwas grösser. Auch eine normale, vaginale Entbindung ist möglich. Sechs Wochen danach sollte kolposkopisch und zytologisch nachkontrolliert werden.

Im Stadium FIGO IA1 kann, wie bei den Krebsvorstufen, eine Konisation ausreichen, wenn es gelingt, den Tumor vollständig zu entfernen. In einer weite-

ren Schwangerschaft ist dann das Risiko eines unvollständig schliessenden Gebärmutterhalses (Zervixinsuffizienz) oder im Gegenteil einer Verengung des Gebärmutterhalskanals (Zervixstenose) etwas erhöht.

Besteht sicher kein Kinderwunsch mehr, so wird eine Entfernung der Gebärmutter empfohlen und müssen Lymphknoten im Becken, die befallen sind, mitentfernt werden. In den Stadien IA2, IB, IIA, IIB ist eine erweiterte Hysterektomie notwendig und, je nach dem Stadium, die Entfernung der Becken- und der paraaortalen Lymphknoten. Bei jungen Frauen mit einem Plattenepithelkarzinom können die Eierstöcke erhalten bleiben. Adenokarzinome haben eine stärkere Tendenz in die Eierstöcke zu metastasieren, so dass manchmal jungen Frauen empfohlen wird, diese mitentfernen zu lassen. Je nach dem histologischen Befund wird im Allgemeinen nach der Operation eine Bestrahlung oder sogar eine Radiochemotherapie empfohlen.

Allgemeines zur Chemotherapie und Radiotherapie

Bevor Sie sich zur Chemotherapie und Radiotherapie entscheiden müssen, empfehlen wir Ihnen das Bircher-Benner Handbuch Nr. 17 „Zur Verhütung und begleitenden Therapie der Krebskrankheit". Darin finden Sie viele präzise Angaben zur diätetischen Krebsbekämpfung zur Phytotherapie, zur Stärkung der Krebsabwehr und zur Homöopathie. Diese sind hochwirksam.

Das aktuelle medizinische Paradigma befürwortet derzeit vor allem die Chemotherapie und die Radiotherapie und dokumentiert deren Wirkung in internationalen Protokollen. Diese Therapien sind ein gewalttätiger Versuch, die Tumorzellen zu vernichten. Diese Idee ist verständlich. Doch ist das Problem dieser beiden Therapien, dass sie nicht nur den Tumor schädigen, sondern fast ebenso sehr stark die gesunden Zellen und das ganze biologische System des Menschen. Nur dieser kleine Unterschied der Empfindlichkeit der Tumorzellen, gegenüber derjenigen der gesunden Körperzellen, kann für diese Therapien genutzt werden und dieser ist sehr klein, besonders wenn die Krebszellen nicht allzu chaotisch entartet sind.

Die Wirksamkeit einer Chemotherapie hängt sehr stark von der Art des Tumors ab und von seinem Stadium der Ausbreitung. Es gibt relativ viele wissenschaftliche Studien zur Wirkung gewisser Zytostatika auf einzelne Tumorarten, diese werden gefordert, damit ein Medikament

zugelassen wird. Doch existiert bisher nur eine einzige, sich am Krebsregister orientierende Studie aus den USA und Australien, welche den Nutzen einer Chemotherapie gegen 22 Krebsarten wissenschaftlich untersucht hat. Diese hat ergeben, dass die Chemotherapie bei Erwachsenen die Fünfjahresüberlebenszeit seit der Diagnosestellung um lediglich 2,1 bis 2,3 % verlängert. Immerhin bestätigte diese Studie, dass bei gewissen Tumoren eine adjuvante, palliative Chemotherapie bei einem als unheilbar eingestuften Hodenkrebs, Hodgkin-Lymphom oder unheilbaren Gebärmutterhalskrebs, die Lebenserwartung seit der Diagnosestellung um 10 bis 40 Prozent verlängern kann[217]. Die besten Resultate zeigt die Chemotherapie bei der akuten lymphatischen Leukämie (ALL) der Kinder, da deren Lebenskraft viel grösser ist als diejenige der Erwachsenen. Bei ihnen verlängert die Chemotherapie das Überleben bei dieser Art von Blutkrebs um mindestens 15 Jahre.

Das Problem der im Allgemeinen unbefriedigenden Wirkung der Chemotherapie liegt in ihrer Toxizität, wodurch sie den Organismus, der sich nun erst recht kräftig gegen den Krebs wehren sollte, massiv schädigt. Dadurch entsteht oft grosses, zusätzliches Leid. Oft spricht der Tumor vorerst recht gut an, dann bricht die Abwehr zusammen, so dass er erst recht wächst. Viele Patienten sterben frühzeitig an der Vergiftung durch die Zytostatika. Wissenschaftlich ist aber nachgewiesen, dass die Chemotherapie bei einer strikt veganen Diät aus lebendigen Pflanzen (Rohkostdiät) wesentlich besser vertragen wird als bei der allgemein üblichen Normalkost[218,219].

Auch die Resultate der Radiotherapie sind oft enttäuschend. Die Zellen besitzen Reparatursysteme, die kleinere Defekte und Veränderungen, welche die Röntgenstrahlen an der Erbsubstanz der Zellen verursachen, wieder beheben. Lediglich der Unterschied, dass diese in gesundem Gewebe etwas effektiver arbeiten, als im Tumorgewebe, kann sich die Radiotherapie zunutze machen. Die ionisierenden Strahlen schädigen also gesunde Zellen ebenso stark wie die Krebszellen, doch können sich die Krebszellen weniger gut reparieren als die Körperzellen, so dass sie etwas eher zu Grunde gehen.

Die Prognose des Zervixkarzinoms

Sie ist abhängig vom Stadium der Ausbreitung, der Histologie und dem Differenzierungsgrad des Tumorgewebes, dem Befall von Lymphknoten und von der Behandlung. Adenokarzinome haben eine etwas schlechtere Prognose als Plattenepithelkarzinome. Die Operation des Tumors verbessert die Prognose etwas gegenüber einer ausschliesslichen Bestrahlung. Bei der allgemein angewandten Therapie des Zervixkarzinoms beträgt die 5-Jahres-Überlebenszeit in Deutschland insgesamt 69 % und die 10-Jahres-Überlebenszeit 65 %[220]. In Abhängigkeit von den FIGO-Stadien beträgt die 5-Jahres-Überlebenszeit in Deutschland im Stadium IA ca. 93 %, im Stadium IB ca. 92 %, im Stadium IIA ca. 63 %, im Stadium IIB 50 %, im Stadium III 40 %und im Stadium IV ca. 10 %.

Die ergänzende Therapie durch die Naturheilkunde

Die Chemotherapie und die radioaktive Bestrahlung bedeuten für den gesunden Körper eine enorme Belastung, denn sie wirken viel zu wenig selektiv. Sie vergiften und schädigen, wie gesagt, nicht nur die Krebszellen, sondern den gesunden Körper fast genauso stark, der gerade daran ist, sich mit übermenschlicher Anstrengung gegen den Tumor zur wehren.

Die grosse Anzahl von Heilpflanzen, für welche zum Teil sehr starke krebsbekämpfende Wirkungen wissenschaftlich nachgewiesen sind, wirken dagegen hochselektiv, indem sie Krebszellen schädigen und töten, und dies fast ohne Nebenwirkungen. Viele davon sind in Europa gut erhältlich. Sie sind im Bircher-Benner Handbuch Nr.17: „Zur Verhütung und begleitenden Therapie der Krebskrankheit" beschrieben.

Die diätetische Therapie

Entschliesst man sich dennoch zur Chemotherapie, so ist gut zu wissen, dass diese bei gleichzeitig konsequent durchgeführter veganer Rohkostdiät wesentlich besser vertragen wird, als bei der allgemein üblichen Ernährung. Die Chemotherapie und die Radiotherapie wirken nicht nur toxisch auf den ganzen Körper ein. Sie verursachen einen enormen oxydativen Stress, der auch die gesunden Zellen schädigt, während die vegetabile Rohkost stark antioxydativ und schützend wirkt. Die Rohkostdiät erhöht die Zellenergie und den Sauerstoffgehalt in den Geweben, während die Krebszellen von Sauerstoffmangel profitieren, da sie Glucose besser ohne Sauerstoff abbauen können als gesunde Körperzellen (Warburg-Effekt). Wissenschaftlich ist heute sehr gut nachgewiesen, dass die bioaktiven Substanzen, die in vielen Heilpflanzen und in der lebendigen vegetabilen Rohkost reichlich vorhanden sind, die Krebszellen schädigen und im gesunden Gewebe stark antioxydativ, immunsteigernd und antiinfektiös wirken. Sie kräftigen und schützen den gesunden Organismus wirksam gegen das Chaos, welches der Krebs anrichten will. Sie kräftigen ganz entscheidend die Lebenskraft und die Immunabwehr gegen die Krebszellen. Für die Heilung von Krebs ist dies entscheidend und nicht die Chemo- oder die Radiotherapie. Eine Therapie, die sich lohnt.

Die Vagina, die Vulva und die Clitoris

Die Vagina verbindet den äusseren Muttermund mit dem Scheidenvorhof und schützt die inneren weiblichen Geschlechtsorgane. Normalerweise liegen die Vaginalwände flach aufeinander, so dass sich der Durchgang spaltförmig verschliesst. Vulva nennt man den von aussen sichtbaren Teil der Vagina. Zusammen mit der Klitoris hat auch die Vulva eine wesentliche Bedeutung bei der sexuellen Erregung, meist stärker als die Vagina.

Die Vagina ist 8 bis 12 cm lang und schlauchförmig. Sie ist erstaunlich komplex aufgebaut. Sie besteht aus elastischem Muskel- und Bindegewebe, das mit Schleimhaut ausgekleidet ist. Die vordere und die hintere Wand berühren sich, so dass das Lumen einen H-förmigen Spalt bildet und ohne Spannung entfaltet werden kann. Die vordere und hintere Scheidenwand hat Querfalten (Rugae vaginales), die vorne und hinten eine „Runzelsäule" bilden (Columna rugarum anterior et posterior). Diese verstärken die Reizwirkung beim Geschlechtsverkehr und bilden eine Dehnungsreserve für die Geburt der Kinder.

Die äussere Öffnung der Vagina (Ostium vaginae oder Introitus vaginae) mündet in den Scheidenvorhof (Vestibulum vaginae) der Vulva. Hier ist beim Mädchen eine Hautfalte, das Hymen, vorhanden. Normalerweise ist die Scheidenöffnung trotzdem so gross, dass das Sekret und das erste Menstruationsblut abfliessen können.

Am inneren Ende der Vagina ragt die Portio vaginalis uteri des Gebärmutterhalses (Cervix uteri) in die Vagina hinein. Diese wird von der Vagina so umfasst, dass sie zwischen dem tieferen hinteren, dem kleineren seitlichen und dem vorderen flachen Scheidengewölbe (Fornices vaginae) liegt. Hinter dem hinteren Scheidengewölbe befindet sich der unterste Teil des Bauchfells (Peritoneum). Diese taschenförmige Falte nennt man Douglas-Raum oder Excavatio rectouterina. Die Hinterwand der Vagina ist durch das Septum rectovaginale, eine bindegewebige Trennwand, mit dem Mastdarm verbunden und die Vorderwand mit der Harnblase und der Harnröhre durch das Septum vesicovaginale und das Septum urethrovaginale. Die Gebärmutter ist gegenüber der Vagina um etwa 90° nach vorn abgeknickt.

Neben der glatten Muskulatur in der Scheidenwand ist die Scheide von quergestreifter Muskulatur umgeben. Glatte Muskeln werden unwillkürlich durch das vegetative Nervensystem bedient, während quergestreifte Muskulatur unserer Willkür zugänglich ist. Der Musculus pubococcygeus ist ein Anteil des Musculus levator ani. Beide sind wichtige Anteile des Beckenbodens. Die Muskeln beider Seiten (Levatorschenkel) umfassen die Scheide wie eine Schlinge und ermöglichen eine Verengung der Scheide, die dem Willen zugänglich ist.

Die Blutversorgung der Vagina erfolgt aus der inneren Beckenvene über die Arteria vaginalis. Diese entspringt etwas unterhalb der Arteria uterina. Hinzu kommen Versorgungsäste für die Vagina aus der Arteria vesicalis inferior und der

Arteria pudenda interna. Das die Vagina umgebende Venengeflecht (Plexus venosus vaginalis) wird über die Vena uterina abgeleitet. Die Lymphe des oberen Teils der Vagina fliesst über die inneren Beckenlymphknoten in die Lendenlymphknoten zu den Leistenlymphknoten. Die Nervenversorgung der Scheide erfolgt durch ein Nervengeflecht, den Plexus uterovaginalis.

Die Scheidenwand ist nur etwa drei Millimeter dick. Die Schleimhaut besteht aus mehrschichtigem Plattenepithel, das eine Vorstufe von Horn bildet (Präkeratin). Sie enthält keine Drüsen und ist reich an Stärke (Glykogen). Die darunter liegende Lamina propria ist reich an elastischen Fasern und Venen. Die Schleimhaut der Scheide unterliegt, ähnlich der Gebärmutterschleimhaut, monatlich ständigen Umbauprozessen, die durch Östrogene und das Progesteron des Monatszyklus gesteuert werden. Die Schleimhaut sorgt für ein saures Milieu mit einem (pH um 4). Der hohe Glykogengehalt und abgestossene Zellen, bilden ein gutes Substrat für das Wachstum der Döderlein-Bakterien. Als Döderlein-Bakterien bezeichnet man jene Milchsäurebakterien, die normalerweise im gebärfähigen Alter die Vagina der Frau besiedeln. Sie sind nach dem deutschen Frauenarzt Albert Döderlein benannt. Diese sind für die Ausbildung der speziellen Scheidenflora (Mikrobiom) entscheidend, welche die krankmachenden Keime bekämpft.

Die unter der Schleimhaut gelegene Bindegewebsschicht ist locker aufgebaut, reich an elastischen Fasern und mit Lymphozyten des Immunsystems durchsetzt. Diese bindegewebige Lamina propria ist reich an Kapillaren und Lymphgefässen, aus denen bei sexueller Erregung ein Transsudat durch das Epithel hindurch in die Scheide abgepresst wird. Das Blut fliesst in ein dichtes Venengeflecht ab (Plexus venosus vaginalis). Die Scheide ist nur wenig mit Nerven versorgt und ihre Sensibilität ist gering.

Unter der Bindegewebsschicht befindet sich eine doppelte Muskelschicht, die innen ringförmig und aussen längs gerichtet ist. Dadurch kann sich die Vagina bei einer Erweiterung wieder zusammenziehen. Diese Muskulatur strahlt in diejenige des Gebärmutterhalses und des Damms hinein. Die kräftige Bindegewebsschicht (Tunica adventita vaginae) enthält viele elastische Fasern und ist mit den bindegewebigen Hüllen des Beckenbodens, der Harnröhre und der Harnblase verbunden.

Das Milieu der Vagina und ihr Mikrobiom
Der Schleim der Vagina wird in den Drüsen des Muttermundes gebildet und aus einem Transsudat, aus der Lymphe der Scheide. Der Begriff Transsudat bedeutet, dass Lymphe aus der Scheidenwand ausgeschwitzt wird. Die Schleimhaut erneuert sich laufend. Abgestorbene Zellen des Vaginalepithels enthalten viel Glykogen. Die Döderlein-Bakterien wandeln das Glykogen in Milchsäure um. Der saure pH von 4–4,5 garantiert das Wachstum einer ganz speziellen Scheidenflora, welche das Eindringen krankmachender Keime verhindert. Die kindliche Scheide ist bis zur Pubertät vor allem durch Staphylokokken und Streptokokken besiedelt, die nur wenig gegen Krankheitskeime schützen.

Sexuelle Erregung und Geschlechtsverkehr

Die sexuelle Erregung verändert das Milieu in der Vagina. Durch dünnflüssigen Schleim aus den Drüsen des Muttermundes wird das Sekret pH-neutral. In den Scheidenvorhof münden so genannte Bartholinische Drüsen. Diese sondern bei sexueller Erregung ein schleimhaltiges Sekret ab und befeuchten den Vorhof, so dass das Eindringen des Penis erleichtert wird.

Noch ist unklar geblieben, ob der vaginale Orgasmus mehr durch die Reizung in der Vagina oder in der Klitoris ausgelöst wird. In der Vorderwand der Scheide, etwa drei bis vier Zentimeter von deren Eingang entfernt, befindet sich eine besonders sensible, sexuell erregbare Zone (Gräfenberg-Zone), auch G-Spot genannt. Sie ist benachbart zu speziellen Drüsen, die neben der Harnröhre liegen. Beim Orgasmus geben diese Sexualsekrete ab. Ein Orgasmus kann vaginal ausgelöst werden oder durch die Reizung der Klitoris. Beim vaginalen Orgasmus werden vor allem das Nervengeflecht des Beckens (Plexus hypogastricus) und die Beckennerven angesprochen, beim klitoralen Orgasmus der Nervus pudendus. Manche Frauen bevorzugen die Erregung der Vagina, andere eine direkte Liebkosung der Klitoris, wieder andere bevorzugen besonders ein tiefes Eindringen.

Heute nimmt man an, dass 70–80 % der Frauen ausschliesslich durch die direkte Stimulation der Klitoris einen Orgasmus erreichen können[221,222]. 25 % der Frauen erreichen beim Geschlechtsverkehr keinen Orgasmus, da dieser beim Mann wesentlich früher eintritt und 75 % der Frauen benötigen eine direkte Stimulation der Klitoris, um zum Orgasmus zu gelangen.
Die Psychoanalytikerin Marie Bonaparte untersuchte im Jahr 1924 in einer Studie mit 43 Frauen, die teils an Frigidität litten, die Distanz zwischen der Klitoris und der Öffnung der Harnröhre (Meatus urethrae) und befragte die Probandinnen zu ihren sexuellen Erlebnissen. Dabei zeigte sich folgendes: je näher die Klitoris zur Harnröhrenmündung lag, desto häufiger erlebten die Frauen einen Orgasmus[223]. Eine spätere Untersuchung bestätigte dieses Ergebnis[224,225]. Deshalb nimmt man heute an, dass es beim Vaginalverkehr

wichtig ist, dass der Mann sich möglichst lange zurückhält und dass es beim Koitus zu einer Annäherung zwischen dem Scheideneingang und der Klitoris kommt.

Der sexuelle Reaktionszyklus
Nach Masters und Johnson unterscheidet man verschiedene Phasen des sexuellen Reaktionszyklus[226]:

Die Erregungsphase: In der Erregung kommt es in den Genitalien zu einem verstärkten Blutandrang. Dieser führt zu einem Anschwellen der Klitoris, der Schamlippen und der Brustwarzen und die Geschlechtsteile werden feucht.

Die Plateauphase: In dieser Phase ist das Ausmass an Erregung individuell. Der Muskeltonus steigert sich im ganzen Körper und der Puls sowie der Blutdruck, steigen noch weiter an. Die äusseren Schamlippen weiten sich, das äussere Drittel der Vagina schwillt an und die Vagina sondert viel Transsudat ab. Erst gegen das Ende dieser Phase sondern die Bartholinischen Drüsen ihr klares Sekret ab, im Moment, wo der Mann sein Präejakulat abgibt.

Die Orgasmusphase: Diese Phase grösster Intensität des Lustempfindens dauert auch bei der Frau nur einige Sekunden. Dabei ist die Haut am ganzen Körper maximal durchblutet (sex-flush). Der Orgasmus der Frau ist begleitet von rhythmischen Kontraktionen der Muskulatur des unteren Scheidendrittels, der Gebärmutter, der Analregion und der Beckenbodenmuskulatur, entlang der so genannten „orgastischen Manschette"[227]. Mit zunehmender sexueller Erregung entsteht im Bereich des Scheideneingangs (Introitus vaginae) eine venöse Stauung der perivaginalen Schwellkörper, die auch als „orgastische Manschette" bezeichnet werden. Ein durchschnittlicher Orgasmus besteht aus etwa 5, ein intensiver Orgasmus aus 10 bis 15 Kontraktionen. Dabei wird die Herzfrequenz, der Blutdruck und die Atmung maximal gesteigert. Dabei entsteht auch ein kurzer, teilweiser Bewusstseinsverlust und eine starke Reduktion der Schmerzempfindung[228].

Die Rückbildungsphase: jetzt entspannt sich der Körper. Das Herz, der Kreislauf und die Atmung werden wieder auf Normalwerte reguliert und man fühlt sich müde (postkoitale Müdigkeit). Die Schamlippen, die Klitoris und die Brustwarzen schwellen ab. Der Mann ist in dieser Phase unempfindlich für sexuelle Reize (Refraktärphase), so dass keine Erektion und kein zweiter Orgasmus mehr möglich ist. Mit zunehmendem Alter wird die Refraktärphase beim Mann länger.

Mehrfache Orgasmen: Selten gibt es bei Männern diskrete Multi-Orgasmen, wobei der Puls zwischen zwei Orgasmen auf das Ausgangsniveau herabsinkt. Bei Frauen ist die Klitoris nach dem Orgasmus überempfindlich, so dass eine sofortige erneute Stimulation als unangenehm empfunden wird. Es braucht eine „Abkühlphase". Frauen haben keine Refraktärperiode, so dass nach dem Orgasmus eine fortgeführte sexuelle Stimulation unter Schonung der Klitoris weitere Orgasmen auslösen kann. Dann setzt die Rückbildungsphase erst nach dem letzten Orgasmus ein[229].

Männer können einen Orgasmus verzögern, indem sie den Schambein-Steissbein-Muskel (Musculus pubococcygeus), der beim Urinieren aktiviert wird, unabhängig vom Urinieren trainieren und ihn vor der Ejakulation bewusst anspannen. Eine andere Möglichkeit nennt man „Karezza" oder Coitus reservatus. Dabei versucht der Mann seinen erigierten Penis in der Vagina möglichst wenig zu bewegen, um länger in der Plateauphase zu bleiben[230]. Man versucht also durch diese Methoden den Orgasmen zu behalten, ohne dass die Ejakulation entsteht[231].

Ähnlich sind taoistische Sexualpraktiken. Nach Masters und Johnson sollen Frauen eine langsamere und flachere Erregungskurve haben als Männer und daher deutlich mehr Zeit benötigen, um den sexuellen Höhepunkt zu erreichen. Bei Frauen soll die Erregung mehr durch Körperkontakt entstehen, bei Männern eher durch visuelle Reize. Doch brachten neuere Studien Zweifel an dieser Annahme. Der Orgasmus der Frau kann wesentlich länger und heftiger sein als beim Mann, doch wird er beim Koitus nicht immer erreicht[232].

Die Vagina während der Geburt
Bei der Geburt wird die Vagina zu einem Teil des Geburtskanals für das Kind. In der Eröffnungsphase der Geburt und der durch die Wehen bewirkten Öffnung des Muttermundes und des Geburtskanals, entsteht in der Vagina vor allem eine Aufweichung der Muskulatur, so dass die notwendige, starke Dehnung während der Austreibungsphase möglich wird. Vor allem betrifft diese Dehnung die Vorhofschwellkörper sowie das Gewebe der Schamlippen und des Damms, der unter der Belastung reissen kann. Um einen Dammriss zu vermeiden, wird er oft durch eine Episiotomie eingeschnitten.

Die Untersuchung der Vagina
Sie kann mit den Fingern abgetastet werden. Zur optischen Begutachtung verwendet man ein Spekulum, ein Vaginoskop oder ein Kolposkop. Frauen können die Vagina auch selbst untersuchen. Zur Untersuchung der Scheidenschleimhaut und des Milieus werden durch einen Abstrich Epithelzellen gewonnen und mikroskopisch untersucht. Diese Vaginalzytologie gibt Auskunft über die Zyklusphase im Moment der Untersuchung. Heute wird dies durch die Untersuchung der Hormone ergänzt. Durch eine Biopsie können Gewebeproben der Schleimhaut entnommen werden.

Fehlbildungen der Vagina

Diese können auf die Vagina beschränkt sein oder mit Fehlbildungen der Gebärmutter und der Harnwege kombiniert sein. Zudem gibt es Fehlbildungen des Scheidenausgangs und des Scheidenvorhofs.

Es kommt vor, dass die Vagina nicht angelegt wird (Vaginalaplasie), wenn beim Embryo der Durchbruch der frühen Müllerschen Gänge in den Sinus urogenitalis nicht stattfindet. Dies geschieht bei verschiedenen Fehlbildungssyndromen des Kindes, auch beim Turner-Syndrom, bei welchem nur ein X-Chromosom vorhanden ist.

Es kommen auch Fehlbildungen vor, bei denen die Vagina vollständig oder teilweise verschlossen ist (Vaginalatresie). Auch das Hymen kann die Scheide manchmal teilweise oder vollständig verschliessen (Hymenalatresie). Wird dies nicht rechtzeitig behoben, so füllt sich die Scheide mit Flüssigkeit (Hydrokolpos), manchmal auch die Gebärmutter (Hydrometrokolpos). Bei Neugeborenen kommen Flüssigkeitsansammlung auch im Uterus vor, bei der Menarche ein Hämatokolpos mit Aufstau von Menstruationsblut in der Vagina oder gar eine Hämatometra wenn sich das Blut in den Uterus hinauf staut[233].

Bei der Vagina septa kommt es infolge von Störungen der Fusion der paarigen Vaginalknospen zu einer Fehlbildung, bei der die Vagina aus zwei parallelen Schläuchen besteht. Beschränkt sich diese auf den oberen Bereich, wird sie als Vagina subsepta bezeichnet. Die Vagina septa ist häufig verbunden mit komplexeren Fehlbildungssyndromen[234].

Lageanomalien der Vagina

Im Gegensatz zu den Fehlbildungen sind Lageanomalien in der Regel nicht angeboren, sondern erworben. Dabei handelt es sich um eine verschieden ausgeprägte Verminderung der Höhe der Vagina über dem Beckenboden. Dies entsteht durch eine Senkung der Vagina oder einen Scheidenvorfall. Sehr selten kommt es vor, dass die Vagina vollständig ausgestülpt ist (Inversio vaginae) oder dass sie als Komplikation der Geburt sogar gemeinsam mit dem Uterus ausgestülpt wird (Inversio uteri)[235].

Entzündungen und Infektionen

Akute und chronische Entzündungen mit Juckreiz, Rötungen und verändertem Ausfluss sind die häufigsten Erkrankungen der Vagina. Man bezeichnet sie als Kolpitis oder Vaginitis. Oft ist die Vulva und die Vagina entzündet, was man Vulvovaginitis nennt. Die meisten Entzündungen der Vagina entstehen durch eine Infektion durch Viren, Bakterien oder Pilze.

Die bakterielle Vaginose

Sie wird auch „Aminkolpitis" genannt. Sie entsteht durch eine Fehlbesiedlung der Vagina mit anaeroben Bakterien. Die Häufigkeit ist schwer abzuschätzen, da diese Art der Infektion bei jeder zweiten Frau praktisch symptomlos verläuft und wenn sie Beschwerden macht, oft mit einer Infektion durch Soorpilze verwechselt wird. In den USA wird eine Prävalenz von 10–20 Millionen vermutet. Im reproduktiven Alter haben weltweit 15 bis 50 % aller Frauen eine bakterielle Vaginose[236]. Bei zwei Drittel der Frauen mit verstärktem Ausfluss, kann eine bakterielle Vaginose nachgewiesen werden. Dabei ist das Risiko AIDS zu übertragen erhöht[237]. Dunkelhäutige Frauen leiden zu 51,4 % an bakterieller Vaginose, Lateinamerikanerinnen zu 31,9 % und Kaukasierinnen zu 23,2 %. Rauchen, Übergewicht und die Zahl der Sexualpartner erhöhen das Risiko. Die bakterielle Vaginose wird sexuell übertragen. Dabei wird die gesunde Vagina von einer grossen Anzahl aerober und anaerober Keime besiedelt.

In einem Milliliter Scheidenflüssigkeit sind zwischen 100 Millionen und einer Milliarde Keime nachweisbar. Überwiegend bestehen diese aus Laktobazillen und unter diesen aus Döderlein-Bakterien. Als so genannte Kommensale verteidigen sie das Milieu in der Vagina gegen pathogene Infektionserreger. Der pH-Wert in der Vagina einer gesunden Frau im geschlechtsreifen Alter liegt zwischen 4 und 4,5, also weit im sauren Bereich. In geringer Zahl sind auch fakultativ pathogene Keime vorhanden, doch verhindert der saure pH und die Laktobazillen, dass diese sich vermehren können. Bei der bakteriellen Vaginose ist das Mikrobiom, das heisst, das gesunde Gleichgewicht der Scheidenflora, gestört, so dass eine sogenannte Mischflora vorhanden ist, die zu über 90 % aus Gardnerella vaginalis und anderen Anaerobiern wie zum Beispiel Prevotella, Bacteroides, Mobiluncus, Peptostreptokokken und genitalen Mykoplasmen besteht. Seit dem Jahr 2006 ist ein weiterer Erreger namens Atopobium vaginae bekannt, der auf die übliche Behandlung mit dem Antibiotikum Metronidazol resistent ist. Nicht selten gesellt sich zur bakteriellen Vaginose der Einzeller Trichomonas vaginalis als Parasit hinzu.

Bei einer Ansteckung beträgt die Inkubationszeit weniger als eine Woche. Dann entsteht ein dünnflüssiger Ausfluss mit unangenehmem, fischartigem Geruch. Seltener wird trotz des Ausflusses eine Trockenheit empfunden, sowie Juckreiz, Brennen und Schmerzen beim Coitus (Dyspareunie). Die Vulva ist nur selten betroffen und die Scheide selbst weist nur leichte Entzündungszeichen auf. Beim Partner findet man eine zumeist milde und kurzanhaltende Entzündung der Eichel (Balanoposthitis).

Die Diagnose wird klinisch gestellt und durch einen Abstrich mit zytologischer Untersuchung ergänzt. Der Wert einer alleinigen mikroskopischen Untersuchung

wird aber angezweifelt[238]. Eine Besiedlung mit den entsprechenden Keimen ohne Symptome gilt nicht als krank, doch ist im Falle einer Schwangerschaft das Risiko eines vorzeitigen Blasensprungs und einer Frühgeburt erhöht. Die Kinder kommen kleiner auf die Welt. Eine prophylaktische antibiotische Behandlung der bakteriellen Vaginose vor der Schwangerschaft kann dies nicht verhindern. Bei chirurgischen Eingriffen, einem Schwangerschaftsabbruch und beim Einlegen einer Spirale, ist das Risiko einer aufsteigenden Infektion in die Gebärmutter und die Adnexe erhöht, so dass im Allgemeinen vor solchen Eingriffen eine antibiotische Therapie empfohlen wird.

Wenn keine Schwangerschaft besteht, wird eine symptomatische bakterielle Vaginose üblicherweise mit dem Antibiotikum Metronidazol, als Tabletten und Vaginalcreme oder mit Clindamycin als Vaginalcreme behandelt. Im Gegensatz zu Metronidazol darf Clindamycin im ersten Drittel der Schwangerschaft nicht angewendet werden[239]. Man muss bedenken, dass Metronidazol krebserregend ist, was in mehreren Studien an Mäusen und Ratten nachgewiesen wurde[240].

Die natürliche Therapie der bakteriellen Vaginose

Diese behandelt die Ursache der bakteriellen Fehlbesiedlung der Vagina, den Mangel an Milchsäure und Milchsäurebakterien. Probiotika mit Lactobacillen helfen beim Wiederaufbau einer gesunden Vaginalflora. Sie enthalten meistens Milchzucker, als Nährstoff für die Milchsäurebakterien. Dadurch können sich diese vermehren, bis sie die Scheidenflora dominieren und so viel Milchsäure produzieren, dass eine gesunde Scheidenflora entsteht, welche die pathogenen Keime vertreibt[241]. Wir empfehlen eine mehrmalige vaginale Instillation mit $1/3$ Molke, $2/3$ Wasser und 20 Tropfen reinem ätherischem Lavendelöl.

Bei bakterieller Vaginose sind Viren und Pilze an der Entzündung mitbeteiligt. Lavendelöl wirkt antiviral, antibiotisch und entzündungshemmend und wird an allen Schleimhäuten ausser den Augen unverdünnt gut vertragen. Auch eine Instillation von Vorzugsjoghurt ist durchaus wirksam. Nur muss es sich um nicht pasteurisierten Vorzugsjoghurt aus dem Reformhaus handeln, damit die Laktobazillen lebendig sind.

Vaginale Pilzinfektionen
Man nennt sie auch vaginale Mykosen. Sie werden fast ausschliesslich durch den Hefepilz Candida albicans oder dessen Verwandte verursacht. Die Krankheit wird auch Vaginalsoor oder Soorkolpitis genannt oder wenn die Vulva mitbetroffen ist, als Vulvovaginalmykose oder Vulvovaginitis candidomycetica.

Pilze sind ein normaler Anteil der Scheiden- und Darmflora. Wenn sie nicht überhandnehmen, machen sie nicht krank. Wenn sie sich stark vermehren, entsteht eine akute Volvovaginitis, meist durch Candida albicans. Dies kann aber nur geschehen, wenn die Scheide ihren Milchsäuregehalt verliert, da die Laktobazillen aus irgendeinem Grund zurückgedrängt werden. Candida-Arten vertragen keine Säure. Das Wachstum der Pilze wird gefördert durch eine Schwäche des Immunsystems, immunsuppressive Medikamente, durch Stress, Hormonschwankungen, enge, luftundurchlässige Kleidung oder ständiges Tragen von Binden, durch mechanische Beanspruchung der Vagina durch den Geschlechtsverkehr mit dem schwach basischen Sperma, durch ungeeignete Intimhygiene, durch Intimsprays, basische Bäder, durch Diabetes mellitus, zu starke und zu lange Periodenblutungen und ganz besonders durch eine Schädigung des Mikrobioms der Vagina durch antibiotische Therapien. Die vaginale Mykose ist sehr häufig. Drei von vier Frauen leiden mindestens einmal im Leben daran. Im Kindesalter und nach der Menopause entsteht aufgrund des geringen Östrogenspiegels häufiger eine Vaginitis mit Soorpilzen[242].

Die Therapie der vaginalen Pilzinfektionen
Gegen den Pilz Candida albicans sind viele Präparate auf dem Markt. Besser wirkt eine lokale Therapie durch eine mehrmals wiederholte Scheidenspülung mit 1/3 Molke, 2/3 Wasser und 30 Tropfen reinem ätherischem Lavendelöl. Lavendel wirkt antibiotisch gegen Pilze, Bakterien und Viren und entzündungshemmend. Man legt ein Kissen unter das Becken, damit die Flüssigkeit möglichst lang in der Scheide bleibt. Die Molke stellt den natürlichen, sauren pH in der Scheide wieder her, so dass die Laktobazillen wieder überhandnehmen können. Man kann danach auch Laktobazillen-haltigen Joghurt aus dem Reformhaus einführen. Dieser darf nicht pasteurisiert sein, damit die Bazillen lebendig sind.

Die Bedeutung der Ernährung für die Anfälligkeit für vaginale Infektionen
Wichtig ist zu wissen, dass die Scheidenflora stark beeinflusst wird durch die Darmflora. Um die bakterielle Vaginose und die Soor-Kolpitis dauerhaft auszuheilen ist eine diätetische Therapie des Milieus im Darm, seines Mikrobioms und des Stoffwechsels entscheidend. Hierzu gibt das Handbuch Nr. 4: „Frischsäfte, Rohkost und Früchtespeisen" und das Handbuch Nr. 14: „Für Magen- und Darmkranke" Auskunft. Eine rein vegane Rohkostdiät während 2–3 Monaten ist ein wirksamer Weg, der sich lohnt. Dabei sollen Nahrungsmittel mit antiinfektiöser und abwehrsteigernder Wirkung besonders oft gewählt werden. Tabellen im Handbuch Nr. 4 geben hierzu Auskunft, bereit zur praktischen Anwendung.

Vaginalfisteln

Dies sind krankhafte Verbindungskanäle zwischen der Vagina und ihren Nachbarorganen. Diese Verbindung kann sich zum Enddarm (Rektum), zur Blase, zum Harnleiter (Ureter), in die Gebärmutter oder zur Haut ausbilden. Fisteln können durch Operationen, zum Beispiel eine Gebärmutterentfernung (Hysterektomie) oder durch Geburtstraumen entstehen, besonders in Ländern mit schlechter medizinischer Versorgung. Sie können aber auch durch eine chronische Druckschädigungen während der Schwangerschaft verursacht sein[243] oder durch einen vaginalen Endometrioseherd.

Tumoren der Vagina

Primäre Vaginaltumoren sind eher selten. Vaginalpolypen sind gutartige Tumoren der Vagina. Sie sind sehr selten. Krebsvorstufen wie die vaginale intraepitheliale Neoplasie sind in der Scheide wesentlich seltener als im Bereich der Gebärmutter oder des Gebärmutterhalses. Die meisten bösartigen Tumoren sind so genannte sekundäre Tumoren, die von den angrenzenden Geschlechtsorganen, der Vulva oder der Gebärmutter ausgehen. Metastasen entstehen in der Vagina vor allem durch andere Genitaltumoren[244].

Mehr als 90 % der bösartigen Tumoren der Scheide sind Plattenepithelkarzinome, die übrigen Adenokarzinome[245]. Gutartige mesenchymale Tumoren (aus Bindegewebe) bilden kleine Knötchen und sind histologisch Fibrome, Myome, Neurofibrome, Hämangiome, Myxome oder Mischtumoren. Bösartige mesenchymale Tumoren nennt man Sarkome. Mesenchym nennt man Gewebe, die aus dem mittleren Keimblatt, aus Bindegewebe oder Muskelgewebe entstehen. Sie machen weniger als 2 % aller bösartigen Tumoren der Scheide aus. Am häufigsten ist hier das embryonale Rhabdomyosarkom, das aus quergestreiftem Muskelgewebe entsteht und vor allem im Kindesalter vor-

kommt. Bei Erwachsenen gibt es selten Leiomyosarkome, die aus Zellen der glatten Muskulatur entstehen. Das Vaginalkarzinom entsteht vor allem im oberen Anteil der Vagina. Oft treten die Symptome erst spät in Erscheinung. Es metastasiert früh in die regionalen Lymphknoten, dadurch ist die Prognose meistens nicht gut[246].

Krebs ist kein Zufall. Er hat seine Ursachen und kann weitgehend verhütet werden. Bei all diesen Krebsarten verweisen wir auf unser Bircher-Benner Handbuch Nr. 17: „Zur Verhütung und begleitenden Therapie der Krebskrankheit."

Die Vagodynie

Als Vagodynie bezeichnet man lang anhaltende Schmerzen im Bereich des Ausgangs der Vagina, ohne dass man einen physischen Befund erheben kann. Die Ursache gilt als unklar. Man vermutet einen psychischen Hintergrund[247]. Eine starke Empfindlichkeit und Schmerzen des Scheidenausgangs wird *Vaginismus* genannt. Er gilt ebenfalls als psychisch verursacht[248].

Verletzungen der Vagina und Fremdkörper

Scheidenrisse können unterschiedliche Ursachen haben. Sie können durch eine Pfählungsverletzung entstehen, oder durch Verletzungen beim Coitus, durch zu heftigen Geschlechtsverkehr. Auch bei der Geburt können Vaginalrisse entstehen. Bei kleineren Verletzungen entsteht eine kurzzeitige Blutung. Sie verheilen innerhalb kurzer Zeit. Sollte die Blutung stärker sein, so ist eine ärztliche Untersuchung angezeigt. Manchmal muss sie operativ versorgt werden. Als Kolporrhexis bezeichnet man einen teilweisen oder vollständigen Abriss der Vagina. Dies ist eine sehr schwere Verletzung, die operativ versorgt werden muss[249].

Intravaginale Fremdkörper

Diese findet man fast nur bei Kindern, die in spielerischer Absicht Fremdkörper einführen. Bei Erwachsenen kann das durch einen Tampon geschehen, der nicht mehr herauszubekommen ist oder durch Dinge zur Verhütung oder zur sexuellen Stimulation[250]. Leicht kommt es dann zu Entzündungen oder Veränderungen im Schleimfluss. Durch einen chronischen Urinstau können Vaginalsteine entstehen[251]. Vaginale Suppositorien werden zur Behandlung einer Soorkolpitis, aber auch zur Linderung von Regelbeschwerden oder einer Stressinkontinenz angeboten. Eine Stressinkontinenz kann durch den geringen Östrogenspiegel in der Menopause entstehen, der eine Rückbildung (Atrophie) der Scheidenschleimhaut und der darunter liegenden Bindegewebe verursacht.

Vaginale Schwangerschaftsverhütungsmittel

Man kann ein Diaphragma in das Scheidengewölbe einsetzen, kombiniert mit einer chemischen Substanz, welche die Spermien abtötet (Spermizid). In den USA werden zudem statt des Diaphragmas sogenannte „Verhütungsschwämme" aus Polyurethan angeboten. Das so genannte „LEA contraceptivum" ist eine Portiokappe, die ebenfalls mit einem Spermizid kombiniert wird. Entsprechend dem Kondom für den Mann gibt es für die Frau ein Femidom. Als hormonelle Verhütungsmethode ist zudem ein flexibler Vaginalring auf dem Markt. Dieser wird in die Vagina eingeführt und gibt dort 21 Tage lang Gestagenderivate ab. Er wirkt ähnlich wie ein orales Kontrazeptivum. Zudem gibt es im Handel spermizide Vaginalzäpfchen zur Empfängnisverhütung.

Die Vulva

Die Öffnung des weiblichen Genitales, die Vulva, beflügelte seit Jahrtausenden die Phantasie von Künstlern, als Symbol der Sexualität und der Geburt. Man findet sie zum Beispiel in Irland bei den Steinskulpturen namens Sheela-na-Gig. Die Vulva und die Öffnung der Vagina wurden meistens überdimensioniert dargestellt. In der Tiefenpsychologie spielt die „Vagina dentata", die „bezahnte Vagina" eine Rolle, verbunden mit der Angstidee, dass sie den Penis abbeissen und verschlingen könnte. In verschiedenen asiatischen Mythen findet man dieses Motiv ebenfalls. Die Bezeichnung „Vagina dentata" stammt von Sigmund Freud, als Symbol für die Kastrationsangst des Mannes.

Der Begriff Vulva umfasst den Schamhügel (Venushügel), die grossen äusseren und die kleinen inneren Schamlippen, die Klitoris und den Scheidenvorhof der Mündung der Vagina, der Harnröhre und der Vestibulardrüsen. Als Schutz verdecken die grossen Schamlippen teilweise die Klitoris, die Harnröhrenöffnung und den Scheideneingang. Die grossen Schamlippen enthalten subkutanes Fettgewebe und deren Haut ist mit Haaren, Talg- und Schweissdrüsen durchsetzt und an der Aussenseite pigmentiert. Die Haut gleicht eher einer Schleimhaut. Die grossen Schamlippen enthalten viel Fett- und Bindegewebe, glatte Muskulatur, Nerven und Gefässe.

Das Gewebe zwischen den grossen und kleinen Schamlippen enthält kein Fettgewebe und ist reichlich mit elastischem, lockerem Bindegewebe und Talgdrüsen ausgestattet. An der Innenseite ist ein mehrschichtiges, unverhorntes und nach aussen ein schwach verhorntes Plattenepithel vorhanden. Darin gibt es reichlich Venennetze, die bei Erregung anschwellen. Die Klitoris befindet sich in der vorderen Umschlagsfalte. Einem Penis entsprechend, ist sie ein Schwellkörper und dicht mit Berührungsrezeptoren besetzt. Entwicklungsgeschichtlich entstehen die Klitoris und der Penis aus einem gemeinsamen Ursprung: dem Genitalhöcker. Die Klitoris hat eine äusserlich sichtbare Klitoriseichel (Glans clitoridis), die von der Klitorisvorhaut (Praeputium clitoridis) überzogen ist und im Innern zwei Schwellkörperschenkel.

Das Aussehen der Vulva ist unterschiedlich. Viele Frauen sind bezüglich ihrer Vulva verunsichert. Es gibt immer mehr ästhetisch-intimchirurgische Eingriffe. Mehrere wissenschaftliche Studien wurden durchgeführt, um die Normvariation der Vulva zu bestimmen. An der gynäkologischen Ambulanz am Luzerner Kantonsspital wurden die äusseren genitalen Strukturen von 657 Frauen zwischen 15 und 84 Jahren vermessen[252] und an der University von Colorado untersuchte man dies bei Jugendlichen von 10–19 Jahren. Dabei zeigte sich eine grosse Variationsbreite[253]. Es ist wichtig, Frauen hierüber aufzuklären, um unnütze chirurgische Eingriffe und Narben zu vermeiden.

Die inneren, kleinen Schamlippen umfassen den Scheidenvorhof, das Vestibulum vaginae, in welchen die Harnröhre mündet. Im unteren Drittel der kleinen Schamlippen befinden sich die Bartholinschen Drüsen und mehrere kleine Vorhofdrüsen. Sie sorgen für die Befeuchtung des Scheidenvorhofs. Hier münden auch die Paraurethraldrüsen (Skene-Drüsen). Diese sondern während des Orgasmus dünnflüssiges Sekret ab. Ebenfalls im Vestibulum vaginae münden die Ausführungsgänge der Bartholin-Drüsen. Bei sexueller Erregung sondern sie ihr Sekret zu einem anderen Zeitpunkt ab, als die anderen Drüsen. Beim Eingang zur Vagina gibt es einen Schliessmuskel. Er verschliesst sich bei Kontraktion der umgebenden Skelettmuskulatur. Auch wenn die Vulva anschwillt, verschliesst sich die Vagina. Schmerzen beim Coitus (Dyspareunie) können durch Einrisse oder Mikroverletzungen der Vulva entstehen. Die Vulva wird über Äste der Arteria pudenda interna mit Blut versorgt und die Nerven stammen aus Ästen des Nervus pudendus. Die Haut der Vulva besteht vor allem aus mehrschichtigem, nichtverhorntem Plattenepithel, das aber mit zunehmendem Alter verhornt. Talgdrüsen im Scheidenvorhof sondern Talg ab, zum Schutz vor der chemischen Aggressivität des Urins. Die Schamlippen enthalten ebenfalls Talg- und Schweissdrüsen. Wie die Klitoris sind sie dicht besetzt mit sensiblen Nervenendigungen. Die Vulva ist von einer typischen Bakterienflora überdeckt, welche, wenn die Mikroben im physiologischen Verhältnis zueinanderstehen, vor krankmachenden Keimen schützt.

Entzündungen der Vulva

Entzündungen entstehen durch allergische Reaktionen, Giftstoffe und Kosmetika, unverträgliche Unterwäsche, zu enge Kleidung, vermehrten Ausfluss oder durch Stoffwechselstörungen[254]. Infektionen entstehen durch Viren, Bakterien oder Pilze. Virusinfektionen entstehen vor allem durch die Humanen Papillomaviren (HPV), die Feigwarzen erzeugen und eine Präkanzerose sind für Gebärmutterhalskrebs. Häufig sind Entzündungen durch Herpes-simplex-Viren, besonders durch Herpes genitalies (HSV-2) und seltener durch das Virus, welches Dellwarzen (Molluscum contagiosum) bildet[255]. Bakterielle Infektionen erzeugen vor allem Streptokokken, Staphylokokkus aureus, Corynebakterien und Chlamydia trachomatis. Die Gonokokken erzeugen als Geschlechtskrankheit die Gonorrhoe (Tripper) und das Bakterium Treponema pallidum die Syphilis (Lues), deren Primäraffekt nach vaginaler Ansteckung an den Schamlippen oder in der Vagina entsteht. Unter den Pilzen ist eine Infektion mit dem Soorpilz Candida albicans häufig, sowie durch Trichophyton rubrum. Auch können Filzläuse oder Krätzemilben die Vulva als Parasiten befallen. In den Tropen und Subtropen gibt es eine Erkrankung mit einem Fadenwurm (Wuchereria bancrofti), der als Parasit in den Lymphgefässen lebt und ein massives Lymphödem der Vulva, eine „Elephantiasis", erzeugt.

Die Bartolinitis

Dies ist eine meist einseitige bakterielle Infektion des Ausführungsgangs der Bartholin-Drüse. Sie ist der häufigste Grund für eine Schwellung im äusseren Genitale und kommt in jedem Lebensalter vor, besonders aber zwischen dem 20. und 30. Lebensjahr. Durch die Infektion schwillt der Ausführungsgang der Drüse an und dessen Öffnung verklebt, sodass sich das eitrig infizierte Drüsensekret aufstaut (Bartholin-Empyem). Dies ist sehr schmerzhaft. Nach rezidivierender Entzündung bleibt manchmal der Ausführungsgang der Drüse verschlossen, so dass eine Pseudozyste entsteht. Diese wird üblicherweise operiert, doch kann dies auch durch eine neuraltherapeutische Injektion mit Procain zuverlässig behoben werden, so dass eine Operation und Narbenbildung vermieden werden kann.

Chronische Erkrankungen der Vulva

Die Vulvadystrophie ist eine Veränderung im Übergangsepithel mit Verhornungen oder Hautschrumpfungen, die meistens am Beginn der Wechseljahre entsteht. Deren Ursache gilt offiziell als weitgehend unbekannt.

Der Lichen sclerosus

Diese Art der Vulvadystrophie wird auch Kraurose genannt[256]. Der Lichen sclerosus, aus griechisch λειχήν leichén „Flechte" und σκληρός sklerós „trocken", „hart", ist nicht ansteckend. Die Ursache gilt als ungeklärt. Zu 10 % erscheint er familiär gehäuft[257].

Betroffen sind rund 3 % der Frauen, bei Männern ist er seltener. Es handelt sich um eine fleckige weissliche Hautveränderung mit Vernarbung der Lederhaut, die meistens im Genitalbereich entsteht und manchmal stark juckt. Als einziges Zeichen möglicher Erblichkeit findet man bei den erkrankten Frauen vermehrt Klasse II-HLA-Gene, die für die Steuerung der individuellen Immunantwort verantwortlich sind[258]. Für chronische Irritationen und Traumen als Ursache spricht unter anderem, dass oft durch Kratzen neue Läsionen entstehen (Köbner-Phänomen). Als chronisch-irritative Reize wird zu enge Kleidung, das feuchte „Klima" im Genitalbereich und die Aggressivität des Urins als Ursache diskutiert[259]. Verletzungen und Operationen im Genitalbereich und Intimschmuck erhöhen das Risiko ebenfalls[260]. Gelegentlich erscheint der Lichen sclerosus nach Infektionen mit Borrelia burgdorferi, Epstein-Barr-Viren (EBV), humanen Papillomaviren (HPV) und dem Hepatitis-C-Virus (HCV), ohne dass ein direkter Zusammenhang mit dem Lichen sclerosus nachgewiesen werden konnte. Man vermutet hormonelle Einflüsse, da der Lichen sclerosus besonders in der Pubertät und in den Wechseljahren und bei der Ein-

nahme bestimmter oraler Kontrazeptiva („Anti-Baby-Pillen") häufiger vorkommt [261]. Die Diagnose wird klinisch gestellt. In der Regel werden Cremen mit Kortikosteroiden verschreiben. Sie lindern jedoch das Jucken nur vorübergehend verschlimmern die Atrophie.

Die Therapie des Lichen sclerosus durch die Naturheilkunde

Wie bei allen Autoimmunkrankheiten besteht die Ursache in einer tief eingedrungenen Schädigung des Milieus im Darm und des enteralen Immunsystems. Die Lymphzellen werden im Knochenmark gebildet. Dann wandern sie in dicht stehende Lymphzellnester der Darmschleimhaut hinein, wo der intensivste Kontakt zwischen Fremd und Eigen besteht und lernen Fremdes und Eigenes, Nützliches und Schädliches zu unterscheiden. Diese Schulung ist sehr schwierig, so dass 90 % der Lymphozyten sie nicht bestehen und wieder eliminiert werden. 10 % wandern als immunkompetente Zellen überall in die Lymphknoten aus, um ihre Arbeit zu verrichten. In einem kranken Milieu und Mikrobiom des Darmes erreichen sie keine volle Immunkompetenz, so dass sie gegen körpereigenes Gewebe reagieren, besonders dort, wo bereits degenerative Vorgänge vorhanden sind. Dies ist in der Vulva während des Klimateriums der Fall. Dem entspricht, dass Frauen mit einem Lichen sclerosus oft auch an anderen Autoimmunkrankheiten leiden, so besonders an einer Autoimmun-Thyreoiditis vom Typ Hashimoto[262].

Die Therapie der Ursache des Lichen sclerosus ist die Heilung des enteralen Mileus im Darm, seines Mikrobioms, des Stoffwechsels und des Immunsystems durch eine Heildiät aus vegetabiler Frischkost (Rohkost). Gegen Nahrungsmittel, die zu vertragen der Darm Mühe hat, bilden die Immunzellen vorerst IgG-4-Antikörper, lange bevor es zu einer ausgeprägten allergischen Reaktion durch IgE-Antikörper kommt. Wir bestimmen die IgG-4-Antikörpertiter gegen 264 Nahrungsmittel und passen die Diät für jede Patientin individuell an. Nahrungsmittel mit starker Reaktion müssen 1½ Jahre weggelassen werden, bei ¾ starker Reaktion 1 Jahr, bei ½ starker Reaktion ein halbes Jahr und bei ¼ starker Reaktion 3 Monate, dann können sie vorsichtig wieder eingeführt werden. Die Spiegel der Vitamine D3 und B12 und der Spurenelemente Zink und Selen müssen an die obere Normgrenze gebracht werden. Um den Anteil an Omega-3-Fettsäuren hochzuhalten, muss die Diät durch mindestens 3 × täglich 1 Esslöffel kalt gepresstes Leinöl, Nüsse und Mandeln ergänzt werden.

Besonders oft sollen Nahrungsmittel mit starker antioxydativer und entzündungshemmender Wirkung gewählt werden. Im Bircher-Benner Handbuch Nr. 4: „Frischsäfte, Rohkost und Früchtespeisen" ist die Rohkostdiät sorgsam beschrieben, mit feinen Rezepten und Tabellen zur besonderen Wirkung der einzelnen Nahrungsmittel. Wir ergänzen die Therapie durch eine Symbioselenkung mit Prosymbioflor: 3 × 30 Tropfen während 3 Monaten, dann je 2 Monaten Symbioflor I und Symbioflor II.

Wenn der Lichen sclerosus schon längere Zeit bestanden hat, sind in der Vulva manche Gewebe und besonders die kleinen Schamlippen oft stark geschrumpft und sklerosiert (vernarbt). Mit ganz fein ausgeführten neuraltherapeutischen Injektionen mit Procain 1 % kann das vernarbte Gewebe allmählich wieder aufgelockert, wieder gut durchblutet und elastisch werden. In der Hand eines erfahrenen Neuraltherapeuten ist diese Therapie nur wenig schmerzhaft.

Präkanzerosen der Vulva

Einige Dysplasien der Vulva bilden atypische Zellen, aus denen maligne Tumoren entstehen können. Man nennt diese auch Vulväre intraepitheliale Neoplasie (VIN). Sie entstehen am ehesten im Alter zwischen 60 und 80 Jahren und befinden sich in den grossen Schamlippen. Zu 90 % verwandeln sie sich in ein Plattenepithelkarzinom, zu 10 % in ein Basalzellkarzinom, ein Adenokarzinom, ein Melanokarzinom oder ein Karzinom der Bartholinschen Drüse und seltener in ein Sarkom. Sie müssen weit im Gesunden entfernt werden. Häufiger als Krebs entstehen an der Vulva gutartige Tumoren, wie Lipome oder Fibrome.

Die Vulvodynie

Als Vulvodynie bezeichnet man lang andauernde Schmerzzustände in den grossen Schamlippen und in anderen Teilen der Vulva. Dies ähnelt der Vaginodynie und wird gemeinsam mit dieser als chronisches genitales Schmerzsyndrom bezeichnet[263]. Als Auslöser werden hormonelle Veränderungen vermutet, zum Beispiel während den Wechseljahren, sowie seelische Ursachen.

Nach unserer Erfahrung ist sowohl die Vaginodynie, als auch die Vulvodynie durch Störfelder verursacht, oft durch Narben im gynäkologischen Bereich oder Episiotomienarben an den Schamlippen. Diese können mit der Neuraltherapie sukzessive entstört werden. Auch weiter entfernte Narben können schuldig sein. Zusätzlich ist die Neuraltherapie des gynäkologischen Raumes, zusammen mit der Schilddrüse wirksam. Ob zudem eine seelische Ursache vorliegt, wissen die Patientinnen am besten selbst. Im Bereich der Beckenvenen können auch Krampfadern entstehen, ähnlich wie die Varikozele der Männer. Besonders anfällig hierfür ist die Vena ovarica[264].

Inkontinenz und Beckenbodenschwäche

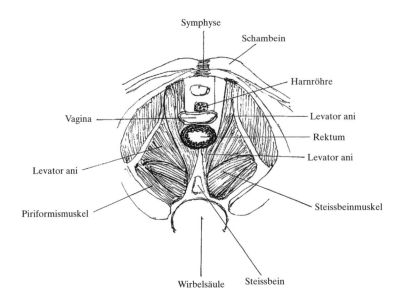

Symphyse

Schambein

Harnröhre

Vagina

Levator ani

Rektum

Levator ani

Levator ani

Piriformismuskel

Steissbeinmuskel

Wirbelsäule   Steissbein

Der Beckenboden ist der untere Abschluss des kleinen Beckens. Er besteht aus drei Muskelschichten, die nur enge Öffnungen für den Darm, die Harnröhre und die Geschlechtsorgane aufweisen. Von innen nach aussen sind dies: das Diaphragma pelvis, das Diaphragma urogenitale und die äussere Schliessmuskelschicht.

Die Therapie der Beckenbodenschwäche

Die Beckenbodenschwäche entsteht in erste Linie durch einen Mangel an Bewegung. Die wirksamste Therapie zur Kräftigung dieser Muskulatur ist das Wandern. Um die Inkontinenz zu verhüten und zu heilen, muss man mindestens zweimal täglich ½ Stunde wandern und an den Wochenenden längere Wanderungen unternehmen.

Das Beckenbodentraining
Wir empfehlen folgende 6 Übungen:

Übung 1
Eine Hand liegt auf dem Schambein, die andere Hand auf dem Steissbein. Sie verschliessen die Körperöffnungen, die Harnröhre, die Vagina und den After und ziehen den Beckenboden nach innen oben. Dabei kontrollieren die Hände, dass die Gesässmuskulatur locker bleibt.

Übung 2
Sie liegen in Seitenlage und winkeln ein Bein an. Nun aktivieren Sie den Beckenboden, indem Sie sich wieder vorstellen,

die Körperöffnungen zu verschliessen und nach innen oben zu ziehen.

Übung 3
Sie knien auf dem Boden, mit hüftbreit gespreizten Knien. Dabei kann die Stirn auf den Händen ruhen. Nun ziehen Sie die Beckenbodenmuskeln nach innen oben, atmen gleichzeitig aus und lassen die Spannung beim Einatmen los.

Übung 4
Sie liegen vor einer Wand und laufen mit kleinen Schritten tap, tap, tap die Wand hoch, lassen den Atem fliessen und gehen nur so weit nach oben, dass kein Druck auf die Halswirbelsäule entsteht, bleiben oben, atmen weiter und gehen wieder langsam hinunter.

Übung 5
Sie liegen auf dem Rücken mit angewinkelten, hüftbreit gespreizten Beinen. Nun aktivieren Sie die Beckenbodenmuskeln und kontrollieren mit den Händen am Unterbauch, dass Sie die tiefen Bauchmuskeln mit anspannen, so dass sie dies spüren.

Übung 6
Sie setzen sich mit leicht gebeugten und gespreizten Beinen auf einen Stuhl. Sie stützen sich mit den Ellenbogen auf die Oberschenkel, wobei der Rücken gerade bleiben soll. Nun aktivieren Sie den Beckenboden und ziehen ihn nach innen oben.

Allgemeine Empfehlungen
Spannen Sie immer den Beckenboden an, wenn Sie zum Heben in die Knie gehen. Atmen Sie während des Hebens aus und kommen Sie mit der Kraft der Beine hoch. Es lohnt sich, ein Leben lang allen Muskeln Sorge zu tragen und sie zu trainieren. Auf diese Weise schonen Sie sowohl den Rücken, als auch den Beckenboden. Bauen Sie die Übungen in Ihren Alltag und in die Freizeit ein. Lassen Sie sich nicht entmutigen, wenn sich der Erfolg nicht sofort einstellt, sondern lassen Sie sich von einer Fachperson mit Erfahrung in dieser Therapie beraten.

Die homöopathische Therapie der Inkontinenz

Eine Hochpotenz aus Causticum, einem Kaliumsalz, mindestens in der zweihundertsten C-Potenz, kräftigt die Sphinkter der Harnröhre und des Anus. Bei Bedarf kann sie stündlich eingenommen werden. Falls Sie nachts Urin verlieren, ohne es zu bemerken, so ist Belladonna, ebenfalls in der zweihundertsten Potenz wirksam. Belladonna können Sie jeden Abend einnehmen.

Die Brust

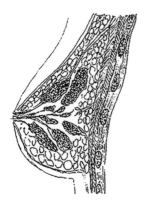

Lateinisch heisst die Brust „Mamma". Sie gilt als sekundäres Geschlechtsmerkmal und besteht aus der Brustdrüse (Glandula mammaria), eingelagert in Fett- und Bindegewebe. Die Senologie beschreibt Erkrankungen der weiblichen Brüste. Im embryonalen Entwicklungsstadium entsteht bei beiden Geschlechtern aus dem Ektoderm die Anlage zu den Brustdrüsen. Die Brust entwickelt sich in der Pubertät durch die Wirkung von Östrogenen, Progesteron, HPL und Prolaktin. Ab dem zweiten Schwangerschaftsmonat vermehrt sich das Drüsengewebe stark.

Das Stillen

Der Prozess der Laktation beginnt am Anfang der Schwangerschaft und reicht bis zum Ende des Stillens. Dabei nimmt der Anteil an Fett- und Bindegewebe in der Brust allmählich ab.
Ab dem 8. Schwangerschaftsmonat beginnt die Produktion der Muttermilch mit der Bildung der Vormilch (Kolostrum). Verantwortlich dafür ist das Hormon Prolaktin, dessen Konzentration im Laufe der Schwangerschaft immer weiter ansteigt. Das Prolaktin (PRL) wird auch laktotropes Hormon (LTH) genannt. Es wird in den laktotropen Zellen des Hypophysenvorderlappens gebildet und fördert während der Schwangerschaft das Wachstum der Brustdrüse. Während der Stillzeit (Laktation) ist es verantwortlich für die Produktion der Muttermilch.

Der Feinbau der Brustdrüse ändert sich je nach der Phase des Menstruationszyklus, während einer Schwangerschaft und während der Stillperiode. Nur beim Stillen ist die Drüse voll ausgebildet. Sie besteht aus feinen Drüsenläppchen, einem Hohlraumsystem. Das Drüsenläppchen besteht aus milchproduzierenden Zellen (Drüsenepithelen), die um einen feinen Hohlraum angeordnet sind, in welchen sie die Milch abgeben und aus Myoepithelzellen, welche die Milch auspressen. Alle Zellen gruppieren sich beerenartig um das Lumen des Läppchens.

Jedes Läppchen hat einen Ausführungsgang, der in einen feinen Milchgang mündet und ist von einer dünnen Kollagenschicht überzogen. Mehrere Lobuli sammeln sich traubenförmig zu einem grösseren Drüsenlappen. Aus diesem führt ein grosser Milchgang zur Brustwarze. Jeder grosse Milchgang mündet einzeln in der Brustwarze nach aussen. Kurz vor der Einmündung in die Brustwarze ist der Milchgang erweitert zu einem Milchsäckchen, dem Sinus lactifer. Die Brust enthält im Ganzen 10 bis 20 Drüsenlappen, die zusammen mit den grossen Milchgängen sternförmig um die Brustwarze herum angeordnet sind.

Der Lymphabfluss aus der Brustdrüse erfolgt auf vier Wegen: Ein Weg führt durch die Lymphknoten, die um die Brustdrüse gelegen sind, zu den Achsellymphknoten und von dort über die Lymphknoten, die sich ober- und unterhalb des Schlüsselbeins befinden, zum Venenwinkel. Ein zweiter Weg des Lymphabflusses führt von den Lymphknoten um die Brustdrüse, den Nodi lymphoidei paramammarii, direkt zu den Lymphknoten ober- und unterhalb des Schlüsselbeins (den infra- und supraklavikulären Lymphknoten).
Ein weiterer Weg geht über die Lymphknoten, die sich zwischen den Brustmuskeln befinden (Nodi lymphoidei interpectorales), zu den infra- und supraklavikulären Lymphknoten.
Ein vierter Weg des Lymphabflusses geht zu den Lymphknoten, die sich neben dem Brustbein im Innern des Brustkorbes befinden (Parasternallymphknoten).

Das Berühren der Brustwarzen und das Saugen des Kindes stimuliert reflektorisch die Absonderung der Muttermilch und fördert die Ausschüttung von Prolaktin und Oxytocin aus der Hypophyse. Oxytocin erleichtert beim Stillen den Milchfluss, in dem es bewirkt, dass sich die Milchgänge zusammenziehen. Gleichzeitig wirkt es auf die Muskelzellen der Gebärmutter und fördert deren Kontraktion und Rückbildung. Oxytocin vertieft die Beziehung der Mutter zu ihrem Kinde bedeutend.

Die volle Bildung der Muttermilch beginnt erst nach der Geburt, wenn die Nachgeburt der Plazenta geschehen ist, denn die Plazenta bildet, so lange sie da ist, noch Progesteron, welches die Prolaktinrezeptoren besetzt und dadurch die Prolaktinwirkung hemmt. Nach der Plazentalösung endet diese Hemmung, so dass es zum Milcheinschuss kommt.

Während der Stillperiode ist die Interaktion zwischen der Mutter und ihrem Kind entscheidend dafür, dass die Reflexe zur Milchbildung und für den Milchfluss gut weitergehen. Vor allem im Wochenbett ist es ganz wichtig, dass man sich zum Stillen Zeit und Ruhe gönnt, damit man mit dem Neugeborenen einen Rhythmus finden kann. Man muss das dem Partner und älteren Kindern erklären. Wichtig ist auch die Haltung beim Stillen, dass man das Kind zur Brust bringt und nicht die Brust zum Kind, damit der Rücken sich nicht verspannt. Man sucht eine bequeme Stellung, in der das Kind sich mit seinem ganzen Körperchen einem zuwendet, sich eng anschmiegen und mühelos die Brustwarze erreichen kann. Um die Brust zu schonen, sollte das Kind nicht nur die Brustwarze, sondern möglichst viel vom Warzenhof in den Mund nehmen. Am Anfang bilden sich leicht schmerzhafte Rhagaden an den Brustwarzen. Dem kann man wirksam vorbeugen, indem man in den letzten Schwangerschaftswochen die Brustwarzen mit einer ganz weichen Zahnbürste ganz sanft massiert. Die Brust ist beim Stillen sehr empfindlich auf Temperaturschwankungen. Auch im Sommer muss man den Oberkörper warm zudecken und sich vor Zugluft schützen. Solange Milch ausläuft, eignen sich waschbare Stilleinlagen aus Wolle, Seide oder Baumwolle, doch müssen sie ausgewechselt werden, sobald sie feucht sind. Das Kind soll immer aus beiden Brüsten trinken, aber man soll nicht zu früh die Seite wechseln, denn erst nach etwa drei bis fünf Minuten geht die dünnere, den Durst stillende Milch in eine kalorienreiche, sättigende Nahrung über. Die Milchbildung wird besonders gut angeregt, wenn das Kind eine Brust ganz leer trinkt. Trinkt es dann an der zweiten Brust weniger, so ist das kein Grund zur Sorge. Dann bietet man beim nächsten Stillen zuerst die zweite Brust an. Damit man sich erinnert welche an der Reihe ist, kann man zum Beispiel den BH-Träger mit einem Band markieren. Dass das Kind in den ersten Tagen bis zu 7 % seines Gewichtes verliert, ist normal. Innert zwei Wochen wird es das Geburtsgewicht wieder erreichen. Neugeborene Kinder haben keinerlei Rhythmus, weder für den Schlaf, noch für das Stillen. Man kann es zuerst ansetzen, wann immer es danach verlangt, muss aber bald einmal versuchen, einen Rhythmus zu finden, mit immer länger werdenden Pausen und die Stillzeiten so wählen, dass sie einem entsprechen. Behält man das Stillen „on demand" bei, erschöpft man sich immer mehr, genauso wie das Kind. Man kann mit 8 Mahlzeiten beginnen und diese allmählich auf 6 Mahlzeiten reduzieren, möglichst nur noch eine inmitten der Nacht. Hat das Kind zwischen den Stillzeiten Durst, so kann man etwas Fencheltee anbieten.

Ein pathologischer Milchfluss, die Überproduktion von Prolaktin

Ein erhöhter Prolaktin-Spiegel bewirkt oft, dass der Eisprung und die Menstruation ausbleiben. Bei einem Milchfluss ausserhalb einer Stillperiode oder bei Zyklusstörungen, sollte immer der Prolaktinspiegel bestimmt werden. Ist er erhöht, so muss ausgeschlossen werden, dass ein Tumor in der Hypophyse, ein Prolaktinom, die Ursache des zu hohen Prolaktinspiegels ist. Diese Tumoren sind gutartig und können durch eine medikamentöse Therapie oft mit Erfolg behandelt werden, so dass keine Operation notwendig wird. Ein andauernd erhöhter Prolaktinspiegel über 200 ng/ml deutet auf verschiedene Störungen und Krankheiten hin. Während der Stillperiode ist ein Prolaktinspiegel zwischen 25 und 200 ng/ml normal. Erhöhte Prolaktinspiegel findet man bei einer Hypothyreose, bei der Einnahme verschiedener Medikamente, besonders von Neuroleptika, wie Amisulprid und Risperidon oder beim Konsum von Cannabis sowie bei epileptischen Anfällen und psychiatrischen

Krankheiten. Durch eine Reizung von Thoraxnerven, z. B. bei einer Gürtelrose, bei Endometriose, in akuten und chronischen physischen und psychischen Stresssituationen, in der Schwangerschaft, nach einem Orgasmus, nach intensiven Manipulationen an der Brust. Nach eiweissreicher Nahrung und bei hohem Bierkonsum ist der Prolaktinspiegel leicht erhöht. Ist er höher als 200 ng/ml, so muss man von einem Prolaktinom in der Hypophyse ausgehen. Hohe Prolaktinspiegel stören die pulsierende Sekretion der Geschlechtshormone LH und FSH, so dass ein sekundärer Hypogonadismus mit Rückbildung der weiblichen Geschlechtsmerkmale entstehen kann. Bei Brustkrebs ist ein niedriger Prolaktinspiegel gewünscht, da das Prolaktin das Tumorwachstum fördert[265].

Das Problem der künstlichen Stimulation der Geburtswehen durch künstliches Oxytocin

Durch die Gabe von künstlichem Oxytocin wird das mütterliche Oxytocin-System gestört. Es gibt Hinweise darauf, dass Frauen, die unter der Geburt hohe Dosen an synthetischem Oxytocin erhalten, am 2. Tag nach der Entbindung Schwierigkeiten mit der Produktion von körpereigenem Oxytocin haben, so dass der Milchspendereflex behindert wird. Ausserdem haben mehrere Studien gezeigt, dass bei Frauen, die unter der Geburt hohe Dosen von synthetischem Oxytocin erhielten, im gesamten ersten Lebensjahr des Kindes das Risiko für postpartale Depressionen und Angststörungen erhöht ist.

Durch die Gabe von synthetischem Oxytocin kann es zu einer Überstimulation des Uterus kommen: normalerweise wird körpereigenes Oxytocin von der Hypophyse pulsatil, also mit hohen Spitzen und dazwischenliegenden Pausen, ausgeschüttet. Dies ermöglicht sowohl den Rezeptoren als auch der Muskulatur des Uterus eine Aktivität im Wechsel mit Pausen.

Wenn diese Pausen durch eine kontinuierliche Zufuhr von synthetischem Oxytocin nicht mehr stattfinden, kann es zu einer Phase eines „Wehensturms" kommen, mit Überlastung der Muskulatur und anschliessenden Ermüdungserscheinungen, wonach eine Wehenschwäche nachfolgt. Während des Wehensturms wird die Blutzufuhr zum Kinde gedrosselt und zwar stärker und häufiger als normal, so dass das Kind unter Sauerstoffmangel leidet. Die überanstrengte Uterusmuskulatur wird zudem übersäuert. Dies bewirkt eine Übersäuerung des mütterlichen und genauso des kindlichen Blutkreislaufs und das Neugeborene hat Schwierigkeiten mit der Adaptation, so dass der APGAR-Wert weniger gut ausfällt.

Das synthetische Oxytocin geht auch in den Blutkreislauf des Kindes über. Dies wirkt sich negativ auf die natürlichen Reflexe des Neugeborenen aus, die nach der Geburt beim ersten Hautkontakt mit der Mutter dafür sorgen sollen, dass das Kind eigenständig zur Brust findet[266]. Die 9 Stadien nach Widström werden nicht wie von der Natur vorgesehen, durchlaufen. Babys verbringen weniger Ruhezeiten auf der Brust der Mutter, finden die Brust nicht recht, saugen weniger effektiv und zeigen weniger klare Hungerzeichen.

Der Hautkontakt nach der Geburt setzt bei der Mutter und beim Kind in faszinierender Weise eine Reihe physiologischer Abläufe in Gang, welche für den Beginn des Stillens ganz wichtig sind. Aufbauend auf Forschungen der Neunzigerjahre, in denen bereits die Fähigkeit des Babys zum Self-Attachment erkannt wurde, beschrieb die schwedische Hebamme Ann-Marie Widström im Jahr 2010, erstmals gemeinsam mit Kolleginnen, dieses Geschehen nach der Geburt und unterteilte es in 9 Stadien. In den darauffolgenden Jahren wurde dieses „Self-Attachment" durch weitere Forschungen noch genauer beschrieben und die Bedeutung

eines möglichst ungestörten Ablaufes wurde immer deutlicher. Heute ist klar geworden, dass ein direkter, ununterbrochener Hautkontakt der Mutter für mindestens eine Stunde bei jedem reifen, spontan und komplikationslos geborenen Kinde auch in jeder Klinik ermöglicht werden muss. Auch in besonderen Umständen und bei vulnerablen Neugeborenen nach einer Kaiserschnittentbindung ist dies oft möglich[267].

Die Muttermilch

Das Wort Muttermilch (lac maternum) ist recht neu und kam erst im Zusammenhang mit Stillkampagnen des 18. Jahrhunderts allgemein in Gebrauch, um die Mütter dazu anzuregen, ihre Kinder selbst zu stillen, statt sie einer Amme zu übergeben. Stillen hat viele Vorteile für das Kind und die Mutter. Das Kind erhält eine Immunität und eine optimale Ernährung. Das Risiko für den plötzlichen Kindstod ist bei gestillten Kindern deutlich reduziert[268]. Bei der Mutter bildet sich die Gebärmutter besser zurück und reduziert das Risiko für Brust- und Eierstockkrebs sowie für Diabetes und Bluthochdruck[269,270]. Der Milcheinschuss kann etwas schmerzhaft sein. Manchmal entsteht ein Milchstau. Durch Ausstreichen, Abpumpen oder Kühlung mit Quark, Ruhe und Entspannung, kann er sich lösen. Auch kommt es vor, dass das Kind durch zu starken Milchfluss erschrickt. Dann hilft es, bei voller Brust zuerst ein wenig abzupumpen, bevor man das Kind ansetzt. In den ersten Wochen nach der Geburt reagiert die Gebärmutter beim Stillen mit Nachwehen. Diese sind anfangs schmerzhaft, wenn auch weit weniger als Geburtswehen. Sie helfen der Gebärmutter, sich zusammenzuziehen und sich zurückzubilden.

Verglichen mit der Kuhmilch enthält die Muttermilch viel weniger Eiweiss, mehr Kohlenhydrate in Form von Milchzucker

(Laktose) und besondere Oligosaccharide, Antikörper und die Immunabwehr fördernde Enzyme, fettspaltende Enzyme (Gallensalz-aktivierte Lipasen), die dem Kind die Fettverdauung erleichtern, mehr Kupfer, deutlich weniger Phosphor, mehr von den Vitaminen A, C und E, dafür weniger B-Vitamine, Vitamin K und Vitamin D. Die Muttermilch enthält Docosahexaensäure (DHA), eine Omega-3-Fettsäure, die man sonst nur in Pflanzen oder in rohem Fisch findet. Die Muttermilch ist reicher an Lipiden und Proteinen, wenn ein Junge geboren wurde, als bei einem Mädchen. Andrerseits wurde festgestellt, dass Neugeborene Mädchen mehr Milch trinken als Knaben[271].

Der Einfluss der Ernährung der Mutter auf die Qualität der Brustmilch

Durch eine geeignete Ernährung kann man die Menge der Milch beeinflussen und den Gehalt an wertvollen Inhaltsstoffen, zum Beispiel den Gehalt an Omega-3- und Omega-6 Fettsäuren, an Linolsäure, Mineralstoffen, Selen, Zink und weiteren Vitaminen. Die Milchmenge wird ausschliesslich über die Nachfrage reguliert, welche durch die Reizung der Brustwarzen wahrgenommen wird. In den ersten Tagen und Woche ist die Zusammensetzung der Muttermilch anders als später. Sie passt sich dem sich wandelnden Bedarf des Säuglings an Nährstoffen an. Unmittelbar nach der Geburt ist der Organismus des Neugeborenen auf die natürliche Verzögerung des Milcheinschusses um 1 bis 2 Tage eingerichtet. Am Anfang ist es sehr wichtig, das Kind häufig anzulegen, um die Milchbildung anzuregen. Das Neugeborene trinkt in dieser Zeit die erste Vormilch, das Kolostrum. Dieses gleicht noch wenig einer Milch, denn es ist gelb und dickflüssiger. Das Kolostrum ist besonders reich an Stoffen für die Immunabwehr des Neugeborenen und schützt es vor Krankheiten. Die gelbe Farbe kommt vom hohen Gehalt an Carotinoiden. Faszinierend, dass die Muttermilch auch nach dem Kolostrum weiterhin einen hohen Gehalt an sekundären Pflanzenstoffen hat, an Carotinoiden, mehrfach ungesättigten Omega-3- und Omega-6 Fettsäuren. Man hat festgestellt, dass gesunde Tiere, wenn sie erwachsen sind, die Nahrung instinktiv so zusammensuchen, dass der Gehalt an Nährstoffen der Milch des Muttertieres entspricht. Dies ist bei uns Menschen nicht anders und entspricht der Erkenntnis, dass man nur durch eine pflanzenbasierte Ernährung vermeiden kann, krank zu werden.

Durch den hohen Gehalt an Carotinoiden und ungesättigten Lipiden wirkt die frische Muttermilch stark antioxydativ. Darum ist die Muttermilch ganz besonders wichtig für Frühgeborene, da ihre antioxydativen Systeme noch nicht genug reif sind, um freie Radikale abzufangen. Bei Frühgeborenen entstehen freie Radikale durch die oft notwendige intravenöse Ernährung und durch Bluttransfusionen. Auch reife Neugeborene sind für Infektionen anfällig[272]. Gewisse Aromastoffe mit antioxydativer und antiinfektiöser Wirkung, welche die Mutter mit der Nahrung aufnimmt, gehen in die Muttermilch über[273]. Darum ist auch in der Stillperiode eine überwiegend vegetabile Ernährung der Mutter mit hohem Gehalt an naturbelassenen, lebendigen Vegetabilien für das Neugeborene ganz wichtig.

Die Haltbarkeit der Muttermilch

Abgepumpte Muttermilch sollte bei Raumtemperatur innerhalb von 6 Stunden verbraucht werden. Gekühlt ist sie, wie bovine unpasteurisierte Frischmilch, bei 4 °C während maximal 5 Tagen im Kühlschrank haltbar. Danach nimmt der Gehalt an Infektionskeimen stark zu. Sie kann bei −20 °C eingefroren werden. Dadurch verliert sie aber einen Grossteil des Gehaltes an Antioxidantien[274]. Tiefgefroren ist die Muttermilch 6 Monate haltbar. Am besten lässt sich eingefrorene Muttermilch über die Nacht im Kühlschrank auftauen. Dann muss sie noch am gleichen Tag verbraucht werden. In der Regel hat die frische Muttermilch nur einen sehr schwachen Geruch. Nach zweimonatiger Lagerung im Gefrierfach stellt man aber einen „metallisch-fischigen" Geruch fest, mit etwas „schweissig, ranziger" Note. Auch der Geruch nach „fettig, nach Butter und nach Heu" intensiviert sich etwas. Diese Veränderungen entstehen durch Lipolyse- und Oxidationsprozesse, besonders durch die Oxydation der Linolsäure und anderer ungesättigter Fettsäuren. Durch die Oxydation verlieren sie ihre antioxydative Wirkung. Man könnte dies verhindern, indem man die Muttermilch sauerstofffrei oder bei noch viel niedrigeren Minustemperaturen lagern würde[275]. Doch ist dies im Privathaushalt kaum realisierbar. Würde man die Muttermilch pasteurisieren, indem man sie sofort nach dem Abpumpen kurz auf über 82 °C erhitzen und dann sofort einfrieren würde, würde man die Lipase deaktivieren und aus den mehrfach ungesättigten Fettsäuren würden gefährliche Radikale entstehen und ein Grossteil der Immunstoffe würde verloren gehen. Darum können wir dies gar nicht empfehlen. Trotzdem besteht die offizielle Meinung, dass die so behandelte Muttermilch noch besser sei, als jede handelsübliche, künstliche Säuglingsmilch[276].

Alternativen zur Muttermilch

Mit der Entwicklung von Säuglingsfertignahrung aus Milchpulver begannen die Hersteller, besonders Nestlé, für ihre Pulvermilch zu werben, indem sie behaupteten, diese sei moderner und gesünder als die Muttermilch. In „Entwicklungsländern", in denen das Trinkwasser unrein ist, entstanden dadurch schwere Krankheiten[277]. Die industrielle Fertignahrung für Säuglinge enthält wohl mengenmässig mehr oder weniger alle wichtigsten Nährstoffe, aber es fehlen viele Botenstoffe, Mikronährstoffe, Immunglobuline und Antioxydantien, die sich

künstlich nicht nachmachen lassen[278]. Gestillte Kinder leiden später im Leben bedeutend weniger an Allergien, Asthma bronchiale, an atopischen Ekzemen (Neurodermitis), an Adipositas, Diabetes mellitus, Herz-Kreislauf- und Magen-Darm-Krankheiten.

Die Mandelmilch

In Süditalien, Spanien, Mallorca wurden Säuglinge seit Jahrhunderten mit Mandelmilch aufgezogen. Von Experten der Industrieländer wird diese Möglichkeit noch immer angezweifelt, obschon wissenschaftlich anerkannt ist, dass das Kuhmilcheiweiss der industriellen Säuglingspulvermilch allergische Krankheiten und Ekzeme verursacht[279,280,281].

Im Jahr 2005 wurde eine randomisierte Studie an 52 Säuglingen im Alter von 5 bis 9 Monaten mit dokumentierter Kuhmilchallergie durchgeführt und Mandelmilch mit Sojamilch und Pulvermilch aus hydrolysierten Proteinen verglichen, die als hypoallergene Säuglingsmilch angeboten wird. In der Mandelmilchgruppe verbesserten sich die klinischen Symptome innert 5 bis 12 Tagen stark. Während der gesamten Studie wurde kein Unterschied in der Wachstumsrate, der Zunahme des Gewichts, der Länge und des Kopfumfangs festgestellt, zwischen Säuglingen, denen Mandelmilch verabreicht wurde und Säuglingen, denen die Formel auf Sojabasis oder diejenige auf Proteinhydrolysatbasis verabreicht wurde. Im Gegensatz zur Gruppe mit Mandelmilch entstand bei 23 % der Säuglinge, die mit Pulvermilch auf Sojabasis und bei 15 % der Kinder mit Pulvermilch auf Proteinhydrolysatbasis eine sekundäre Sensibilisierung. Die Schlussfolgerung aus dieser Studie war, dass die Mandelmilch zur Ergänzung der Muttermilch geeignet ist und dass sie durch ihre Inhaltsstoffe gegen Allergien wirksam ist[282].

Nach unserer Erfahrung gedeihen Säuglinge schon ab dem dritten Monat gut mit

Mandelmilch, wenn aus irgendeinem Grund nicht gestillt werden kann. Die Mandelmilch ist, wie die Muttermilch, reich an Linolsäure und hat einen ähnlichen Eiweissgehalt. Ab dem dritten Monat kann etwas ganz frisch zentrifugierter Apfelsaft und Karottensaft zugegeben werden, den man durch einen Kaffeefilter von festen Bestandteilen befreit. Dadurch erhält das Kind die notwendigen Antioxydantien, Flavonoide, Vitamine und Carotinoide. Es kann selten vorkommen, dass die Enzyme im kindlichen Darm etwas später ausreifen. In so einem Fall äussert sich dies in zu dünnem Stuhlgang. Dann sollte man noch 2–3 Wochen zuwarten mit dieser Ergänzung. Wichtig ist, dass man die Mandelmilch immer frisch und aus weissem Mandelpüree mit dem Mixer und mit frischem Wasser zubereitet. Auch darf vorsichtig etwas Honig zugegeben werden, wenn das Kind sie sonst nicht trinkt. Die Mandelmilch soll so zubereitet werden, dass sie beim Probieren angenehm ist, weder wässrig, noch dickflüssig, etwa so wie die Konsistenz einer bovinen Vollmilch oder Ziegenmilch.

Die Förderung der Muttermilch

Bei Erschöpfung und Unruhe kann die Menge der Milch zurückgehen. Dann muss man sich beim Stillen eine entspannte Umgebung schaffen. Nach dem Stillen kann man die Brust, ausser der Brustwarze, mit Malvenöl einreiben. Malvenöl ist bei WALA erhältlich.

Der Milchbildungstee nach Stadelmann

Kümmelsamen, Anissamen, Fenchelsamen, Hopfen, Melissenblätter, Holunderblüten, alle zu gleichen Teilen gemischt. 2 Teelöffel der Mischung mit einem Mörser kurz anstossen (damit die ätherischen Öle in den Tee übergehen), mit ¼ Liter kochendem Wasser aufbrühen, 10 Minuten abgedeckt ziehen lassen, abseihen und bei Bedarf mit Honig süssen.

Man trinkt 3 × eine grosse Tasse über den Tag verteilt. Darf nicht überdosiert werden.

Medikamente in der Stillperiode

Oft liegen abweichende oder keine pharmakokinetischen Daten vor zur Anwendung von Medikamenten in der Stillzeit. Fachinformationen empfehlen eine Stillpause für 24 Stunden nach einer Medikamenteneinnahme, um rechtlich auf der sicheren Seite zu sein. Als Faustregel gilt jedoch, dass die Mutter nach einer Narkose stillen darf, sobald sie wieder ganz wach ist[283].

Oral, intravenös, spinal oder epidural verabreichte Medikamente zur Anästhesie und Bekämpfung von Schmerzen diffundieren in die Muttermilch. Leider fehlen pharmakokinetische Daten für einige Medikamente zur Anwendung in der Stillzeit oder die Daten sind nicht einheitlich[284,285]. Fachstellen empfehlen zu fast allen Medikamenten eine Stillpause von 24 Stunden nach der Einnahme oder dass man die Milch während dieser Zeit verwirft.[286] In der klinischen Praxis gilt dies jedoch als veraltet. Anästhesisten, Geburtshelfer und Kinderärzte möchten die Mutter zu frühem Stillen animieren und die Exposition des Neugeborenen durch Medikamente möglichst gering halten. Viele Mütter sind besorgt und machen eine Pause mit dem Stillen oder sie verweigern die Einnahme von Medikamenten[287].

Die „relative kindliche Dosis" ist der Prozentsatz der Dosis, die das Kind durch die Muttermilch pro Kilogramm Körpergewicht erhält, im Vergleich zur mütterliche Dosis pro Kilogramm Körpergewicht[288]. Man nennt diesen Prozentsatz, den das Kind erhält „relative Dosis". Im Allgemeinen gilt ein Medikament mit einer relativen Dosis unter 10 % als sicher für die Stillzeit. Zwischen 10 und 25 % wird zur Vorsicht gemahnt und bei über 25 % gilt die Anwendung während der Stillzeit als kontraindiziert[289]. Substanzen mit niedriger molarer Masse, geringer Proteinbindung, niedrigem Ionisationsgrad, langer Halbwertszeit, hoher oraler Bioverfügbarkeit, hoher Lipidlöslichkeit sowie Säuren und Basen, gelangen stark in die Muttermilch[290].

Betäubungsmittel für die Narkose
Betäubungsmittel für Narkosen, die man in die Vene injiziert (Injektionsanästhetika), diffundieren schnell und stark in die Muttermilch. Opiumartige Medikamente wie Fentanyl, Alfentanil, Pethidin, die für die Narkose der Mutter verwendet werden, gehen aber zu weniger als 6 % in das Neugeborene über. Trotzdem hemmen sie die Atmung, so dass es zu Atempausen (Apnoen) kommen kann. Zudem scheidet sie das Neugeborene wesentlich langsamer aus als die Mutter[291]. Erhält die Mutter solche „Morphine" in Form von Tabletten zur oralen Einnahme, so gehen sie aber zu 12 % in das Kind über, so dass grösste Vorsicht geboten ist[292]. Hydromorphon wird im mütterlichen Stoffwechsel nur sehr langsam abgebaut (lange Halbwertszeit). Deshalb bleibt es lange in der Muttermilch. Darum ist für stillende Mütter bei wiederholter Einnahme höchste Vorsicht geboten[293]. Würde die Mutter Hustenmittel einnehmen, die Codein enthalten oder das Schmerzmittel Tramadol (Tramal®), so kann das bei Neugeborenen schwerste Atemdepressionen verursachen (Apnoe, Atemstillstand)[294]. Das Schmerzmittel Remifentanil darf stillenden Müttern nicht gegeben werden, auch nicht das Schmerzmittel Pethidin, das auch dann, wenn es vor der Geburt gegeben wird, nach der Geburt eine schwere Atemdepression beim Kind verursacht.

Beruhigungsmittel, Schlafmittel
Wenn eine Mutter zur Beruhigung vor der Geburt ein Benzodiazepin wie Va-

lium® oder Lorazepam (Temesta®) erhält, ist die Adaptation des Kindes bei der Geburt behindert, so dass es mit einem deutlich schlechteren APGAR-Score auf die Welt kommt und riskiert unter Sauerstoffmangel zu leiden[295,296]. Auch können diese Mittel, wenn sie zusätzlich zur Epiduralanästhesie gegeben werden, bei der Mutter ein Delirium verursachen, mit Halluzinationen, Verwirrtheit, Unruhe, Weinkrämpfen, stereotypen Handbewegungen und einem mehrstündigen Gedächtnisverlust[297]. Jedoch können stillende Mütter nach der Geburt, wenn absolut nötig, eine Einzeldosis von Lorazepam oder Valium erhalten, ohne Gefahr für das Kind[298], doch mit der Gefahr von starken Nebenwirkungen für die Mutter wie Verwirrtheit, Schläfrigkeit, Übelkeit und Erbrechen[299]. Diazepam (Valium®) wird aber sehr langsam abgebaut, so dass es bei gestillten Kindern bis zu 10 Tagen nach Einnahme der Mutter in beträchtlicher Konzentration im Blut des Kindes nachgewiesen werden kann. Darum unterbrechen viele Frauen das Stillen, da ihre Säuglinge zu schläfrig sind[300].

Schmerzmittel
Die so genannten nichtsteroidalen Antirheumatika (NSAR) gelten als Medikamente der Wahl in der Stillzeit, da sie nur wenig in die Muttermilch übergehen[301]. Benötigt die Mutter Acetylsalicylsäure, wegen einer Präeklampsie, Thromboembolie oder einer Herzklappenprothese, so darf sie in einer Dosis von 100 bis 300 mg pro Tag regelmässig gegeben werden, sowohl in der Schwangerschaft, als auch in der Stillzeit[302]. Erfolgt dies aber in höherer Dosierung über längere Zeit, so entsteht beim Säugling eine Übersäuerung (metabolische Azidose), die eine schwere, gefährliche Gelbsucht mit Hirnschaden (Reye-Syndrom) verursachen kann[303]. Nimmt die Mutter während der Schwangerschaft das Schmerzmittel Paracetamol ein, so besteht für ihr Kind ein Risiko für Verhaltensstörungen [304]. Para-

cetamol ist für Neugeborene weniger toxisch für die Leber, als bei älteren Kindern, da Neugeborene noch weniger Cytochrom-P450-Enzyme haben, die Paracetamol in toxische Metabolite umwandeln[305].

Muskelrelaxantien

Wird während der Stillzeit eine Narkose nötig, so werden diese Medikamente gegeben, damit die Muskulatur gelähmt ist und man besser operieren kann. Sie sind nur wenig fettlöslich, so dass sie das Kind nicht gefährden, da sie kaum in die Muttermilch übergehen[306].

Anticholinergika

Dies sind Medikamente, welche in das vegetative Nervensystem eingreifen, indem sie dessen beruhigende Funktion, den Parasympathicus, hemmen. Dadurch entspannen sich die unwillkürlichen Bewegungen der glatten Muskulatur der Organe, zum Beispiel die Peristaltik des Darms und wird die Absonderung in allen Drüsen gehemmt. Dazu gehören das ursprünglich in der Tollkirsche entdeckte Atropin und das Medikament Robinul (Neostigmin®). Anticholinergika werden stillenden Müttern seit Jahrzehnten verabreicht. Obschon es keine wissenschaftliche Studien dazu gibt, gelten sie als sicher für das Kind[307].

Antiemetika

Dies sind Medikamente gegen Brechreiz und Erbrechen. Ondansetron hemmt die Wirkung von Serotoninrezeptoren. Stillende Frauen sollten es nicht erhalten. Metoclopramid (Paspertin®) geht in die Muttermilch über. Eine Wirkung auf das Gehirn des gestillten Kindes kann nicht ausgeschlossen werden, so dass es in der Stillzeit nicht angewendet werden darf. Droperidol (Xomolix®) erzeugt in der Stillzeit ebenfalls neurologische Schäden und Entwicklungsstörungen. Brechreiz kann durch das homöopathische Mittel Ipecacuanha in zweihundertster C-Potenz

wirksam behandelt werden, ohne jede Gefahr für das gestillte Kind.

Lokalanästhetika

Diese lokal injizierten Betäubungsmittel gehen praktisch nicht in die Muttermilch über, da sie nicht fettlöslich sind[308]. Werden diese Medikamente wegen einer Epiduralanästhesie für einen Kaiserschnitt verwendet, so erhält das Kind über die Plazenta und danach über die erste Muttermilch, das Kolostrum, grössere Mengen[309]. Trotzdem gilt eine epidurale Anästhesie während der Geburt mit Ropivacain oder Bupivacain als sicher für das Kind[310].

Antibiotika

Antibiotika während der Schwangerschaft schädigen nicht nur die Flora im Darm, sondern auch in der Scheide der Mutter. Das Mikrobiom der Scheide besiedelt bei der Geburt den Darm des Kindes. Darum entsteht durch jede antibiotische Therapie der Mutter während der Schwangerschaften ein Schaden im Aufbau des Mikrobioms des kindlichen Darms und gefährdet das Kind für eine spätere Adipositas[311]. Die Muttermilch enthält auch gesunde Bakterien für den Aufbau der Darmflora des Kindes. Eine antibiotische Therapie der Mutter verändert den Bakteriengehalt der Muttermilch, so dass sie viel weniger Laktobazillen enthält. Diese sind für den weiteren Aufbau des Mikrobioms des Kindes ganz wichtig. Ein gesundes Mikrobiom ist entscheidend für die Entwicklung des Immunsystems des Kindes und zur Verhütung einer Adipositas bereits im Kindesalter[312]. Penizilline und ältere Cephalosporine gelten in der Stillzeit als Antibiotika der Wahl[313].

Mittel gegen Bluthochdruck (postpartale Hypertonie)

Clonidin (Catapresan®) sollte stillenden Müttern nur mit grosser Vorsicht gegeben werden, denn es geht stark in das Kind über[314]. Muss ein Bluthochdruck nach der Schwangerschaft intravenös mit Urapidil gesenkt werden, so muss das Stillen unterbrochen werden, da keine Daten oder publizierten Erfahrungen vorliegen[315]. Dagegen gelten Labetalol, Nifedipin, Enalapril, Captopril, Atenolol und Metoprolol als unschädlich für das Kind, im Gegensatz zu anderen ACE-Hemmern, Angiotensin-II-Rezeptor-Blockern und Amlodipin. In der Schwangerschaft gilt Alpha-Methyldopa als Mittel der ersten Wahl und kann auch in der Stillzeit angewandt werden, ohne Gefahr für das Kind[316].

Zusammenfassend kann man sagen, dass die relative Dosis der meisten Medikamente, das heisst, der Prozentsatz des Spiegels im kindlichen Blut, im Vergleich zu demjenigen der Mutter, selten über 10 % beträgt. Nach einer Narkose kann die Mutter stillen, sobald sie wach ist. Muss man das Stillen unterbrechen, so bedeutet dies für das Kind ein grösseres Risiko als Spuren von Medikamenten in der Muttermilch. Doch bei einigen Medikamenten, Opioiden, Diazepam, Droperidol, Clonidin und Urapidil ist grösste Vorsicht geboten oder sie dürfen in der Stillzeit gar nicht verwendet werden. Schmerzmittel der Wahl sind in der Stillzeit Paracetamol und gewisse so genannte nicht steroidale Antirheumatika, zum Beispiel Ponstan. Für Diclofenac (Voltaren®) ist nicht bekannt, inwiefern es in die Muttermilch übergeht. Darum soll es nur in zwingenden Gründen und nur kurzzeitig angewendet werden, auch nicht als Gel auf grösseren Hautpartien oder auf der Brust. Voltaren ist ein veraltetes Medikament, da es auch beim Erwachsenen relativ häufig die Nieren schädigt. Es ist ganz wichtig, dass man als Mutter, bei jeglicher Einnahme eines Medikaments, immer auf Zeichen einer Atemdepression (Atempausen, Apnoen), Schläfrigkeit oder eine verminderte Aufmerksamkeit des Kindes achtet. Auch empfiehlt es sich,

das Medikament während des Stillens einzunehmen. Dann entsteht der Wirkspiegel erst danach und es ist bis zum nächsten Stillen wenigstens teilweise bereits wieder ausgeschieden. Daten zu Medikamenten während der Stillzeit findet man im Internet unter embryotox. de (http://www.embryotox.de), LactMed® database (*https://toxnet.nlm.nih.gov/new toxnet/lactmed.htm*) oder http://www. motherisk.org.

Naturheilmittel für die Stillzeit

Spagyrische Essenzen darf man als Mutter in der Stillzeit einnehmen. Kindern unter 6 Jahren darf man sie nicht geben, da ihre Blut-Hirnschanke noch unreif ist und sie ins Gehirn gelangen können. Ätherische Öle können den Geschmack der Muttermilch verändern.

Oleum gynaecologicum

Dies ist ein Rezept für eine Mischung aus 5 Tropfen Karottensamenöl, 10 Tropfen ätherischem Anisöl, 5 Tropfen ätherischem Korianderöl, 3 Tropfen Lavendelöl, 3 Tropfen ätherischem Wildrosenöl in 100 ml Mandelöl. Dieses Öl darf man auf keinen Fall einnehmen. Der Brust tut es wohl, wenn man es sanft einmassiert, nicht jedoch die Brustwarze und auch nicht den Warzenhof, damit das Kind nicht davon trinkt. Ätherische Öle müssen von Kindern ferngehalten werden. Würde ein Kind davon trinken und sich verschlucken, so kann das lebensgefährlich sein, da es in der Lunge die Oberflächenspannung aufhebt, so dass man nicht mehr atmen kann.

Der Stilltee

Rp: Fol. Melissae, Fol. Malvae, Flos Calendulae aa Fruct. Anisi, Frct. Foeniculi, Fol. Melissae, Frct. Anethi aa. Zu gleichen Teilen gemischt.
Übergiessen, etwas ziehen lassen und 3 mal täglich eine Tasse trinken.

Mittel gegen Hautreizungen

Zum sanft Einmassieren ist eine Mischung von 100 ml Mandelöl mit 10 Tropfen ätherischem Ringelblumenöl (Calendula officinalis) geeignet.

Mittel bei wunden Brustwarzen

Lanolin
Ein altes Mittel aus der Volksmedizin ist die Pflege mit *Lanolin*. Lanolin wird auch als Wollwachs bezeichnet. Wollwachs wird aus den Talgdrüsen von Schafen gewonnen. Manchmal muss man anfangs die Brustwarzen mit Stillhütchen schützen.

Verdünnte Zauberstrauch- oder Eichenrindenextrakte.
Wirksam gegen die Entzündung ist ein ethanolisch-wässriger Trockenextrakt dieser beiden Kräuter, mit 5 g des Extraktes in 100 g 30 prozentigem Ethanol, zum Auflegen, mit einer Kompresse. Fertigzubereitungen sind im Handel.

Ringelblume (Calendula) und Johanniskrautöl
Als Salbe ist die Ringelblumensalbe (Calendula officinalis) für die Pflege der Brustwarze geeignet, auch Johanniskrautöl.

Umschläge mit Quark
Quark wirkt kühlend und entzündungshemmend.

Salbei
Er darf während der Schwangerschaft nicht getrunken werden. Für die Stillperiode ist die Salbei geeignet.

Pflanzliche Arzneimittel haben eine grosse therapeutische Breite. Trotzdem dürfen sie nicht überdosiert und auch nicht lange angewendet werden und nur unter sorgfältiger Beobachtung des Kindes.

Die Ernährung in der Stillzeit

In der Stillzeit muss man dem Kinde zuliebe auf Kaffee, stimulierende Getränke, Schwarztee und auf das Rauchen ganz verzichten, auch weiterhin, nach der Stillperiode. Passivrauchen ist für Kinder sehr gefährlich. Die Ernährung der Mutter ist für das Gedeihen des Kindes, für seine Immunabwehr gegen Infektionen und für sein Wohlbefinden ganz wichtig. Sie entspricht im Wesentlichen derjenigen während der Schwangerschaft und ist in unserem Bircher-Benner Handbuch Nr. 15: „Für die Ernährung während der Schwangerschaft und Stillzeit" beschrieben. Mit einer vegetabilen Vollwertkost mit mindestens 60 % lebendigen Vegetabilien (Früchten, Salat und Rohgemüse), Nüssen und Mandelmilch und 1/3 Leinöl in der Salatsauce für genügend Omega-3-Fettsäuren, entsteht eine Brustmilch höchster Qualität. Blähende Gemüse blähen nur, wenn sie gekocht sind. Man muss sie meiden, damit sie beim Kind keine Koliken verursachen. Mit Milchprodukten muss man sehr zurückhaltend sein, da sie auch beim gestillten Kind Allergien verursachen können.

Erkrankungen und Fehlbildungen der Brust

Erkrankungen der Brust können angeboren oder erworben sein. Viele Veränderungen sind abhängig von Hormonen, von Östrogenen und Gestagenen (Progesteron), zum Teil auch vom Prolaktinspiegel. Besonders in der Menarche, in und nach der Schwangerschaft sowie in der Menopause, macht die weibliche Brust durch die hormonellen Umstellungen sehr starke Veränderungen durch. Fehlbildungen, etwa eine fehlende Anlage oder die zusätzliche Anlage einer Brust, sind sehr selten und sind meistens mit grösseren Fehlbildungssyndromen kombiniert.

Die Makromastie

Hierunter wird eine Brust verstanden, die so gross ist, dass sie in keinem normalen Verhältnis zur übrigen Körperform steht. Eine Makromastie kann ein- oder beidseitig auftreten und grosse Beschwerden verursachen. Viele betroffene Frauen leiden durch das hohe Gewicht der Brust unter chronischen Rückenschmerzen. Auch sind Verspannungen, Fehlhaltungen oder Entzündungen der Haut, im Bereich der Hautfalte unter der Brust, bei sehr grossen Brüsten häufig.

Bei manchen Frauen ist die Brust schon von Natur aus sehr stark entwickelt. Zudem können hormonelle Veränderungen ein verstärktes Brustwachstum bewirken, zum Beispiel während der Schwangerschaft. Ein hohes Körpergewicht spielt beim Entstehen einer Makromastie meist eine untergeordnete Rolle, doch kann Übergewicht die Beschwerden erheblich verstärken, da vermehrt Fettgewebe in der Brust eingelagert wird. Dann ist eine Gewichtsabnahme bis zum Idealgewicht wichtig und von grosser Hilfe. Dies gelingt durch die üblichen Reduktionsdiäten in aller Regel nicht dauerhaft, da bei Übergewicht immer eine bedeutende Stoffwechselstörung und Resistenz auf die appetitregulierenden Hormone besteht, so dass man nach der Diät immer gleich wieder zunimmt. Eine dauerhafte Normalisierung des Körpergewichts ist aber durch eine die Stoffwechselstörung und das Mikrobiom des Darms heilende Diät und Lebensweise gut möglich. Dies ist in unserem Bircher-Benner Handbuch Nr. 26: „Für Gewichtsprobleme, Adipositas und Anorexie" erklärt, mit praktischer Anleitung und köstlich mundenden Rezepten. Ein Weg, der sich lohnt.

Die chirurgische Brustverkleinerung

Leidet man trotz eines normalen Körpergewichts bedeutend durch eine Makromastie, so ist die chirurgische Verkleinerung die einzige Möglichkeit, dies zu beheben. Wenn die Brust von Natur aus oder hormonell bedingt, sehr gross ist, ist das Resultat einer chirurgischen Brustverkleinerung meistens befriedigend. In der Regel verläuft die Schnittführung rund um die Brustwarze, davon ausgehend senkrecht nach unten und bei Bedarf auch entlang der Hautfalte unter der Brust. Über diese Schnitte entfernt der Chirurg das überschüssige Gewebe und verlagert die Brustwarze nach oben. Zudem wird eine Straffung der Weichteile vorgenommen. Anschliessend vernäht der Chirurg die Wunden und legt einen komprimierenden Verband an, der nach einigen Tagen durch einen speziellen Stütz-BH ersetzt wird, der während mehreren Wochen getragen werden muss. Je nach der Konstitution sind die Narben mehr oder weniger gut sichtbar.

Die Mikromastie

Ein als zu klein empfundener Busen kann die Selbstwahrnehmung und das Selbstbewusstsein beeinträchtigen und manchmal zu einer psychischen Belastung werden.

Eine kleine Brust kann verschiedene Ursachen haben. Bei einigen sehr jungen Patientinnen, die sich wegen kleinen Brüsten Sorgen machen, ist die Brustdrüse noch nicht fertig ausgebildet, sodass diese an sich normale Verzögerung des Wachstums den Anschein einer unterentwickelten Brust erweckt. Bleiben die Brüste danach sehr klein, so ist dies meistens genetisch bedingt. Dann enthalten die Brüste oft sehr wenige Drüsengewebe, was beim Stillen Probleme machen kann. Die Unterentwicklung der Brust kann auch hormonelle Ursachen haben. Bei zu tiefen Östrogen- und Progesteronspiegeln ist die Brustentwicklung verringert. Auch kommt es vor, dass die Brust sehr flach erscheint, weil sich zum Beispiel nach einer extremen Gewichtsabnahme, Schwangerschaft oder Stillzeit die Brustdrüse zurückentwickelt hat. Nur sehr selten ist die Mikromastie die Folge einer

Erkrankung oder Fehlbildung des Brustmuskels.

Die chirurgische Vergrösserung der Brust
Die Brustvergrösserung erfolgt stationär in einer Klinik in Vollnarkose. Dabei werden Silikonimplantate eingebracht durch Hautschnitte an unauffälligen Stellen, die nur wenige Zentimeter lang sind, in der Hautfalte unter der Brust oder um die Brustwarzen. Die Implantate können vor oder hinter dem Brustmuskel platziert werden, wobei das Ergebnis bei wenig Brustgewebe durch eine Positionierung hinter dem Brustmuskel natürlicher ist. Dieser Eingriff dauert etwa eine Stunde.

Die Erkrankung durch Silikon-Brustimplantate

Brustvergrösserungen können eine Reihe von Nebenwirkungen mit sich bringen In der Fachzeitschrift „Annals of Plastic Surgery" ist eine Studie erschienen, die zeigte, dass eine Entfernung der Implantate eine starke Besserung vieler Beschwerden bringt. Im Jahr 2020 wurde eine grosse Studie publiziert, mit 752 Patientinnen, die von 2017 bis 2018 eine Explantation ihrer Silikonimplantate durchführen liessen. Die Silikonimplantate wurden mitsamt der Kapsel, welche sich darum herum zu bilden pflegt, total entfernt und die Patientinnen wurden nachkontrolliert. 11 typische Symptome wurden sofort und anhaltend gebessert. Die histologische Untersuchung zeigte bei allen Explantaten eine chronische Entzündung, als Zeichen einer andauernden Abstossungsreaktion im umliegenden Binde- und Brustgewebe[317]. Die elf typischen Symptome waren: Brustschmerzen, Haarausfall, Hautreizungen, Atemprobleme, Gedächtnisstörungen sowie starke Schmerzen im ganzen Körper und bei Frauen, bei denen eine Kapselkontraktion entstanden war, also eine Verdichtung des Brustgewebes: Brust- und Muskelschmerzen und Atembeschwerden. Ob die Implantate mit Silikon oder Kochsalz gefüllt waren, machte keinen Unterschied. Auch aus unserer Erfahrung können wir Brustvergrösserungen durch synthetische Implantate ganz und gar nicht empfehlen.

Die Brustvergrösserung mit eigenem Fettgewebe

Die Brustvergrösserung mit eigenem Fettgewebe ist geeignet für einen dauerhaften und natürlichen Aufbau der Brust. Das Fettgewebe wird durch eine schonende Fettabsaugung an Stellen, wo dies nicht sichtbar wird, gewonnen. Anschliessend wird das gereinigte Fett im Brustgewebe mit einer feinen Kanüle gleichmässig verteilt, wo es dauerhaft anwächst. Da kein Fremdmaterial eingeführt wird, entsteht keine Abstossungsreaktion. Die Behandlung dauert etwa 2 Stunden und kann ambulant und ohne Vollnarkose durchgeführt werden. Sie hinterlässt keine Narben. Die meisten Patientinnen können nach einer Woche wieder mit leichten Tätigkeiten beginnen. Diese Methode können wir empfehlen, da kein Fremdmaterial implantiert wird.

Die Brustvergrösserung durch autologe Stammzellen

In gleicher Weise wie bei der Vergrösserung durch Fettgewebe, wird eine Fettabsaugung durchgeführt, doch wird nicht das Fettgewebe in die Brust eingespritzt. Körpereigenes Fettgewebe enthält Stammzellen, welche fähig sind, sich zu vermehren und sich in Gewebe zu verwandeln, welches demjenigen des Ortes entspricht, in welches man sie injiziert. Durch Zentrifugation des abgesaugten Fettgewebes werden die Stammzellen gewonnen. Durch eine Blutentnahme wird mit Thrombozyten angereichertes Plasma gewonnen und mit den Stammzellen gemischt. Dieses enthält Stoffe, welche die Stammzellen aktivieren. Dann wird dieses Gemisch in die Brust injiziert. Diese Methode können wir sehr empfehlen.

Die Mastopathie

Dieser Begriff bezeichnet vielerlei proliferative oder degenerative Umbauprozesse im Brustdrüsengewebe. Meistens werden diese durch eine Verschiebung des hormonellen Gleichgewichtes von Östrogen und Progesteron zugunsten des Östrogens verursacht. Mastopathische Veränderungen findet man im Alter zwischen 30 und 50 Jahren zu rund 50 % und im höheren Alter zu 80 %. Die Mastopathie kann auch durch einen erhöhten Prolaktinspiegel oder einen zu hohen Testosteronspiegel oder durch eine Hypothyreose entstehen.

Wie bereits beschrieben, entsteht ein erhöhter Östrogenspiegel durch Übergewicht, da die Fettzellen unabhängig von der Hypophyse Östrogene bilden. Dies bewirkt, dass das Drüsengewebe sich zu sehr vermehrt und vermehrt Sekret bildet, welches die Drüsengänge erweitert und Zysten verursachen kann. Dadurch entstehen Knoten in der Brust, welche immer vor der Menstruation schmerzhaft werden und Sekret durch die Brustwarze absondern. Neben der klinischen Untersuchung ist eine Sonographie sinnvoll, um eine fibrös-zystischen Mastopathie zu erkennen, die sich zu Krebs umwandeln kann. Differentialdiagnostisch muss man bei der Mastopathie immer gutartige Tumoren und Krebs ausschliessen, auch wenn der Brustkrebs in der Regel lange keine Schmerzen verursacht.

Die Therapie entspricht derjenigen, die wir beim prämenstruellen Syndrom beschrieben haben (s. Seite 75). Oft wird ein Gel mit Progesteron oder Androgenen verschrieben, das manchmal die Schmerzen etwas lindert. Manchmal wird Progesteron systemisch verschrieben, was jedoch das Risiko für Brustkrebs erhöht. Wenn sich in der Brust Knoten gebildet haben, so muss eine Exzision und histologische Untersuchung in Betracht gezogen werden. Bei wiederholten hochgradigen

Mastopathien kommt es vor, dass eine vollständige Entfernung des Drüsenkörpers vorgeschlagen wird.

Die Mastodynie

Der Begriff Mastodynie bedeutet, dass ein Spannungsgefühl und Schmerzen in den Drüsen beider Brüste empfunden werden. Dies entsteht vor allem in der zweiten Zyklushälfte im Rahmen eines prämenstruellen Syndroms.

Die Entzündung der Brust (Mastitis)

Die Mastitis ist eine meist bakterielle Entzündung der Brust. Sie entsteht vor allem bei stillenden Müttern etwa in der zweiten Woche nach der Geburt (Mastitis puerperalis). Ausserhalb des Wochenbettes ist sie selten. Auch bei Männern kommt sie ganz selten vor. Bei einer Mastitis ist sofort ärztliche Hilfe notwendig, um die Ursache festzustellen und zu verhindern, dass ein Abszess entsteht. Ausserhalb des Wochenbettes muss Brustkrebs ausgeschlossen werden. Zu 70 % entsteht sie einseitig, zu 30 % auf beiden Seiten. Die Entzündung ist hoch akut, mit Fieber, Überwärmung, Rötung und schmerzhafter Schwellung im Bereich der Brustwarze. Die Achsellymphknoten schwellen an und können schmerzhaft werden. Das Milchsekret ist verändert, denn es enthält Eiter. Leicht bildet sich ein Abszess. Dies kann man bei der Palpation feststellen. Die Erreger dringen durch Rhagaden an den Brustwarzen ein. Bei Milchstau ist das Risiko für eine Mastitis erhöht. Die häufigsten Erreger sind typische Hautkeime: zu 90 % Staphylokokkus aureus, zu 10 % Streptokokken, ferner Pseudomonas auruginosa u.a.

Bei einer Mastitis darf man nicht stillen. Bei Bettruhe und entzündungshemmenden Umschlägen mit Kamillenextrakt klingt die Mastitis in der Regel allmählich wieder ab. Eine antibiotische Therapie mit Oxacillin soll das Abszessrisiko vermindern und die Heilung beschleunigen[318,319]. Ist bereits ein Abszess entstanden, so muss er ausreifen. Dann muss er meistens punktiert und mit antibiotischer Lösung gespült oder chirurgisch inzisiert und drainiert werden. Durch eine ultraschallgesteuerte minimalinvasive Abszessdrainage kann die Operation oft vermieden werden[320]. Homöopathisch ist Belladonna in der zweihundertsten C-Potenz und alle 15 Minuten eingenommen, wirksam.

Die so genannte periduktale Mastitis ist selten. Man nennt sie auch plasmazelluläre oder granulomatöse Mastitis. Sie ist eine chronische, schmerzhafte Entzündung im Bereich der Brustwarze, die entstehen kann, wenn das Drüsensekret nicht abfliesst und dies die Milchgänge erweitert, so dass sich das umliegende Gewebe entzündet. Die periduktale Mastitis entsteht vor allem im mittleren Lebensalter. Krebs als Ursache muss ausgeschlossen werden.

Brustkrebs

32 % aller Krebserkrankungen bei Frauen betreffen den Brustkrebs. Jede 8. Frau erkrankt im Laufe ihres Lebens daran[321]. Im Jahr 2019 waren es allein in Deutschland 71 900 Frauen oder 171 Frauen unter 100 000 Einwohnern. Am Weltkrebstag 2021 gab die WHO bekannt, dass jährlich 19,3 Millionen Menschen auf dieser Welt an Krebs erkranken. Die meisten Todesfälle betrafen den Brustkrebs, gefolgt vom Lungenkrebs. Krebs wird jedes Jahr häufiger. Bei der WHO prognostizierte man für das Jahr 2040 weltweit 30 Millionen Neuerkrankungen und die deutsche Krebshilfe berechnete bis zum Jahr 2030 einen Anstieg auf 600 000 Krebsfälle pro Jahr[322]. Seit 1970 hat sich die jährliche Zahl der Krebsdiagnosen verdoppelt, während die Mortalität leicht zurückgegangen ist[323]. In der westlichen Welt ist der Brustkrebs die häufigste Todesursache der Frauen zwischen dem 30. und 60. Lebensjahr. Im Jahr 2020 starben in Deutschland 17 460 und in den Vereinigten Staaten 40 200 Frauen daran. In Afrika und Asien ist der Brustkrebs etwas seltener. In den Vereinigten Staaten hat die Häufigkeit bei jungen Frauen von 1997 bis 2009 massiv zugenommen[324]. In Deutschland beträgt die Fünfjahres-Überlebensrate heute 86–90 %.

Ursachen und Risikofaktoren

Genetische Risikofaktoren
Bei etwa 5 bis 10 % der Brustkrebserkrankungen vermutet man eine erbliche Ursache. Jedoch findet man nur bei 1 von 500 Frauen entsprechende Mutationen in den Krebszellen. Wesentlich häufiger fand man epigenetische Veränderungen, das heisst Veränderungen der Expressivität von Genen, die erworben sind und weitervererbt werden, ohne dass Mutationen vorliegen. Das höchste Risiko zu erkranken besteht bei Mutationen der so genannten „Brustkrebsgene", Mutationen in den Tumorsuppressorgenen BRCA1 und BRCA2 (BRCA^1/$_2$ = Breast Cancer Gene ^{1}/$_2$). Diese werden autosomal dominant vererbt, so dass sie sich auch denn auswirken, wenn nur einer der beiden Stränge der Erbsubstanz betroffen ist. Damit werden sie zu 50 % auf die Kinder übertragen. Die Wahrscheinlichkeit für Trägerinnen des mutierten BRCA1-Gens, im Laufe des Lebens an Brustkrebs zu erkranken, beträgt 65 %, für Trägerinnen des mutierten BRCA2-Gens 45 %[325].

Mutationen im p53-Gen, einem weiteren Tumorsuppressorgen, werden ebenfalls autosomal dominant vererbt (Li-Fraumeni-Syndrom). Das Erkrankungsrisiko für weitere Mutationen ist nicht genau bekannt. Insgesamt lassen sich nicht mehr als fünf Prozent der Brustkrebserkrankungen auf genetische Mutationen zurückführen. Dabei besteht ein mittleres bis hohes Risiko[326]. Alleleveränderungen mit geringer Penetranz sind wesentlich häufiger. Diese erhöhen das Brustkrebsrisiko höchstens auf das 1,25-fache und falls beide DNA-Stränge betroffen sind, was sehr selten vorkommt, auf das 1,65-fache. Man vermutet, dass solche Mutationen mit geringer Penetranz bei 58 % der Brustkrebserkrankungen von Bedeutung sind[327].

Statistisch gesehen erhöht sich das Brustkrebsrisiko erst, wenn in der direkten Verwandtschaft mindestens zwei Frauen an Brustkrebs erkrankt sind[328]. Für Familien, in denen mehrere Personen an Brustkrebs oder an Eierstockkrebs erkrankt sind, wird eine genetische Beratung empfohlen. Für Frauen mit sehr hohem genetischem Risiko wird manchmal eine beidseitige Entfernung der Eierstöcke empfohlen, sobald kein Kinderwunsch mehr besteht, um den Östrogenspiegel drastisch zu senken. Dadurch verringert sich das Erkrankungsrisikos um 50 bis 70 %. Manche genetisch stark belastete Frauen ziehen eine beidseitige Brustentfernung vor, um zu 100 % geschützt zu sein[329].

Hormonelle Risikofaktoren

Eine mehrjährige Hormonersatztherapie gegen Wechseljahresbeschwerden, durch östrogen- und gestagenhaltige Medikamente, erhöht das Brustkrebsrisiko um bis zu 45 %[330]. Auch ist das Brustkrebsrisiko für Frauen mit früher Menarche und später Menopause etwas höher[331,332]. Dagegen ist das Brustkrebsrisiko für Frauen, die früh Kinder bekommen haben und lange stillen bedeutend geringer[333,334]. Die hormonelle Empfängnisverhütung erhöht das Risiko ebenfalls. Wie stark, ist abhängig davon, welche Hormone darin enthalten sind und wie sie dosiert sind. Die „Nurses' Health Study" und weitere Studien bestätigten eine Erhöhung des Brustkrebsrisikos durch die „Pille" auf das 1,2- bis 1,4-fache, bei Anwendung über mehr als fünf Jahre. Ein Schwangerschaftsabbruch erhöht das Brustkrebsrisiko nicht[335].

Ist ein Mammakarzinom hormonsensibel, da die Zellen Rezeptoren für Östrogene, Progesteron oder beides besitzen, so kann das Wachstum durch eine hormonunterdrückende Therapie, mit z. B. Tamoxifen, gehemmt werden. Tamoxifen wird seit über 30 Jahren eingesetzt. Dieses Medikament senkt die Häufigkeit hormonsensibler Karzinome deutlich[336]. Jedoch leitet es die Menopause ein und erzeugt bedeutende Nebenwirkungen wie Hitzewallungen, Schweissausbrüche, Übelkeit, Schlafstörungen, Konzentrationsstörungen, depressive Verstimmungen, vaginale Blutungen, Juckreiz in der Scheide und Thrombosen.

Linkshändigkeit

Im September 2005 sorgte eine Studie für Aufsehen, in der festgestellt wurde, dass das Brustkrebsrisiko vor der Menopause für Linkshänderinnen bis zu doppelt so hoch ist wie für Rechtshänderinnen[337]. Fünf Jahre zuvor war eine andere Studie zu ähnlichem Ergebnis gelangt[338]. Eine weitere Studie aus dem Jahr 2007 errechnete sogar ein 2,59-mal höheres Risiko der Linkshänderinnen für Brustkrebs[339]. Die Ursache ist unbekannt. Vermutet wird, dass ein erhöhter Testosteronspiegel in der Schwangerschaft sowohl die Linkshändigkeit, als auch das höhere Brustkrebsrisiko bewirken würden[340].

Die linke Brust erkrankt häufiger als die Rechte

Weltweit erkrankt die linke Brust um 5 bis 7 % häufiger an Krebs als die rechte[341]. Mit zunehmendem Alter wird der Unterschied noch grösser[342,343]. Für Tumoren im oberen äusseren Quadranten besteht dieser Unterschied aber nicht. Die Ursache für diesen Unterschied ist unbekannt. Für Lungen- und Hodenkrebs wurde ein ähnlicher Seitenunterschied nachgewiesen.

Der Einfluss der Röntgendiagnostik

Röntgenuntersuchungen in jungen Jahren erhöhen das spätere Brustkrebsrisiko deutlich[344]. Für Mammographien bei Frauen über 40 Jahren konnte dagegen keine statistisch signifikante Risikoerhöhung nachgewiesen werden[345].

Weitere Risikofaktoren

Rauchen erhöht das Brustkrebsrisiko um 30 %[346]. Zirkulationsstörungen wie kalte Extremitäten, Schmerzempfindlichkeit, gestörte Wärmeregulation, niedriger Blutdruck und rötliche Hautflecken, findet man bei Patientinnen mit Brustkrebs häufiger[347]. Seit einigen Jahren wird eine Bedeutung der Gefässinnenschicht, des Endothels und des „Endothelin-konvertierenden Enzyms (ECE)" diskutiert, als Ursache für Brustkrebs und die Metastasierung[348]. Bewegungsmangel erhöht das Brustkrebsrisiko um rund 25 %[349].

Die Ernährung und das Brustkrebsrisiko

Deutlich übergewichtige Frauen erkranken 2,5-mal häufiger an Brustkrebs als Normalgewichtige[350]. Nimmt eine Frau nach der Krebsdiagnose an Gewicht zu, so ist die Prognose schlechter. Eine Ernährung mit viel Fett, Fleisch, Eiern und Milchprodukten erhöht das Brustkrebsrisiko stark[351,352]. Der Verzehr von viel roten Fleisches erhöht das Brustkrebsrisiko bedeutend[353]. Brustkrebspatientinnen haben höhere LDL-Cholesterinspiegel. Dem entspricht, dass das Brustkrebsrisiko bei Frauen vor der Menopause, bei einer Erhöhung des insulinähnlichen Wachstumsfaktors IGF-I und IGFBP-3, deutlich erhöht ist.[354] Ein erhöhter Nüchternblutzuckerspiegel ist ebenfalls mit einem erhöhten Brustkrebsrisiko assoziiert[355]. Daraus folgt, dass die durch die allgemein übliche Fehlernährung erzeugte Fettstoffwechselstörung an der Ursache des Brustkrebses beteiligt ist[356]. Trinken Frauen täglich mindestens 20 g Reinalkohol (1 Glas Rotwein), so erhöht sich ihr Brustkrebsrisiko um 30 %[357]. In Ländern mit hohem Jodgehalt in der Nahrung, wie zum Beispiel in Japan, ist Brustkrebs wesentlich seltener als in Gebieten mit Jodmangel, doch ist auch die Ernährung in Japan ganz anders, so dass man vermutet, dass eher die Ernährung diesen Unterschied bewirkt[358]. Ein Vitamin-D-Mangel und mangelnde Besonnung erhöht das Brustkrebsrisiko deutlich[359,360].

Nimmt man zu einer allgemein üblichen Normalkost Omega-3-Fettsäuren ein, so vermindert sich das Brustkrebsrisiko bereits deutlich[361,362,363]. Mehrere Studien zeigten, dass Phytoöstrogene sowohl einen präventiven Effekt haben, als auch vorhandenen Krebs bekämpfen[364,365]. Die Einnahme von 10 mg Soja-Isoflavonen pro Tag reduzierte in einer chinesischen Studie das Brustkrebsrisiko um 3 %[366]. Dass Soja Phytoöstrogene enthält, ist allgemein bekannt, nicht jedoch, dass in allem Obst, Gemüse, in den äusseren Aleuronschichten des Weizenkorns und in der Polyphenolgruppe der Isoflavonoide und Lignane der Randschichten der Früchte und Gemüse, hohe Konzentrationen an Phytoöstrogenen vorhanden sind. Phytoöstrogene haben eine schwache Östrogenwirkung. Sie besetzen die Typ-II-Östrogenrezeptoren, was bewirkt, dass die körpereigenen Östrogene weniger wirksam sind.

Die vegetabile Rohkost ist reich an krebsbekämpfenden sekundären Pflanzenstoffen. Ganz besonders vor Krebs schützen Karotten, Tomaten, Vollweizen, Vollgerste, Aprikosen, Grünkohl, Brokkoli, frische Sojabohnen, Knoblauch, Zwiebeln, Leinsamen, aber auch die gesamte pflanzliche Rohkost. Wir verweisen hier auf das Bircher-Benner Handbuch Nr. 17: „Zur Verhütung und begleitenden Therapie der Krebskrankheit."

Früherkennung und Screening

Zu 80 bis 90 % entdecken die Frauen die Geschwulst selbst. Doch ist der Tumor, wenn er tast- oder sichtbar wird, oft schon relativ gross. Durch konsequente Früherkennung kleinerer, nicht tastbarer Tumoren kann die Sterblichkeit um 25 % gesenkt werden. Dazu gibt es Programme zur systematischen Selbstuntersuchung, Ultraschalluntersuchungen und die vorsorgliche Mammographie. Der medizinische Nutzen der Früherkennung ist dennoch umstritten. Eine 2013 veröffentlichte Meta-Studie in der Cochrane-Bibliothek von über 600000 Frauen ergab kein besseres Überleben der Frauen, die an der Früherkennung teilgenommen hatten. Dies bestätigte auch eine kanadische Studie an 45000 Frauen, die 25 Jahre beobachtet wurden[367].

Die Selbstuntersuchung

Nicht jede Brustkrebserkrankung führt zu einer tastbaren Geschwulst. Umgekehrt ist nur etwa jede zwölfte selbst ertastete Veränderung bösartig[368]. Darum ist der Nutzen einer systematischen Schulung der Frauen zur Selbstuntersuchung umstritten. Mehrere Studien ergaben das Resultat, dass die systematische Selbstuntersuchung der Brust die Sterblichkeit nicht senke[369,370]. Die US-amerikanische „Preventive Services Task Force (USPSTF)" gibt aber hierzu wegen unzureichender Datenlage keine Empfehlung ab[371]. Die kanadische „Task Force on Preventive Health Services" empfahl die Selbstuntersuchung nicht, weil die Entdeckungsrate schlecht sei und oft falsch positive Befunde erhoben werden[372]. In Deutschland empfehlen die Fachgesellschaften die Selbstuntersuchung ausdrücklich, da sie zur Bewusstseinsbildung der Frauen beitrage und dadurch die Früherkennung durch apparative Verfahren begünstige[373]. Die Selbstuntersuchung soll jeden Monat zirka fünf bis sieben Tage nach Einsetzen der Regelblutung oder kurz nach deren Ende durchgeführt werden und es soll ärztliche Hilfe gesucht werden, sobald Veränderungen wahrgenommen werden. Es gibt Brustmodelle aus Silikon, die verschiedene Knotentypen enthalten, mit beigelegter Anleitung. Bei ganz feinem Vorgehen, lassen sich die Drüsenbälkchen ertasten, die von der Brustwarze aus radial nach allen Seiten verlaufen. Diese müssen überall gegeneinander verschieblich sein. Hat man den Eindruck eines Knötchens, so muss man ganz fein versuchen, in diesem Knötchen zueinander verschiebbare Drüsenbälkchen zu ertasten. Ist dies nicht einwandfrei möglich, so ist eine ärztliche Untersuchung notwendig.

Die Früherkennung durch den Arzt

Nicht jedem Arzt ist die Fähigkeit gegeben, mit dem nötigen Feingefühl Tumorknoten früh zu ertasten. Die Palpation der Brust in all ihren Quadranten braucht viel Zeit, welche die Krankenkassentarife dem Arzt nicht vergüten. Blinde Menschen verfügen in der Regel über einen viel feineren Tastsinn. Dies kann für die Früherkennung genutzt werden. In Nordrhein-Westfahlten gibt es ein Modellprojekt mit Namen „Discovering hands" (Entdeckende Hände), wo Frauen in der Palpation der Brustdrüse geschult werden.

Bildgebende Verfahren

Die Mammographie

Die Wirksamkeit der Mammographie für das Erkennen von Vorstufen von Brustkrebs und frühen Tumorstadien, ist offiziell anerkannt[374]. Die Kernspintomographie ist möglicherweise der Mammographie überlegen, gilt aber als zu teuer für ein Massenscreening[375]. Die „europäischen Leitlinien für die Qualitätssicherung des Mammographie-Screenings" empfehlen für Frauen zwischen 50 und 69 Jahren regelmässige Untersuchungen mit Mammographie. In den USA wird dies ab dem Alter von 40 Jahren empfohlen. Die Mammographie wird immer durch mindestens zwei Ärzte beurteilt. Man versucht, unnötige Biopsien zu vermeiden.

In einer dichten Brust ist ein Karzinom durch die Mammographie ganz schwierig zu erkennen. Ist das Gewebe extrem dicht, was bei jüngeren Frauen vorkommt, so sind nur noch 50 % der Tumoren im Frühstadium erkennbar. Dann wird eine Kernspin-Mammographie empfohlen.

Die Kernspintomographie (MR)
Das Bild entsteht durch unterschiedliche Resonanz der Strukturen im Magnetfeld. Dabei wird das Kontrastmittel Gadolinium gespritzt. Das Schwermetall Gadolinium ist ähnlich giftig wie Blei oder Quecksilber. Im Kontrastmittel ist es chemisch als Chelat gebunden. Man ging davon aus, dass es innerhalb weniger Stunden unverändert über die Nieren ausgeschieden werde. Es hat sich aber gezeigt, dass Gadolinium bei einigen Menschen noch bis zu anderthalb Jahre nach der Verabreichung in der Haut, in den Knochen und im Gehirn nachweisbar ist. Die Gesundheitsschäden durch abgelagertes Gadolinium sind noch nicht genügend untersucht worden. Doch berichten Betroffene über Nierenschäden, Hautveränderungen, Kopfschmerzen, Schwindel, Sensibilitätsstörungen und Muskelschmerzen. Bei Patienten mit Nierenkrankheiten verursacht Gadolinium Vernarbungen in den Nieren (Fibrosen). Die Leitlinien der Fachgesellschaften sehen vor, dass die Gabe von Kontrastmitteln nur dann zu rechtfertigen ist, wenn eine kontrastmittelfreie Bildgebung nicht ausreichend ist. Sollte die Gabe von Gadolinium unumgänglich sein, muss es so tief wie nur möglich dosiert werden. Wir empfehlen, nach einem MR mit Gadolinium als Kontrastmittelgabe, mindestens zwei Schwermetallausleitungen mit Chelation durchzuführen.

Die Früherkennung durch Biomarker (Liquid Biopsy)
Die Universität Heidelberg entwickelte ein „Liquid-Biopsy-Verfahren" zur Frühdiagnostik des Mammakarzinoms. Das neue Verfahren soll eine Krebserkrankung durch die Bestimmung zellfreier Erbsubstanz (DNA) des Tumors, die im Blut zirkuliert, erkennen. Dieses Verfahren soll bei 500 Brustkrebspatientinnen eine Sensitivität von 75 Prozent gezeigt haben[376]. Die Arbeitsgemeinschaft Gynäkologische Onkologie (AGO) der Deutschen Krebsgesellschaft begrüsst die weitere Erforschung dieses Verfahrens sehr, warnt aber vor einer verfrühten Anwendung, da noch keine wissenschaftliche Publikation dazu vorliege. Zellfreie zirkulierende Tumor-DNA ist auch bei bereits matastasierenden Tumoren nur zu etwa 70 Prozent im Blut nachweisbar und es gibt bedeutende Unterschiede zwischen verschiedenen Tumortypen und dem Ausbreitungsstadium[377,378,379]. Noch ist die Verlässlichkeit dieses Verfahrens ungewiss.

Die klinische Untersuchung
Ein neuer, unscharf begrenzter Tumor fällt meistens der Patientin und dem Arzt auf. Weitere Zeichen sind Verhärtungen und eine Veränderung der Grösse und Form einer Brust im Vergleich zur anderen Seite, eine verminderte Beweglichkeit der Brust beim Heben der Arme, eine bleibende Hautrötung, eine Einziehung oder Verdickung der Haut mit eingezogenen Stellen (Apfelsinenhaut), eine Einziehung oder Entzündung der Brustwarze, oder Absonderungen aus der Brustwarze. Sind in der Achselhöhle Lymphknoten tastbar, so kann dies viele andere Ursachen haben. Trotzdem ist dies sehr ernst zu nehmen, als ganz wichtiger Hinweis. In fortgeschrittenem Stadium verliert man ungewollt an Gewicht und vermindert sich die Leistungsfähigkeit stark. Knochenschmerzen oder Atembeschwerden können auf eine Metastasierung hindeuten. Wird ein Brustkrebs oder dessen Rezidiv nicht behandelt, so breitet er sich aus, indem er die Lymphgefässe und das Unterhautgewebe infiltriert, bis die gesamte Brustwand panzerförmig ummauert ist. Dieser Zustand wird als „Cancer en cuirasse" oder „Panzerkrebs" bezeichnet[380].

Die bildgebende Diagnostik

Bei klinischem Verdacht, wird eine *Mammographie* durchgeführt. Die Brust wird von der Seite und von oben aufgenommen. Gewisse Veränderungen erfordern manchmal zusätzliche Aufnahmen. Wenn die Brustwarzen Sekret absondern, wird eine Darstellung der Milchgänge (Galaktographie) empfohlen. Auch eine Spiegelung der Milchgänge ist heute möglich. Mit der Mammographie entdeckte Veränderungen werden immer sonographisch weiter untersucht. Die Ultraschalluntersuchung erlaubt, gutartige Zysten zu erkennen.

Nur bei einem invasiv lobulären Mammakarzinom wird eine *Kernspintomographie (MR-Mammographie, MRT)* empfohlen, um mehrere Tumorherde und die Begrenzung des Tumors zu erkennen[381]. Eine MRT-gesteuerte Biopsie ist allenfalls möglich. Konnte die Brust erhalten werden, so kann die MRT helfen, zwischen narbigen Verdichtungen in der operierten Brust und neuem Tumorwachstum zu unterscheiden.

Die *Positronen-Emissions-Tomographie (PET)* ist derzeit keine Routineuntersuchung. Sie kann aber eingesetzt werden, um nach einem Primärtumor oder Metastasen zu suchen, wenn dies mit anderen Methoden nicht gelingt. Die PET erzeugt Schnittbilder, indem die Verteilung einer schwach radioaktiv markierten Substanz im Organismus sichtbar gemacht wird. Dadurch werden biochemische Funktionen abgebildet. Mit der PET-CT lässt sich irgendwo im Körper vorhandenes Tumorgewebe darstellen.

Für das *Staging*, die Untersuchung des Ausbreitungsstadiums des Tumors, dienen die Knochenszintigraphie, die Computertomographie, Röntgenaufnahmen der Lunge, eine Ultraschalluntersuchung des Abdomens, und wenn nötig, die Kernspintomographie. Immer mehr ersetzt jedoch heute das *PET-CT* all diese Untersuchungen.

Die Biopsie

Meistens wird eine Stanzbiopsie, selten eine Vakuumbiopsie durchgeführt. Dabei werden immer mehrere Gewebeproben entnommen. Ist Krebsgewebe vorhanden, so wird der Grad der Entartung bestimmt und der Status der Hormon- und „HER2/neu-Rezeptoren". Nach der Operation wird die Grösse gemessen, die Ausdehnung des Tumors bestimmt und entfernte Lymphknoten auf Metastasen werden untersucht. Dies dient der TNM-Klassifikation, die es erlaubt, über die weitere Behandlung zu entscheiden. Ist die Distanz zwischen dem Tumorgewebe und dem gesunden Gewebe im entfernten Präparat ungenügend, kann eine Nachoperation nötig werden.

Der Genexpressionstest

Er untersucht die Aktivitäten verschiedener Gene (Genexpression) in den Gewebeproben des Tumors. Die Tests werden „EndoPredict", „Oncotype DX" und „MammaPrint" genannt. Der Genexpressionstest wird verwendet, um zu unterscheiden, ob eine adjuvante Chemotherapie empfohlen werden soll.

Die Klassifikation des Mammakarzinoms

Die histologische Klassifikation

Zu 70–80 % handelt es sich um ein Adenokarzinom ohne besondere Merkmale, also um entartete Drüsenzellen. Dieses wird auch als *invasives duktales Karzinom (IDC)* bezeichnet, da es aus den Drüsengängen hervorgeht. Zu je 2 % findet man ein *invasiv lobuläres Karzinom (ILC)*, ein *invasiv tubuläres, muzinöses, medulläres* oder ein *papilläres Karzinom* und selten *gemischte* und *andere Tumorarten*. Diese Tumortypen unterscheiden sich in ihrer klinischen Präsentation, in den bildgebenden Untersuchungen, dem histologischen Ausbreitungsmuster und in der Prognose. Bei fast allen Tumortypen ist gleichzeitig ein nicht invasiver (duktaler oder lobulärer) Tumoranteil vorhanden, aus dem der Krebs hervorgegangen ist. Dieser Anteil muss mit entfernt werden. Seltener geht das Mammakarzinom direkt aus gutem Gewebe hervor.

Ist eine Rötung von mindestens einem Drittel und eine deutliche Schwellung der Brust vorhanden, durch Infiltration der Lymphbahnen, so spricht man von einem entzündlichen (inflammatorischen) Mammakarzinom. Meistens ist der Tumor bei der Diagnosestellung lokal bereits fortgeschritten und das umgebende Lymphsystem bereits befallen.

Ist das Karzinom noch nicht invasiv gewachsen, so befindet es sich noch innerhalb der Drüsengänge, so beim duktalen Carcinoma in situ, DCIS oder dem Befall der Drüsenläppchen (lobuläres Carcinoma in situ, LCIS bzw. lobuläre Neoplasie, LN). Dann ist das Drüsengewebe (Stroma) noch nicht infiltriert. Es kommt auch vor, dass der Tumor sich ausschliesslich in der Haut der Brustwarze ausgebreitet hat. Dies nennen die Ärzte Morbus Paget. In dieser Situation ist der Tumor meistens noch auf die Drüsengänge beschränkt (intraduktal), seltener aber auch bereits invasiv gewachsen. Das Paget-Karzinom der Brustwarze darf nicht mit einem Ekzem oder einem gutartigen Geschwür verwechselt werden.

Der Differenzierunsgrad (Malignitätsgrad)
Bildet der Tumor noch röhrenartige Strukturen, so ist er relativ differenziert. Wenn die Zellkerne sehr stark verändert sind, ist die Teilungsrate der Zellen meistens hoch. Je undifferenzierter die Krebszellen sind, desto höher ist das „Grading" und desto aggressiver wächst der Tumor. Man unterscheidet 3 Differenzierungsgrade (G1 = gut differenziert, G2 = mässig differenziert, G3 = gering differenziert).

Die TNM-Klassifikation
Die TNM-Klassifikation beschreibt die Grösse des Tumors (T), die Anzahl der befallenen Lymphknoten (N) und eine eventuelle Fernmetastasierung (M).

Tumorgrösse T	
T0	kein Primärtumor
Tis	Karzinoma in situ, nicht invasiv
T1	Grösse bis 2 cm
T1 mic	Mikroinvasion bis 0,1 cm
T1a	>0,1 cm aber ≤ 0,5 cm
T1b	>0,5 cm bis 1 cm
T1c	>1 cm bis 2 cm
T2	>2 cm bis 5 cm
T3	>als 5 cm
T4	jede Grösse mit Ausdehnung auf die Brustwand oder Haut

Befall der Lympknoten	
N 0	Keine Lymphknoten sind befallen
N 1	1–3 in der Achsel
N 2	4–9 in der Achsel
N 3	10 oder mehr in der Achsel oder unter/über dem Schlüsselbein

Fernmetastasen	
M 0	Keine Metastasen
M 1	nachweisbar (meistens Lunge, Leber, Knochen)

Die Stadieneinteilung (Staging)

Aus der TNM-Klassifikation des Mammakarzinoms ergibt sich die Stadieneinteilung UICC bzw. AJCC wie folgt:

Stadium 0	Tis	N 0	M 0
Stadium 1	T 1	N 0	M 0
Stadium II A	T 0 / T 1	N 0	M 0
	T 2	N 0	M 0
Stadium II B	T 0 / T 1	N 1	M 0
	T 3	N 0	M 0
Stadium III A	T0 / T1 / T2	N 2	M 0
	T 3	N1 / N2	M 0
Stadium III B	T 4	N0 / N1 / N2	M 0
Stadium III C	jedes T	N 3	M 0
Stadium IV	jedes T	jedes N	M 1

is bedeutet örtlich, in situ

Der Status der Hormonrezeptoren

Durch immunhistologische Untersuchungen kann erkannt werden, ob der Tumor Rezeptoren für Östrogene oder Progesteron enthält. Man bestimmt den Prozentsatz derjenigen Tumorzellen, an denen sich die Rezeptoren nachweisen lassen und errechnet daraus, sowie aus der Färbeintensität, einen 12-stufigen Immunreaktiven Score (IRS), oder den international gebräuchlicheren 8-stufigen Allred-Score.

Färbeintensität (IS)		Positive Zellen (PP)	
0	keine Reaktion	0	keine
1	schwache Reaktion	1	weniger als 10 %
2	mässige Reaktion	2	zwischen 10 und 50 %
3	starke Reaktion	3	zwischen 51 und 80 %
		4	mehr als 80 %

Der IRS-Immunreaktionsscore

Durch einen Immunessay wird der Grad des Vorhandenseins an Hormonrezeptoren des Tumors zusätzlich bestimmt.

IRS Immunreaktion des Tumors	
0–2	negativ
3–4	schwach positiv
6–8	mässig positiv
9–12	stark positiv

Die Bestimmung des HER2-Rezeptors

Ob der Tumor den HER2-Rezeptor besitzt, ist für die Entscheidung, ob eine Nachbehandlung mit dem monoklonalen Antikörper Trastuzumab alleine oder in Kombination mit Pertuzumab und Docetaxel sinnvoll ist. Dieser Score richtet sich nach der Färbeintensität in 4 Stufen.

positive Zellen	Membranfärbung	Färbeintensität	Score
keine	keine	keine	0
1 % oder mehr	nicht komplett	schwach	1+
weniger als 10 %	vollständig	schwach bis mässig	1+
10 % oder mehr	vollständig	schwach bis mässig	2+
30 % oder weniger	vollständig	stark	2+
mehr als 30 %	vollständig	stark	3+

Die Risikoeinteilung nach Ergebnissen der Konsensuskonferenzen

Diese Konferenz findet alle zwei Jahre in St. Gallen statt. Dabei wird das Risiko des Mammakarzinoms jedes Mal neu beurteilt. Dabei geht es vor allem um die adjuvante Therapie.

Um die Chemo- und Hormontherapie möglichst zielgerecht einsetzen zu können, werden die operierten Patientinnen in drei Risikogruppen eingeteilt[382]:

	niedriges Risiko	mittleres Risiko	hohes Risiko
Anzahl der befallenen Lymphknoten	keiner **und** alle folgenden Kriterien	1 bis 3 **oder** keiner, aber mindestens ein weiteres Kriterium	mehr als 4 **oder** 1 bis 3
Tumorgrösse	T1 (max. 2 cm)	T2 bis T4 (grösser als 2 cm)	
Grad der Differenzierung des Tumors	G 1	G 2 und G 3	
Tumoreinbruch		Invasion in Gefässe	
Hormonstatus	ER/PR-positiv (Östrogen-/ Progesteron-positiv)		
HER2/neu-Status	HER2/neu-negativ	HER2/neu-positiv	HER2/neu-positiv
Alter	35 Jahre und älter	**oder** jünger als 35 Jahre	

Die molekulare Tumorklassifikation

Anhand des Profils der Genexpression des Tumors unterscheidet man fünf Hauptgruppen des Mammakarzinoms:

– Hormonrezeptorpositive Tumoren mit geringer Aggressivität
– Hormonrezeptorpositive Tumoren mit höherer Aggressivität (genannt Luminal-A und Luminal-B)
– HER2-positive Tumoren
– Hormonrezeptor- und HER2-negative Karzinome mit Basalzell-Eigenschaf-

ten (basal-like und normal-like Phänotypen).
– Hormonrezeptor- und HER2-negative Karzinome ohne Basalzell-Eigenschaften

Diese molekulare Tumorklassifikation ist noch experimentell, doch hofft man sich daraus, die Prognose und die Wirkung der adjuvanten Hormon- und Chemotherapie in Zukunft besser abschätzen zu können[383].

Analysen der Genexpression des Tumors
Es ist ganz wichtig, für jede Patientin das Risiko eines Rezidivs zuverlässig zu beurteilen. Ist dieses hoch, so wird im Allgemeinen eine adjuvante Chemotherapie empfohlen, nicht aber für Patientinnen mit niedrigem Rezidivrisiko. Es hat sich gezeigt, dass die bis anhin hierzu verwendeten rein klinischen Kriterien wie die Tumorgrösse, der Menopausenstatus, das Alter usw. für die Beurteilung des Rezidivrisikos zu ungenau sind. Manche Patientinnen, deren Risiko als niedrig beurteilt wurde, erlitten dann doch ein Rezidiv. Andererseits wurde vielen Patientinnen ein Chemotherapie empfohlen, ohne dass dies notwendig war[384].

Um eine genauere Vorhersage des Rezidivrisikos zu ermöglichen, wurden sogenannte Gensignaturen entwickelt, mit dem Ziel, das Risiko eines Wiederauftretens der Erkrankung genauer vorherzusagen. Dabei wird die Expression einer Reihe von Genen des Tumorgewebes gemessen und ein Score berechnet, der das Risiko eines Rezidivs anzeigen soll. Ab einem gewissen Punktwert wird die Chemotherapie empfohlen.

Die Therapie des Mammakarzinoms

Die gemeinsame Leitlinie der Stufe S3 der Deutschen Krebsgesellschaft und der medizinischen Fachgesellschaften, wird als Hilfe für die Entscheidungen zur Therapie laufend überarbeitet[385].

Das therapeutische Vorgehen wird in der Regel während einer Tumorkonferenz geplant, an der sich Gynäkologen, Onkologen, Radiologen, Strahlentherapeuten und Pathologen beteiligen. Danach wird die Patientin eingehend aufgeklärt, damit sie die Entscheidung mittragen kann.

Im Frühstadium setzt man sich im Allgemeinen das Ziel einer vollständigen Heilung, beim metastasierten Karzinom eine Verlängerung der Überlebenszeit, im Spätstadium eine Linderung der Beschwerden. Bei der Wahl der Therapie muss die Erhaltung der Lebensqualität im Vordergrund stehen. Darum wird neben den Klassifikationen des Tumors auch die körperliche, psychosoziale und emotionale Situation der Patientin berücksichtigt. Eine „Standardtherapie" gibt es nicht, die Berücksichtigung aller verschiedenen Faktoren führt zu einer individuellen Anpassung der Therapie an die Patientin und ihre Krankheit.

Da der Brustkrebs sich sehr schnell im Körper ausbreiten kann, wird auch in frühen Stadien systemisch (im ganzen Körper wirksam) behandelt. Dieses Vorgehen wird nach dem amerikanischen Chirurgen Bernard Fisher benannt. Die „Fisher-Doktrin" gilt heute als Grundlage für die Chemo- und Hormontherapie beim Brustkrebs[386]. Fast immer werden heute mehrere Therapieformen kombiniert. Massnahmen vor einer Operation werden als „neoadjuvante Therapien" bezeichnet, Massnahmen nach der Operation als „adjuvant".
Das therapeutische Vorgehen ist weltweit standardisiert und in Leitlinien festgelegt.

Die so genannte neoadjuvante Therapie
Manchmal wird eine Chemotherapie oder antihormonelle Therapie schon vor der chirurgischen Entfernung des Tumors empfohlen, mit dem Ziel, den Tumor zu verkleinern, damit er danach eher vollständig entfernt werden kann oder um eine brusterhaltende Operation zu ermöglichen[387]. Beim entzündeten, so genannten inflammatorischen Karzinom und bei zunächst inoperablen (T4-)-Tumoren, wird immer eine neoadjuvante Therapie empfohlen. Die Chemotherapie der neoadjuvanten Therapie entspricht derjenigen nach der Operation.

Die Operation des Mammakarzinoms

Die Operation verfolgt zwei Ziele: Durch eine möglichst vollständige Entfernung will man die Metastasierung verhindern, sofern dies nicht schon geschehen ist und man will ein Rezidiv verhindern. Wo immer möglich, will man die Brust erhalten. Dies ist heute zu 60–70 % möglich, wenn der Tumor im Verhältnis zur Grösse der Brust nicht zu gross ist und der Tumor noch nicht in die Muskulatur oder die Haut eingedrungen ist. Bei dieser Operation wird entweder der Tumor mit dem umliegenden Gewebe (Lumpektomie) oder ein grösseres Segment oder auch ein ganzer Quadrant (Quadrantektomie) entfernt. Damit das Resultat für die Patientin optisch annehmbar ist, wird bei einer grösseren Gewebeentfernung aus beiden unteren Quadranten eine sogenannte „intramammäre Verschiebeplastik" vorgenommen. Dabei wird die Brustdrüse ganz oder teilweise von der Haut und der Muskulatur gelöst und so verschoben, dass nach der Operation trotz des Gewebeverlustes die Form der Brust erhalten bleibt. Ist dies nicht möglich, so kann die Brust entweder unmittelbar nach der Tumorentfernung oder nach Abschluss aller Behandlungen, rekonstruiert werden.

Ist es nicht möglich, die Brust zu erhalten, so muss der gesamte Brustdrüsenkörper und ein Teil der darüber liegenden Haut entfernt werden (Ablatio, Mastektomie). Dies wird empfohlen, wenn der Tumor mehr als 3 cm gross ist, wenn er den Brustmuskel infiltriert hat oder wenn er entzündet ist (inflammatorisches Karzinom), aber auch wenn die Lymphgefässe der Brustdrüse stark infiltriert sind, der Tumor ausgedehnte „Arme" in die Milchgänge gebildet hat (Duktales in situ Karzinom), die gesamte Brustdrüse in der Mammographie Mikroverkalkungen enthält, wenn der Tumor trotz einer Nachoperation nicht ausreichend im gesunden Gewebe entfernt werden konnte oder

wenn die Patientin eine vollständige Entfernung wünscht, um sich sicherer zu fühlen und die sonst notwendige Strahlentherapie vermeiden möchte.

Eine Mastektomie wird auch empfohlen, wenn Tumorknoten in mehreren Quadranten oder mehrere Tumorknoten im selben Quadranten vorhanden sind. Aber auch dann kann dies vermieden werden, falls der Chirurg alle Tumoren mit einem ausreichenden Sicherheitsabstand zum gesunden Gewebe entfernen kann[388,389]. Selbst wenn der Tumor schon in andere Organe metastasiert ist, kann der ursprüngliche Tumor schonender operiert werden, wenn das radikale chirurgische Vorgehen keinen Vorteil für die Patientin bringt.

Manchmal werden Prothesen oder Teilprothesen aus Silikon eingesetzt.
Als Halterung für äussere Prothesen gibt es spezielle Prothesen-BHs und Prothesen-Badeanzüge mit eingearbeiteten Taschen. Diese sind im Sanitätsfachgeschäft erhältlich.

Die Entfernung der Achsellymphknoten

Ist der Tumor kleiner als 2 cm und kein Achsellymphknoten tastbar, wird ein einziger Achsellymphknoten mitentfernt, um eine Ausbreitung dahin auszuschliessen[390]. Dazu wird ein Farbstoff oder ein Radionuklid in die Brust injiziert, um den Lymphabfluss darzustellen. Der erste Lymphknoten, in dem die eingespritzte Flüssigkeit nachgewiesen werden kann, wird entfernt und untersucht. Man nennt ihn Wächterlymphknoten. Enthält er Tumorzellen, so werden weitere Achsellymphknoten entfernt (teilweise oder komplette Axilladissektion). Bei vollständiger Entfernung der Lymphknoten, entsteht leider immer ein Lymphödem.

Die nichtinvasive Tumorzerstörung

In Rom wurde ein Verfahren entwickelt, bei welchem das Tumorgewebe durch

Ultraschallwellen in ambulanter Behandlung zerstört wird. Wurde danach operiert, so konnten bei 10 von 12 Patientinnen mit Tumoren, die kleiner als 2 cm waren, keine Tumorzellen mehr nachgewiesen werden[391]. Diese Methode ist eine grosse Hoffnung für viele Frauen. Doch muss das Verfahren noch weiter getestet und optimiert werden.

Die adjuvante Therapie

Sie wird nach der Operation fast allen Patientinnen empfohlen.

Die Chemotherapie

Chemotherapien werden oft mit einer unheilbaren Erkrankung in Verbindung gebracht. Das ist aber nicht so. Sie werden nicht nur bei fortgeschrittenen Tumoren, sondern auch im Frühstadium (neoadjuvant, d.h. vor der Operation oder adjuvant, d.h. nach der Operation) eingesetzt, wenn die entsprechende Indikation besteht. Dabei sollen winzigste Tumorabsiedlungen, sogenannte Mikrometastasen in anderen Organen, zerstört werden. Weil deren Existenz auch mit modernen bildgebenden Verfahren nicht nachgewiesen und daher auch nicht sicher ausgeschlossen werden kann, wird Patientinnen mit entsprechender Risikokonstellation eine „vorbeugende" Chemotherapie empfohlen, weil nachgewiesen wurde, dass dies das Rückfall- und Sterberisiko senken kann.

Nur bei Patientinnen in ganz frühen Stadien, bei denen nachgewiesen ist, dass das Rückfallrisiko gering ist, kann auf eine Chemotherapie verzichtet werden. Dies betrifft vor allem Hormonrezeptor-positive Tumoren ohne Lymphknotenbefall, bei denen eine alleinige Antihormontherapie gleich gute Resultate ergab, wie die Kombination mit einer Chemotherapie. Biomarker- und Gentests können künftig helfen, dies zu beurteilen.

Allen anderen Patientinnen mit Brustkrebs im Frühstadium wird heute eine vorbeugende Chemotherapie empfohlen, unabhängig von ihrem Alter. Patientinnen mit einem Hormonrezeptor-positiven Brustkrebs und hohem Rückfallrisiko (z.B. Lymphknotenbefall, hoher Entartungsgrad etc.) wird zuerst eine Chemo- und danach eine antihormonelle Therapie empfohlen. HER2-positive Tumoren gelten als sehr aggressiv. Dafür sprechen sie auf eine Chemotherapie, in Kombination mit einer gegen HER2-gerichteten Antikörpertherapie mit Trastuzumab, gut an. Diese Therapie kann auch schon vor der Operation begonnen werden (neoadjuvant). Ist der Tumor „triple-negativ" (Hormonrezeptor- und HER2-negativ), so wird ebenfalls eine Chemotherapie empfohlen, die oft schon vor der Operation begonnen wird.

Bei besonders grossen oder schnell wachsenden Tumoren, die zunächst inoperabel sind oder bei entzündlichen Karzinomen, wird immer eine präoperative (neoadjuvante) Chemotherapie empfohlen. Da der Tumor durch die Operation nicht genügend kontrolliert werden kann. Diese hat auch das Ziel, den Tumor so zu verkleinern, dass eine brusterhaltende Operation möglich wird. Aber auch bei Patientinnen mit triple-negativem und HER2-positivem Brustkrebs gewinnen neoadjuvante Chemotherapien immer mehr an Bedeutung. Auch erlaubt die neoadjuvante Therapie zu beurteilen, ob die ausgewählten Chemotherapeutika wirksam sind. Jedoch muss auch operiert werden, wenn der Tumor durch die neoadjuvante Chemotherapie komplett verschwindet, um sein Verschwinden nachzuweisen.

Besteht eine akut lebensgefährliche Situation, wenn die Erkrankung sehr schnell fortschreitet, wenn der Tumor Hormonrezeptor-negativ ist, wenn antihormonelle Therapien bei Hormonrezeptor-positivem Krebs nicht mehr wirken oder wenn die

Patientin unter Metastasenschmerzen leidet, so wird die Chemotherapie auch in fortgeschrittenen Stadien empfohlen.

Die Zytostatika der Chemotherapie
Zytostatika hemmen die Zellteilung, sowohl der Tumorzellen, als auch derjenigen des gesunden Körpers. In erster Linie handelt es sich um Substanzen, die eine normale Zellteilung verhindern. Sie wirken umso stärker, je schneller sich die Zellen vermehren. Körpergewebe mit hoher Teilungsrate, wie die Schleimhaut des Magen-Darm-Traktes oder die Haarwurzelzellen, werden sehr stark in Mitleidenschaft gezogen. Es kommt zu Übelkeit, Erbrechen und Haarausfall. Es gibt verschiedene Gruppen von Zytostatika, die in unterschiedliche Phasen des Zellzyklus eingreifen. Bei Brustkrebs kommen folgende Wirkstoffklassen zum Einsatz:

Alkylanzien (z. B. Cyclophosphamid)
Als Alkylanzien werden chemische Alkylierungsmittel bezeichnet, die Alkylgruppen in die DNA einführen. Dabei entstehen DNA-Addukte. Sie interferieren als DNA-Schaden unter anderem mit der DNA-Methylierung und können Erbinformationen nachhaltig verändern. Aufgrund einer fehlerhaften DNA-Reparatur entstehen teilweise Mutationen. In höheren Konzentrationen führen sie zu Strangbrüchen der Erbsubstanz (DNA). Bifunktionelle Alkylanzien können zudem zwei DNA-Stränge chemisch dauerhaft miteinander verknüpfen. Alle Alkylanzien sind potentiell mutagen und karzinogen.

Anthracycline (z. B. Doxorubicin, Epirubicin)
Anthracycline wirken unter anderem, indem sie an das Enzym Topoisomerase IIα binden. Topoisomerase IIα ist ein Schlüsselenzym der Zellteilung. Zudem interkalieren Anthracycline in die DNA und verhindern dadurch eine weitere Nukleinsäuresynthese und hemmen dadurch die Zellteilung. Unter Interkalation versteht man die reversible Einlagerung von Ionen, Atomen oder Molekülen in chemische Verbindungen, ohne dass sich deren Molekülstruktur durch die Einlagerung wesentlich ändert.

Antimetabolite (z. B. Fluorouracil/5-FU, Capecitabin, Methotrexat, Gemcitabin)
Antimetabolite ähneln körpereigenen Stoffwechselprodukten (Metaboliten) in ihrer chemischen Struktur, hemmen aber deren Stoffwechselweg, so dass der biologische Prozess gestört wird.

Platinderivate (z. B. Carboplatin, Cisplatin)
Platinderivate sind Schwermetallkomplexe. Platinsubstanzen bilden mit der Erbsubstanz (DNA) Metallkomplexe und stören dadurch deren Struktur und Funktionsfähigkeit. Der Zellstoffwechsel kommt zum Erliegen und eine Zellteilung ist nicht mehr möglich.

Taxane (z. B. Paclitaxel, Docetaxel, Nab-Paclitaxel)
Taxane hemmen die Zellteilung und damit das Tumorwachstum, indem sie den Abbau des Spindelapparates hemmen und so diesen für seine essentielle Funtion in der Mitose unbrauchbar machen.

Vinca-Alkaloide (z. B. Vinorelbin)
Vinca-Alkaloide verhindern, dass sich bei der Zellteilung der Spindelapparat funktionsfähig aufbauen kann.

Halichondrin-B-Analoga (z. B. Eribulin)
Halichondrin B hemmt die Zellteilung. Die unerwünschten Wirkungen lassen sich grösstenteils auf die Hemmung der Zellteilung zurückführen. Häufige Nebenwirkungen sind Blutbildstörungen, Verdauungsstörungen, Haarausfall, Neuropathie, Schmerzen und Müdigkeit. Eribulin ist ein synthetisches Analogon einer Substanz aus dem japanischen Meeresschwamm Halichondria okadai.

Die Polychemotherapie

Bei frühem Brustkrebs wird eine adjuvante Chemotherapie durch eine Kombination verschiedener Wirkstoffe mit verschiedenen Wirkmechanismen, eine sogenannte Polychemotherapie, empfohlen. Dadurch sollen mehr Tumorzellen zerstört werden. Die Kombinationsmöglichkeiten tragen Namenskürzel wie DAC (Docetaxel + Doxorubicin + Cyclophosphamid) oder EC-P (Epirubicin + Cyclophosphamid, gefolgt von Paclitaxel).

Es existiert bereits eine grosse Vielfalt dieser „Regime", und ständig werden neue Kombinationen, Dosierungen und Zeitpläne vorgeschlagen und deren Wirkung und Verträglichkeit untersucht, so dass heute jede Patientin eine für sie passende Chemotherapie erhalten soll, die individuell auf ihr Rückfallrisiko und mögliche Begleiterkrankungen abgestimmt ist. In fortgeschrittenen Stadien werden Polychemotherapien nur bei schnellem Tumorwachstum oder starken Beschwerden empfohlen. In allen anderen Fällen werden die besser verträglicheren Monochemotherapien mit einzelnen Wirkstoffen vorgezogen.

Für welchen Wirkstoff oder für welche Kombination man sich entscheidet, muss für jede Patientin mit fortgeschrittenem Brustkrebs individuell abgewogen werden. Die Vorteile sollten in jedem Fall die Nachteile (Nebenwirkungen) überwiegen. Nicht zuletzt spielen dabei auch persönliche Wünsche und Prioritäten der Patientin eine wichtige Rolle.

Die Durchführung der Chemotherapie

Zytostatika werden meist als Infusion verabreicht. Sie verteilen sich über das Blut im ganzen Körper und können so allenfalls gestreute Krebszellen in allen Organen zerstören. Eine Chemotherapie wird in der Regel in mehreren (meist sechs bis sechzehn) Zyklen durchgeführt. Während eines Zyklus werden die Medikamente an einem oder mehreren Tagen hintereinander verabreicht. Anschliessend erfolgt eine unterschiedlich lange Behandlungspause, die mehrere Tage oder Wochen dauern kann, damit sich die gesunden Zellen von der Vergiftung durch die Therapie erholen können, was sie etwas besser können, als die Krebszellen. Zudem können Tumorzellen, die während des ersten Behandlungszyklus in einer Ruhephase waren, oft in einem späteren Zyklus erfasst werden, wenn sie wieder teilungsaktiv sind.

Da die Zytostatika die Armvenen reizen, wird ein sogenanntes Port-Systems angelegt. Durch eine unter die Haut gebrachte kleine „Metallkammer" unterhalb des Schlüsselbeins, wird ein Zugang zum Venensystem geschaffen. Ein Silikonschlauch führt direkt in die obere Hohlvene vor dem Herzen, so dass die Medikamente wegen des grossen Blutflusses weniger Schaden anrichten können. Das Port-System schränkt die Patientinnen in ihrer Beweglichkeit nicht ein.

Für Patientinnen mit metastasiertem Brustkrebs stehen auch orale Chemotherapien mit Tabletten zur Verfügung. Das hat verschiedene Vorteile: Eine orale Chemotherapie erspart den Patientinnen nicht nur die häufigen Wege zur Klinik und mögliche Beschwerden durch die Infusionen. Auch die Nebenwirkungen wie Haarausfall oder Übelkeit, sind meistens milder.

Die Nebenwirkungen der Chemotherapie

Die Chemotherapie schädigt alle gesunden Körperzellen massiv, besonders diejenigen, die sich rasch vermehren müssen: die blutbildenden Zellen des Knochenmarks, die Schleimhautzellen des Magen-Darmtraktes und die Zellen der Haarwurzeln.

Häufige Nebenwirkungen sind: eine anhaltende Erschöpfung, Übelkeit und Erbrechen, Durchfall, Appetitlosigkeit,

Entzündungen der Mundschleimhaut, Schmerzen beim Schlucken, Haarausfall, Hautausschläge, Schäden an den Finger- und Zehennägeln, Blutarmut (Anämie), Infektanfälligkeit, Blutungsneigung durch die Verminderung der Blutplättchen (Thrombozytopenie), Gefühlsstörungen an Händen und Füssen durch die Vergiftung der Nerven (Neuropathie), Konzentrationsschwäche und Gedächtnisschwäche, Herzmuskelschwäche (Herzinsuffizienz), vermehrte Anfälligkeit für Tumoren des blutbildenden Systems (Leukämien), Schädigung der Eierstöcke und Eierstockinsuffizienz mit Verlust der Periode, Wechseljahrsbeschwerden und Unfruchtbarkeit.

Die Nebenwirkungen können unmittelbar nach Beginn der Chemotherapie einsetzen, oder erst nach Tagen, Wochen oder sogar Monaten. Manche sind meistens vorübergehend und klingen nach dem Ende der Chemotherapie allmählich wieder ab. Welche Nebenwirkungen auftreten und wie stark, hängt in erster Linie von der Art und Dosis der Medikamente, der Behandlungsdauer und der körperlichen Verfassung und Resistenz der Patientin ab.

Die Supportivtherapie
Durch begleitende therapeutische Massnahmen und Medikamente versucht man die Nebenwirkungen abzuschwächen. Dazu werden Medikamente gegen Übelkeit und Erbrechen oder zur Minderung von Gefühlsstörungen verabreicht. Wegen der drohenden Immunschwäche und Infektanfälligkeit sind häufige Blutkontrollen notwendig. Um die Neubildung roter Blutkörperchen anzuregen, wird oft Erythropoietin („Epo") gegeben. Allerdings kann derzeit noch nicht ausgeschlossen werden, dass auch der Krebs davon profitiert. Darum sind die Ärzte zurückhaltend damit. Die Patientinnen erhalten ein Rezept für eine Perücke. Diese ist nur vorübergehend nötig, da die

Haare in der Regel etwa sechs Wochen nach der letzten Chemotherapie wieder zu wachsen beginnen. Wenn die Nebenwirkungen überhandnehmen und die Fortführung der Therapie gefährden, so kann die Gabe einer Infusion verschoben oder eine Therapiepause eingelegt werden. Auch eine Verringerung der Dosierung ist grundsätzlich möglich. Damit ist man in der Regel grosszügiger, wenn der Tumor nicht heilbar ist.

Natürliche Mittel gegen die Nebenwirkungen der Chemotherapie
Eine Diät aus vegetabiler Frischkost (Rohkost), reduziert die Nebenwirkungen der Chemotherapie deutlich und die Blutbildung erholt sich rascher. Sie ist in unsere Bircher-Benner Handbuch Nr. 17: „Für die Verhütung und begleitende Therapie der Krebskrankheit" beschrieben, mit Diätplänen und Rezepten. Zudem entfaltet sie, wie bereits erwähnt, selbst eine starke Wirkung gegen den Krebs, wenn auch reduziert, durch die vergiftende Wirkung der Chemotherapie. Gegen die Appetitlosigkeit kann Tee aus Schafgarbe oder aus der Enzianwurzel getrunken werden. Bei Durchfall muss Steinobst und Spinat vermieden werden, während geriebene Äpfel, Bananen, fein geriebene oder gekochte Karotten und Trockenreis sowie Fencheltee, den Darm beruhigen. Bei Entzündungen der Mundschleimhaut sind Spülungen mit Salbei, Minze und Kamille geeignet. Die Leber wird durch die Chemotherapie massiv angegriffen. Die krebsbekämpfende Wirkung der Mariendistel ist wissenschaftlich nachgewiesen. Die Mariendistel ist ein hervorragendes Mittel für den Schutz der Leber und in jedem Fall sinnvoll anzuwenden. Sie kann als Tee oder in spagyrischer Form eingenommen werden. Gegen die Übelkeit und das Erbrechen bewährt sich die homöopathische Arznei Ipecacuanha in der zweihundertsten C-Potenz, oft hintereinander eingenommen, bis die Übelkeit verschwindet, Tee aus Ingwerstücken und

Eiswürfel aus Pfefferminztee. Wenn sich die Blutbildung nicht erholt, ist eine hochdosierte antioxydative Infusionstherapie wirksam, mit 1,2 g Glutathion, gefolgt von 15 g Vitamin C.

Eine zusätzliche Infusion mit 600 mg Alpha-Liponsäure ist zum Schutz des Nervensystems wirksam. Diese antioxydativen Infusionstherapien können lebensrettend sein. Der Vitamin D- und Vitamin-B12-Spiegel müssen in jedem Fall an die obere Normgrenze gebracht werden, das Ferritin über 80 ug/Liter.

Melatonin und die Krebstherapie

Ein Forscherteam kam nach der Auswertung von 10 Studien zum Schluss, dass sich eine Hochdosistherapie mit dem Schlafhormon Melatonin für die Krebstherapie eignet. An den Studien nahmen insgesamt 643 Tumorpatienten teil. Die Patienten hatten Lungen-, Haut-, Nieren- oder Brustkrebs. Über den Wirkmechanismus gibt es bislang nur Vermutungen. Die Teilnehmer der zehn Studien berichteten über keine schweren unerwünschten Wirkungen der Melatonin-Therapie. Das Melatonin wurde mit 10 bis 40 mg pro Tag sehr hoch dosiert. Die Studien wiesen nach, dass die Patienten, welche zusätzlich zur üblichen Therapie Melatonin in dieser hohen Dosierung erhalten hatten, zu 34 % weniger an ihrer Krankheit starben als die Patienten der Kontrollgruppen ohne Melatonin[392].

Die HER2-Antikörpertherapie

Der Rezeptor HER2 (Humaner Epidermaler Wachstumsfaktor-Rezeptor 2) ist ein Protein (Eiweiss) auf der Zelloberfläche. Diese Eiweissstruktur übermittelt der Zelle Wachstumssignale, damit sie sich teilen und vermehren kann. Dies ist ein natürlicher Vorgang der Zellteilung. Befinden sich jedoch zu viele dieser Rezeptoren auf der Oberfläche der Krebszelle, so werden zu viele Wachstumssignale ins Zellinnere übertragen und es kommt zu einer unkontrollierten Zell-

teilung und übermässigen Vermehrung. Bei etwa 20 Prozent aller Brustkrebspatientinnen ist die Anzahl der HER2-Rezeptoren auf den Tumorzellen deutlich erhöht. Dieses Übermass bezeichnet man als HER2-Überexpression und die Form der Brustkrebserkrankung als HER2-positiver Brustkrebs. In diesem Fall können HER2-Antikörpertherapien ein wichtiger Bestandteil der Therapie sein. Darum wird jede Brustkrebsgeschwulst auf die Anzahl an HER2 Rezeptoren auf den Zellen untersucht.

Durch eine HER2-Antikörpertherapie können die HER2-Rezeptoren blockiert werden, so dass sich die Tumorzellen nicht mehr weiter teilen können und absterben. Je nach dem Stadium der Erkrankung kommen ein oder zwei verschiedene HER2-Antikörper oder Antikörper-Wirkstoff-Konjugate zum Einsatz. In der Regel wird im Anschluss an die Chemotherapie ein Jahr lang die Behandlung mit dem HER2-Antikörper Trastuzumab durchgeführt („Antikörper-Therapie"), seltener auch ohne vorherige Chemotherapie[393].

HER2-Antikörpertherapien werden nicht immer gut vertragen. Immer muss das Herz überwacht werden, da es belastet oder geschädigt werden kann. Mindestens 2 Jahre nach der Therapie müssen regelmässige Kontrollen durchgeführt werden.

Die Erfolgsquote der Chemotherapie

Das aktuelle medizinische Paradigma befürwortet derzeit vor allem die Chemotherapie und die Radiotherapie und dokumentiert deren Wirkung in internationalen Protokollen. Diese Therapien sind ein gewalttätiger Versuch, die Tumorzellen zu vernichten. Diese Idee ist verständlich. Doch ist das Problem dieser beiden Therapien, dass sie nicht nur den Tumor schädigen, sondern fast ebenso sehr die gesunden Zellen und das ganze biologische System des Menschen. Nur ein kleiner Unterschied der Empfindlichkeit der

Tumorzellen, gegenüber derjenigen der gesunden Körperzellen, kann für diese Therapien genutzt werden und dieser ist sehr klein, besonders wenn die Krebszellen nicht allzu chaotisch entartet sind.

Die Wirksamkeit einer Chemotherapie hängt sehr stark von der Art des Tumors ab und von seinem Stadium der Ausbreitung. Es gibt relativ viele wissenschaftliche Studien zur Wirkung gewisser Zytostatika auf einzelne Tumorarten. Diese werden gefordert, damit ein Medikament zugelassen wird. Doch existiert bisher nur eine einzige, sich am Krebsregister orientierende Studie aus den USA und Australien, welche den Nutzen einer Chemotherapie gegen 22 Krebsarten wissenschaftlich untersucht hat. Diese hat ergeben, dass die Chemotherapie bei Erwachsenen die Fünfjahresüberlebenszeit, seit der Diagnosestellung, um lediglich 2,1 bis 2,3 % verlängert. Das Problem der im Allgemeinen unbefriedigenden Wirkung der Chemotherapie liegt in ihrer Toxizität, wodurch sie den Organismus und sein Immunsystem, das sich nun erst recht kräftig gegen den Krebs wehren sollte, massiv schädigt. Dadurch entsteht oft grosses, zusätzliches Leid. Oft spricht der Tumor vorerst recht gut an, dann bricht die Abwehr zusammen, so dass er erst recht wächst. Viele Patienten sterben frühzeitig an der Vergiftung durch die Zytostatika. Entscheidet man sich trotz allem zu einer Chemotherapie, so ist gut zu wissen, dass wissenschaftlich nachgewiesen ist, dass die Chemotherapie bei einer strikt veganen Diät aus lebendigen Pflanzen (Rohkostdiät), wie schon erwähnt, wesentlich besser vertragen wird als bei der allgemein üblichen Normalkost [394,395].

Die Krebstherapie mit der Chemotherapie stösst wegen der hohen Toxizität an ihre Grenzen. Zudem sind solide Tumoren im Allgemeinen resistent gegen die Chemotherapie, da darin Sauerstoffmangel herrscht und die Arzneimittel keinen Zugang zu hypoxischen Zellen haben.

Zudem schädigen Chemotherapeutika, wie schon gesagt, auch die gesunden Zellen, besonders diejenigen, die sich schnell erneuern, wie die Schleimhäute des Magen-Darm-Trakts und die Immunzellen. Viele Ärzte und Patienten auf der ganzen Welt hoffen auf ergänzende oder alternative Therapien zur Chemotherapie und Bestrahlung mit geringeren Nebenwirkungen.

Brustkrebs zu haben erzeugt grosse Angst. Man befindet sich in einem übermenschlichen Kampf gegen das Chaos „Krebs", das einem das Leben nehmen will. Man weiss nicht wer gewinnen wird, der Tumor oder man selbst. Dass man dann versucht ist, zur Chemotherapie „ja" zu sagen, ist nur zu verständlich. Die Nebenwirkungen und Schäden dieser Vergiftung sind grausam und es lohnt sich, sich das gut zu überlegen. In jedem Fall lohnt es sich, die krebsbekämpfende Diät ganz strikt durchzuführen, wie sie in unserem Bircher-Benner Handbuch Nr. 17: „Für die Verhütung und begleitende Therapie der Krebskrankheit" beschrieben ist. Leider gibt es noch kaum statistische Erhebungen hierzu, denn dazu bräuchte es viel Geld. Jedoch ist die krebsbekämpfende Wirkung der einzelnen bioaktiven Pflanzenstoffe dieser Diät wissenschaftlich belegt.

Die Bestrahlung
Nach der brusterhaltenden Operation wird immer eine Strahlentherapie empfohlen. Sie senkt die Rezidivrate von 30 % auf weniger als 5 %. Mikroskopisch kleine, für das Auge unsichtbare Tumorreste, können auch bei sorgfältigster Operation in der Brustdrüse zurückbleiben. Auch nach vollständiger Entfernung der Brust wird eine nachträgliche Bestrahlung empfohlen, wenn der Tumor grösser als 5 cm war (T3 oder T4), wenn die Brustdrüse mehrere Tumoren enthielt, der Tumor bereits in die Haut oder die Muskulatur eingedrungen war und wenn drei oder

mehr Lymphknoten befallen waren. Die Strahlentherapie beginnt zirka 4–6 Wochen nach der Operation und dauert sechs bis acht Wochen. Sie belastet auch das Herz. Als Langzeitfolge der Bestrahlung kann eine koronare Herzkrankheit entstehen. Über die Höhe dieses Risikos sind sich die Experten noch nicht einig[396].

Die antihormonelle Therapie

Ist das Karzinom hormonsensitiv, wird zusätzlich eine Therapie mit Hormonantagonisten empfohlen. Wie diese durchgeführt wird, hängt von der Art des Tumors ab und davon, ob die Therapie vor oder in der Menopause begonnen wird.

Die Antihormontherapie vor der Menopause

Selten noch werden die Eierstöcke entfernt oder durch Bestrahlung geschädigt, um die Hormone zu senken. Es hat sich gezeigt, dass eine Antihormontherapie während 2 Jahren genügt[397]. Bei Frauen, die noch die Periode haben, wird bereits durch Chemotherapie die hormonelle Funktion der Eierstöcke gestört. Frauen die noch Kinder wünschen, oder für die das Risiko einer vorzeitigen Menopause zu gross ist, können ihre Eierstöcke mit GnRH-Analoga vor der schädigenden Wirkung der Chemotherapie schützen, was gleichzeitig die Ausschaltung der Hormonproduktion bewirkt. Hierfür werden Medikamente, welche das Gonadotropin Releasing Hormon der Hypophyse unterdrücken, für während zwei Jahren gegeben. Nach der Chemotherapie wird in der Regel für 5 Jahre Tamoxifen gegeben, welches die Anbindung des körpereigenen Östrogens an die Östrogen-Rezeptoren des Tumors verhindert[398].

Die Antihormontherapie nach der Menopause

Befindet sich die Patientin bereits in der Menopause, so wird ihr empfohlen, während 5 Jahren entweder Tamoxifen oder einen Aromatasehemmer zu nehmen.

Aromatasehemmer blockieren ein Enzym, welches im Muskel- und Fettgewebe Östrogen bildet. Neue Studien haben gezeigt, dass Aromatasehemmer die krankheitsfreie Überlebenszeit mehr verlängern als Tamoxifen. Teils wird der Aromatasehemmer sofort nach der Operation verwendet, teils erst nach drei bis fünf Jahren Tamoxifen. Die jeweiligen Nebenwirkungen der Substanzen müssen bei der Entscheidung berücksichtigt werden. Auf Grund der besseren Wirksamkeit sind Aromatasehemmer zu Therapiebeginn erste Wahl und werden entsprechend häufiger verordnet. Tamoxifen wird dagegen seit 2003 immer seltener verschrieben. Eine weitere Möglichkeit besteht in der Gabe eines reinen Östrogen-Rezeptor-Antagonisten (Fulvestrant; Handelsname Faslodex®), der von den Arzneimittelbehörden jedoch bisher nur bei fortgeschrittenem Brustkrebs zugelassen ist.

Die Tamoxifenresistenz

Bei vielen Patientinnen mit hormonabhängigen Tumoren verliert Tamoxifen nach einigen Jahren seine Wirkung. Dann kann sich sogar das Zellwachstum von Tumorzellen beschleunigen[399]. Es ist bislang noch nicht möglich, das Verhalten eines Tumors unter Tamoxifen vorauszusagen. Die meisten Mamma-Karzinome besitzen auch Rezeptoren für das männliche Geschlechtshormon Testosteron und andere Androgene.

Abhängig von den Östrogenrezeptoren kann Testosteron bei gewissen Tumortypen eine wachstumshemmende oder eine wachstumsfördernde Wirkung entfalten. Der Androgenrezeptor reagiert teilweise auch auf andere Androgene und Progestine.

Heilpflanzen gegen Krebs

In Brasilien sind weit über 100 Heilpflanzen wissenschaftlich registriert, Pflanzen aus der Volksheilkunde Brasiliens, Mexikos, Europas und Asiens, die seit Jahrhunderten eine stark krebsbekämpfende Wirkung gezeigt haben und deren vernichtende Wirkung gegen Krebszelllinien von Brustkrebs und anderen Krebsarten in Laborversuchen wissenschaftlich nachgewiesen worden ist. Pflanzen haben ein so starkes stetes Wachstum, dass ständig Mutationen entstehen. Darum verfügen sie über chemische Stoffe, so genannte „sekundäre Pflanzenstoffe", welche mutierte Zellen vernichten, ohne die gesunden Zellen anzugreifen. Im Handbuch Nr. 17 haben wir einige davon herausgegriffen, welche gut wirksam und erhältlich sind und für welche Angaben zu deren Dosierung und allfälligen Nebenwirkungen bekannt sind. Folgende Pflanzenextrakte können wir empfehlen: Sutherlandia frutescens, die brasilianische Babassu-Palme (Attalea spiciosa Mar. Es Spreng), Symphytum officinale L. (Beinwell), Calendula officinalis (Ringelblume), Myracrodruon urundeuva („Aroeira-dosertão"), die allerdings in Europa schwer erhältlich ist, Forsteronia refracta, Himatanthus articulatus (Vahl) Woodson, Silybum marianum (Mariendistel), roter Lapacho (Tabebuia impetiginosa, syn. Tabebuia avellanedae), Himatanthus obovatus (Himatanthus drasticus)(FPLJ), Maytenus obtusifolia, Aloe arborescens Mill, Aloe soccotrina und Aloe vera, Boerhavia diffusa, Plantago-Arten (Spitzwegerich), Piper Regnelli, Cardiospermum halicacabum, Solanum nigrum, Viola odorata und Viscum album (Mistel). Wir arbeiten vor allem mit Sutherlandia frutescens, Symphytum officinale, Silybum marianum, Aloe vera und Viscum album, deren Anwendung und Dosierung gut etabliert sind. Es ist denn auch nicht sinnvoll, zu viele Präparate gleichzeitig anzuwenden, besser eines oder zwei auf einmal, um den Überblick über die Wirkung und allfällige Nebenwirkungen zu behalten. Dies kann im wöchentlichen Wechsel mit anderen zwei Arzneien geschehen.

Die Hoffnung liegt in der weiteren Erforschung der Phytotherapie gegen Krebs, so dass auch mehr Information über die geeigneten Dosierungen und allfällige Nebenwirkungen vorliegen werden. Heilpflanzen sind die Hoffnungsträger einer zukünftigen hochwirksamen Krebstherapie, auf welche Ärzte und Patienten auf der ganzen Welt warten. Wir empfehlen, das Handbuch Nr. 17 zu lesen und die darin beschriebene Diät und Therapie konsequent zu nutzen. Hat man Krebs, so geht es darum, den Organismus und sein Immunsystem in seiner immensen Anstrengung gegen den Tumor in jeder Hinsicht zu unterstützen, damit dieser vernichtet werden kann.

Die homöopathische Therapie
Nachdem Dr. med. Ramakrishnan seine ganze Familie an Krebs verloren hatte, gründete er in Mumbay eine Krebsambulanz mit 10 Ärzten, in welcher krebskranke Menschen homöopathisch behandelt werden. Sauber dokumentiert kann er über viele Heilungen aggressiver Krebsarten wie Astrozytome, Glioblastome, Brustkrebs, Leberkrebs berichten. Er hat festgestellt, dass immer zwei Mittel im Wechsel angewendet werden müssen, eines, das der Konsistenz der Krebsgeschwulst entspricht und eines, das individuell nach der Persönlichkeit und der Befindlichkeit des Patienten und dem Ursprungsorgan der Krebsgeschwulst gewählt wird. Er hat eine spezielle Methode entwickelt, bei welcher die Patienten diese beiden Mittel in wöchentlichem Wechsel stündlich einnehmen und die Potenz selbst jeden Tag erhöhen. Gegen den Brustkrebs sind besonders das aus dem gefleckten Schierling potenzierte Conium maculatum im Wechsel mit Carcinosinum, einer aus Brustkrebsgewebe potenzierten Arznei in hoher Potenz angezeigt. Doch muss die individuelle Arznei sehr sorgfältig bestimmt werden, durch den in Homöopathie geschulten Arzt oder Heilpraktiker. Wir haben mit

dieser Therapie mehrere Heilungen von Brustkrebs gesehen. Ist der Tumor metastasiert, so gelingt die Heilung allein durch die Homöopathie nicht mehr, da dann seine chaotische, das Immunsystem läh-mende Wirkung zu stark geworden ist. Dennoch lohnt sich auch dann die homöopathische Therapie, da sie die Beschwerden sehr stark lindern kann.

Schlusswort

Wir schliessen dieses Buch über Frauenleiden und die Wechseljahre mit diesem traurigen Kapitel über den Brustkrebs. Durch die Therapie und Lebensweise, die in unserem Handbuch für die Verhütung und begleitende Therapie der Krebskrankheit beschrieben ist, können die verschiedenen, in diesem Buch beschriebenen Arten von Krebs verhindert werden und kann man selbst zu deren Heilung einen ganz wesentlichen und wirksamen Beitrag leisten. Viele der beschriebenen Krankheiten und Beschwerden bedeuten grosses Leid, das entschieden gebessert und oft ganz geheilt werden kann. Die Diät für die Schwangerschaft und Stillzeit ist in unserem Handbuch Nr. 15 beschrieben und die Diät für das Kind im Handbuch Nr. 3: „Für die Familie und das gesunde Kind". Diese Handbücher haben den Sinn, einen wissenschaftlich fundierten Weg aufzuzeigen, wie es möglich ist, die vielen Krankheiten unserer „Zivilisation", die unsere Arztpraxen und Spitäler füllen, zu verhüten und wo immer möglich zu heilen, indem man deren Ursachen kennt und konsequent angeht. Manchmal braucht es Mut, diesen Weg zu gehen, aber es ist ein Weg, der sich lohnt.

Literaturnachweis

1 http://www.medizinauskunft.de/artikel/diagnose/ psyche/13_06_schlafapnoe_gehirn.php

2 Raith-Paula E. et al.: *Natürliche Familienplanung heute*: Modernes Zykluswissen für Beratung und Anwendung. 5. Auflage. Springer Verlag, 2013, ISBN 978-3-642-29783-0 S. 133 ff.

3 Tinneberg H. R. et al.: *Gießener Gynäkologische Fortbildung 2003*: 23. Fortbildungskurs für Ärzte der Frauenheilkunde und Geburtshilfe. Springer-Verlag, Berlin/Heidelberg/New York 2013, ISBN 3-662-07492-3, S. 151

4 Joeres A.: *Trombose-Risiko: Die Pille der Unvernunft.* In: Die Zeit, Nr. 5/2013

5 Glasier A. et al.: *Can we identify women at risk of pregnancy despite using emergency contraception? Data from randomized trials of ulipristal acetate and levonorgestrel.* Contraception. 84, 2011, S. 363–367

6 Wayne J. G. et al.: *Effects of Acute Treatment With Tamsulosin Versus Alfuzosin on Ejaculatory Function in Normal Volunteers.* The Journal of Urology. 176, 2006, S. 1529–1533

7 Amory J. K.: *Testosterone/progestin regimens: a realistic option for male contraception? Current Opinion in Investigational Drugs (London, England: 2000).* Band 5, Nr. 10, Oktober 2004, S. 1025–30

8 § 90 Strafgesetzbuch, BGBl. I Nr. 130/2001. RIS

9 Unseld M. et al.: *Use of Natural Family Planning (NFP) and Its Effect on Couple Relationships and Sexual Satisfaction: A Multi-Country Survey of NFP Users from US and Europe.* Front Public Health. 2017 Mar 13;5:42

10 Klaus H.: *Natural family planning: a review.* Obstet Gynecol Surv. 1982 Feb;37(2):128–50

11 Oddens B. J.: *Women's satisfaction with birth control: a population survey of physical and psychological effects of oral contraceptives, intrauterine devices, condoms, natural family planning, and sterilization among 1466 women.* Contraception 1999 May;59(5):277–86

12 Gray R. H.: *Epidemiological studies of natural family planning.* Hum Reprod. 1988 Jul;3(5):693–8

13 Fehring R. J. et al.: *Natural Family Planning and Marital Chastity: The Effects of Periodic Abstinence on Marital Relationships.* Linacre Q 2021 Feb; 88(1):42–55

14 Rötzer J. und E.: *Natürliche Empfängnisregelung. Die sympto-thermale Methode – der partnerschaftliche Weg.* Herder Verlag ISBN 978-3-451-30629-7

15 Lee S. J. et al.: *Fetal Pain: A Systematic Multidisciplinary Review of the Evidence.* Journal of the American Medical Association. 294 (8) 2005, S. 947–954

16 Riley K. et al.: *Survival and neurodevelopmental morbidity at 1 year of age following extremely preterm delivery over a 20-year period: a single centre cohort study.* Acta Pædiatrica. 97(2), 2008, S. 159–165

17 Böhi P.: *Lageanomalien inkl. Beckenendlage.* (Memento vom 28. September 2007 im Internet Archive) (PDF; 1,6 MB)

18 Deutscher Bundestag (Hrsg.): *Antwort der Bundesregierung auf die Kleine Anfrage der Abgeordneten Cornelia Möhring, Birgit Wöllert, Sabine Zimmermann (Zwickau), weiterer Abgeordneter und der Fraktion DIE LINKE.* Drucksache 18/738 – Wirtschaftliche Lage der Hebammen und Entbindungspfleger. Nr. 18/900, 21. März 2014, ISSN 0722-8333, S. 11

19 Kaaja R. J. et al.: *Manifestations of chronic disease during pregnancy.* JAMA. 294, 2005, S. 2751–2757

20 Qiu C. et al.: *Dietary Fiber Intake in Early Pregnancy and Risk of Subsequent Preeclampsia.* American Journal of Hypertension, Volume 21, Issue 8, August 2008, Pages 903–90

21 Arvizu M. et al.: *Fat intake during pregnancy and risk of preeclampsia: a prospective cohort study in Denmark.* European Journal of Clinical Nutrition volume 73, pages 1040–1048(2019)

22 Zhang C. et al.: *Vitamin C and the risk of preeclampsia, results from diet questionnaire and plas-*

ma assay. Department of Epidemiology, 2002,13: 409–16

23 Endeshaw M. et al.: *Effect of Maternal Nutrition and Dietary Habits on Preeclampsia:* A Case-Control Study. International Journal of Clinical Medicine Vol.05 No.21(2014), Article ID:52741, 11 pages

24 Brandsaeter A.L. et al.: *A Dietary Pattern Characterized by High Intake of Vegetables, Fruits, and Vegetable Oils Is Associated with Reduced Risk of Preeclampsia in Nulliparous Pregnant Norwegian Women.* The Journal of Nutrition, Volume 139, Issue 6, June 2009, Pages 1162–1168

25 Cao Y. et al.: *Adherence to a Dietary Approaches to Stop Hypertension (DASH)-style Diet in Relation to Preeclampsia: A Case-Control Study.* Scientific Reports volume 10, Article number: 9078 (2020)

26 Li S. et al.: *The association between dietary fatty acid intake and the risk of developing preeclampsia: a matched case–control study.* Nature, Scientific Reports volume 11, Article number: 4048 (2021)

27 Scholl T.O. et al.: *Oxidative stress, diet, and the etiology of preeclampsia.* The American Journal of Clinical Nutrition, Volume 81, Issue 6, June 2005, Pages 1390–1396

28 Torjusen H. et al.: *Reduced risk of pre-eclampsia with organic vegetable consumption: results from the prospective Norwegian Mother and Child Cohort Study.* Epidemiology, *http://dx.doi.org/ 10.1136/bmjopen2014-006143*

29 Rath W. et al: *Erkrankungen in der Schwangerschaft.* Thieme, 2005, S.347 und 351

30 Rohde A. et al.: *Gynäkologische Psychosomatik und Gynäkopsychiatrie.* Das Lehrbuch, Schattauer, 2007, S.151–152

31 May L.E. et al.: *Regular Maternal Exercise Dose and Fetal Heart Outcome. Medicine & Science in Sports & Exercise.* Band 44, Nr.7, Juli 2012, *ISSN 0195-9131*, S.1252–1258

32 Völckers M. et al.: *Modulation fetaler Verhaltensweisen in der späten Schwangerschaft durch Musik.* Archives of Gynecology and Obstetrics. Band 254, Nr.1–4, Dezember 1993, S.1401–1403

33 Lewis J. et al.: Fetal Alcohol Exposure and IQ at Age 8: Evidence from a Population-Based Birth-Cohort Study

34 Berufsverband der Frauenärzte: *Im Mutterleib der Droge Alkohol schutzlos ausgeliefert.* 13.Februar 2006

35 Werner C.: *Vergiftet im Mutterleib – Wie Suchtstoffe das ungeborene Kind schädigen.* SWR2 „Wissen". 29.Januar 2014

36 Carter S. et al.: *Maternal smoking: risks related to maternal asthma and reduced birth weight in a Pacific Island birth cohort* New ZealandN Z Med J. 119 (1238), 21.Juli 2006, S. U2081

37 Lannerö E. et al.: *Maternal smoking during pregnancy increases the risk of recurrent wheezing during the first years of life (BAMSE).* Respiratory research. Band 7, 2006, S.3

38 Jaakkola J.J. et al.: *Maternal smoking in pregnancy, fetal development, and childhood asthma.* American Journal of Public Health. Band 94, Nummer 1, Januar 2004, S.136–140

39 Bundeszentrale für gesundheitliche Aufklärung: *Leitfaden für die Beratung Schwangerer zum Rauchfrei in der Schwangerschaft.* (PDF; 526 kB), Rauchverzicht, 18.September 2013, S.25 und S.5

40 Bundeszentrale für gesundheitliche Aufklärung: *Rauchen – die unterschätzte Gefahr für das Kind*

41 bw-suchtweb.de Zentralinstitut für Seelische Gesundheit. (Memento des Originals vom 28.Februar 2009 im Internet Archive)

42 *Schwanger und Drogen, Substitution und Schwangerschaft.* Ein Leitfaden für abhängige Frauen. (Memento vom 27.März 2016 im Internet Archive) (PDF; 249 kB) abgerufen am 24.Juli 2010

43 Wittchen H.U. et al.: Abschlussbericht an das Bundesministerium für Gesundheit. (Memento vom 3.April 2016 im Internet Archive) Studie: *„Predictors, Moderators and Outcome of Substitution Treatments – Effekte der langfristigen Substitution Opioidabhängiger*: Prädiktoren, Moderatoren und Outcome" des Institut für Klinische Psychologie und Psychotherapie & Center of Clinical Epidemiology and Longitudinal Studies Technische Universität Dresden; abgerufen am 11.Mai 2014

44 Stachowski R. et al.: *Drogen, Schwangerschaft und Kind.* (Memento vom 27.April 2014 im Internet Archive) (PDF) Fachverband Drogen- und Suchthilfe e.V.; abgerufen am 29.April 2014

45 O'Connor M. et al.: *Marijuana Use During Pregnancy and Breastfeeding: Implications for Neonatal and Childhood Outcomes. Pediatrics.* Band 142, Nr.3, 1.September 2018, *ISSN 0031-4005*, S. e20181889

46 Kleinebrecht J. et al.: *Arzneimittel in der Schwangerschaft und Stillzeit: ein Leitfaden für Ärzte und*

Apotheker; mit 37 Tabellen. 7., überarb. Auflage. Wiss. Verlags-Ges., Stuttgart 2009, *ISBN 978-3-8047-2524-9*

47 Wunder D. et al.: *Antiretrovirale Medikamente und Schwangerschaft.* Therapeutische Umschau. 62(1), 2005, S. 37–42

48 Robert Koch Institut: *Kann in der Schwangerschaft geimpft werden? Sind Impfungen in der Stillzeit möglich?* Robert Koch-Institut, Stand: 21. September 2005

49 Li De-Kun et al.: *Exposure to Magnetic Field Non-Ionizing Radiation and the Risk of Miscarriage: A Prospective Cohort Study.* Scientific Reports volume 7, Article number: 17541 (2017)

50 De Kun-Li et al.: *Association Between Maternal Exposure to Magnetic Field Nonionizing Radiation During Pregnancy and Risk of Attention-Deficit/Hyperactivity Disorder in Offspring in a Longitudinal Birth Cohort.* JAMA Netw Open. 2020 Mar; 3(3): e201417

51 Li De-Kun et al.: *Maternal exposure to magnetic fields during pregnancy in relation to the risk of asthma in offspring.* Arch Pediatr Adolesc Med 2011 Oct;165 (10):945–50

52 Carpenter D. O. et al.: *Extremely low frequency electromagnetic fields and cancer: How source of funding affects results.* Environ Res.2019 Nov; 178:108688

53 Su L. et al.: *Associations of parental occupational exposure to extremely low-frequency magnetic fields with childhood leukemia risk.* Meta-Analysis Leuk Lymphoma 2016 Dec;57 (12): 2855–2862

54 Falcioni L. et al.: *Report of final results regarding brain and heart tumors in Sprague-Dawley rats exposed from prenatal life until natural death to mobile phone radiofrequency field representative of a 1.8 GHz GSM base station environmental emission.* Environ Res 2018 Aug;165:496–503

55 Jennifer C. et al.: *Surfactant protein secreted by the maturing mouse fetal lung acts as a hormone that signals the initiation of parturition.* Proceedings of the National Academy of Sciences of the United States of America. Band 101, Nr. 14, April 2004, S. 4978–4983

56 Unicef: *Müttersterblichkeit* (Memento vom 18. Juni 2010 im Internet Archive)

57 Kamel H. et al.: *Risk of a Thrombotic Event after the 6-Week Postpartum Period.* New England Journal of Medicine 2014, Band 370, Ausgabe 14 vom 3. April 2014, S. 1307–1315

58 Deutscher Hebammenverband: *Geburtsarbeit: Hebammenwissen zur Unterstützung der physiologischen Geburt.* Georg Thieme Verlag, 2010, ISBN 978-3-8304-5399-4. S. 16

59 Dick-Read G.: *Mutterwerden ohne Schmerzen. Die natürliche Geburt.* 12. Auflage, Hoffmann & Campe, Hamburg 1963

60 *Birth in Nature: Natural Birth.* 10. Januar 2013, www.earthbirthmethod.com

61 Brater J.: *Lexikon der rätselhaften Körpervorgänge.* 8. Auflage, Piper, 2008 ISBN 3-492-23940-4

62 Deutscher Hebammenverband: *Geburtsarbeit: Hebammenwissen zur Unterstützung der physiologischen Geburt.* Georg Thieme Verlag, 2010, ISBN 978-3-8304-5399-4. S. 16

63 Madaan M. et al.: *Intrapartum electronic fetal monitoring vs. intermittent auscultation in postcesarean pregnancies.* International Journal of Gynecology and Obstetrics. Band 8, Ausgabe 6, 1987. S. 580–584

64 Ortmann O. et al.: *The treatment of climacteric symptoms.* Deutsches Ärzteblatt international. Band 109, Nummer 17, April 2012, S. 316–323, doi:10.3238/arztebl.2012.0316. PMID 22611453, PMC 3355503 (freier Volltext) (Review)

65 Kronenberg F.: *Menopausal Hot Flashes: A Review of Physiology and Biosociocultural Perspective on Methods of Assessment.* Journal of Nutrition. 140, 2010, S. 1380S,

66 Bedell S. et al.: *The pros and cons of plant estrogens for menopause.* The Journal of Steroid Biochemistry and Molecular Biology. 139, 2014, S. 225

67 Khosla S.: *Pathogenesis of Age-Related Bone Loss in Humans.* The Journals of Gerontology Series A: Biological Sciences and Medical Sciences. 68, 2013, S. 1226

68 Davis S. R. et al.: *Understanding weight gain at menopause.* Climacteric. 2012 Oct;15(5):419–29

69 Karvonen-Gutierrez C. et al.: *Association of Mid-Life Changes in Body Size, Body Composition and Obesity Status with the Menopausal Transition.* Healthcare 2016, 4(3), 42

70 Dmitruk A, et al.: *Body composition and fatty tissue distribution in women with various menstrual status.* Rocz Panstw Zakl Hig. 2018;69(1):95–101

71 Beer M. A. et al.: *Differentiated Evaluation of Extract-Specific Evidence on Cimicifuga racemosa's Efficacy and Safety for Climacteric Complaints.*

Evidence-based Complementary and Alternative Medicine 2013(3):860602

72 Friederichsen L. et al.: *Effect of Cimicifuga racemosa on metabolic parameters in women with menopausal symptoms: A retrospective observational study (CIMBOLIC).* Archives of Gynecology and Obstetrics, Ausgabe 2/2020

73 Moser C. et al.: *Antidiabetic effects of the* Cimicifuga racemosa *extract Ze 450 in vitro and in* vivo *in ob/ob mice.* Phytomedicine Volume 21, Issue 11, 25. September 2014, S. 1382–1389

74 Guzman G. et al.: *Liver Injury with Features Mimicking Autoimmune Hepatitis following the Use of Black Cohosh. Case Reports in Medicine.* Band 2009, Article ID 918156, 2009, S. 1–8

75 Webster D. E. et al.: *Activation of the μ-opiate receptor by Vitex agnus-castus methanol extracts: Implication for its use in PMS.* Journal of Ethnopharmacology. Band 106, Nr. 2, 2006, S. 216–221

76 Hajdú Z. et al.: *Diterpenoids and flavonoids from the fruits of Vitex agnus-castus and antioxidant activity of the fruit extracts and their constituents.* Phytotherapy Research. Band 21, 2007, S. 391

77 Grant P. et al.: *An Update on Plant Derived Anti-Androgens.* International Journal of Endocrinology and Metabolism. Band 10, Nr. 2, 2012, S. 497–502

78 Mehlhorn A. et al.: *Extract of the seeds of the plant Vitex agnus castus proven to be highly efficacious as a repellent against ticks, fleas, mosquitoes and biting flies.* Parasitology Research. Volume 95, Nr. 5, 2005, S. 363–365

79 Krafczyk N.: *Isolierung, Strukturaufklärung und Eigenschaften von polyphenolischen Verbindungen aus Aspalathus linearis und Rheum rhaponticum.* Dissertation Martin-Luther-Universität Halle-Wittenberg 2008, S. 6 ff. *Sekundäre Inhaltsstoffe von Rhabarber.* (PDF-Datei; 761 kB)

80 Wober W. et al.: *Activation of estrogen receptor-β by a special extract of Rheum rhaponticum (ERr 731®), its aglycones and structurally related compounds.* The Journal of Steroid Biochemistry and Molecular Biology. Band 107, Nr. 3–5, 2007, S. 191–201

81 Vegunta S. et al.: *Androgen Therapy in Women.* J Womens Health (Larchmt). 2020 Jan;29(1):57–64

82 Faubion S. S. et al.: *Genitourinary Syndrome of Menopause: Management Strategies for the Clinician.* Mayo Clin Proc 2017 Dec;92(12):1842–1849

83 Pearce K. et al.: *Influence of nutrition on the decline of ovarian reserve and subsequent onset of natural menopause.* Hum Fertil (Camb) 2016 Sep;19(3):173-9

84 Ko S. H. et al.: *Menopause-Associated Lipid Metabolic Disorders and Foods Beneficial for Postmenopausal Women.* Nutrients. 2020 Jan 13;12(1):202

85 Kabat G. C. et al.: *Obesity Phenotypes and Risk of Breast Cancer in Postmenopausal Women.* Cancer Epidemiol Biomarkers Prev. 2017 Dec;26(12):1730–1735

86 Bijelic R. et al.: *Risk Factors for Osteoporosis in Postmenopausal Women.* Med Arch. 2017 Feb;71(1):25–28

87 Cheraghi Z. et al.: The effect of alcohol on osteoporosis: A systematic review and meta-analysis. Elsevier, Volume 197, 1 April 2019, Pages 197–202

88 Pazianas M. et al.: *A review of the literature on osteonecrosis of the jaw in patients with osteoporosis treated with oral bisphosphonates: prevalence, risk factors, and clinical characteristics.* Clin Ther. 2007 Aug;29(8):1548–58

89 Abrahamsen B. et al.: *Bisphosphonate adverse effects, lessons from large databases.* Curr Opin Rheumatol. 2010 Jul;22(4):404–9

90 Watts N. B. et al.: *Long-term use of bisphosphonates in osteoporosis.* J Clin Endocrinol Metab. 2010 Apr;95(4):1555–65

91 Reid I. R. et al.: *Bisphosphonates in the treatment of osteoporosis: a review of their contribution and controversies.* Skeletal Radiol. 2011 Sep;40(9):1191–6

92 Harel Z. et al.: *Update on osteoporosis treatment. Should you stay on bisphosphonate drugs long-term?* Harv Womens Health Watch. 2012 Aug;19(12):6

93 Harel Z. et al.: *Dysmenorrhea in adolescents and young adults: etiology and management.* J Pediatr Adolesc Gynecol. 2006 Dec;19(6):363–71

94 Lowe C. R. et al.: *Age Incidence of Dysmenorrhoea.* Journal of Epidemiology & Community Health 1951; 5: 193–197. Online issue publication July 01, 1951

95 Ju H. et al.: *The prevalence and risk factors of dysmenorrhea.* Epidemiol Rev 2014;36:104–13

96 Azagew A. W. et al.: *Prevalence of primary dysmenorrhea, its intensity, impact and associated factors among female students' at Gondar town preparatory school, Northwest Ethiopia.* BMC Womens Health. 2020 Jan 6; 20(1):5

97 De Sanctis V. et al.: *Primary Dysmenorrhea in Adolescents: Prevalence, Impact and Recent Knowledge.* Pediatr Endocrinol Rev 2015 Dec;13(2):512–20

98 O'Connell K. et al.: *Self-treatment patterns among adolescent girls with dysmenorrhea.* J Pediatr Adolesc Gynecol 2006 Aug;19(4):285–9

99 Zahra B. et al.: *Nutrition as a Potential Factor of Primary Dysmenorrhea: A Systematic Review of Observational Studies.* Gynecol Obstet Invest. 2019; 84(3):209–224

100 Balbi C. et al.: Influence of menstrual factors and dietary habits on menstrual pain in adolescence age. Eur J Obstet Gynecol Reprod Biol 2000 Aug; 91(2):143–8

101 Hansen S.O. et al.: *Endometriosis, dysmenorrhoea and diet.* Eur J Obstet Gynecol Reprod Biol 2013 Jul;169(2):162–71

102 Parzzini F. et al.: *Diet and endometriosis risk: a literature review.* Reprod Biomed Online. 2013 Apr; 26(4):323–36

103 Jurkiewicz-Przondziono J. et al.: *Influence of diet on the risk of developing endometriosis.* Ginekol Pol 2017; 88(2): 96–102

104 Yamamoto A. et al.: *A prospective cohort study of meat and fish consumption and endometriosis risk.* Am J Obstet Gynecol 2018 Aug;219(2):178. e1–178.e10

105 Fernandez-Martinez E. et al.: Menstrual Problems and Lifestyle among Spanish University Women. Int J Environ Res Public Health 2020 Oct 12;17(20):7425

106 Onieva-Zafra O.E. et al.: *Relationship between Diet, Menstrual Pain and other Menstrual Characteristics among Spanish Students.* Nutrients 2020 Jun 12;12(6):1759

107 Rosi A. et al.: *Dietary habits of adolescents living in North America, Europe or Oceania: A review on fruit, vegetable and legume consumption, sodium intake, and adherence to the Mediterranean Diet.* Nutr Metab Cardiovasc Dis 2019 Jun; 29(6):544–560

108 Karlsson J. et al.: Experiences of health after dietary changes in endometriosis: a qualitative interview study. BMJ Open 2020 Feb 25;10(2):e032321

109 Birlie Ceru A. et al.: *Thyme Tea and Primary Dysmenorrhea Among Young Female Students.* Adolesc Health Med Ther 2020 Oct 20;11:147–155

110 Khayat S. et al.: *Curcumin attenuates severity of premenstrual syndrome symptoms: A randomized, double-blind, placebo-controlled trial.* Complement Ther Med 2015 Jun;23(3):318–24

111 Fanaei H. et al.: *Effect of curcumin on serum brain-derived neurotrophic factor levels in women with premenstrual syndrome: A randomized, double-blind, placebo-controlled trial.* Neuropeptides 2016 Apr; 56: 25–31

112 Canning S. et al.: *The efficacy of Hypericum perforatum (St John's wort) for the treatment of premenstrual syndrome: a randomized, double-blind, placebo-controlled trial.* CNS Drugs. 2010 Mar;24(3):207–25

113 Van Die M.D. et al.: *Effects of a combination of Hypericum perforatum and Vitex agnus-castus on PMS-like symptoms in late-perimenopausal women: findings from a subpopulation analysis.* J Altern Complement Med 2009 Sep; 15(9):1045–8

114 Song J.A. et al.: *Effects of aromatherapy on dysmenorrhea: A systematic review and meta-analysis.* Int J Nurs Stud. 2018 Aug;84:1–11

115 Bakthshirin F. et al.: *The effect of aromatherapy massage with lavender oil on severity of primary dysmenorrhea in Arsanjan students.* Iran J Nurs Midwifery Res Jan-Feb 2015;20(1):156–60

116 Muluneh A.A. et al.: *Prevalence and associated factors of dysmenorrhea among secondary and preparatory school students in Debremarkos town, North-West Ethiopia.* BMC Womens Health 2018 Apr 24; 18(1):57

117 Liu L-Y. et al.: *Moxibustion for Patients with Primary Dysmenorrhea at Different Intervention Time Points: A Randomized Controlled Trial.* J Pain Res 2020 Oct 19;13:2653–2662

118 Yang J. et al.: *Use of moxibustion to treat primary dysmenorrhea at two interventional times: study protocol for a randomized controlled trial.* Trials. 2015 Jan 30; 16:35. doi: 10.1186/s13063-015-0552-1

119 Gao J. et al.: *The effect of moxibustion on alleviating menstrual pain in a population of young nursing students: A prospective randomized cross-over pilot study.* Complement Ther Med. 2015 Dec; 23(6):773–81

120 Yu S. et al.: *Acupoint herbal plaster for patients with primary dysmenorrhea: study protocol for a randomized controlled trial.* Trials 2018 Jul 3; 19(1):348

121 Boecker H. et al.: *The runner's high: opioidergic mechanisms in the human brain.* Cereb. Cortex. 18, Nr. 11, November 2008, S. 2523–31

122 Cohen E. E. et al.: *Rowers' high: behavioural synchrony is correlated with elevated pain thresholds.* Biol. Lett. 6, Nr. 1, Februar 2010, S. 106–8

123 Pestell R. G. et al.: *Biochemical and hormonal changes during a 1000 km ultramarathon.* Clin. Exp. Pharmacol. Physiol. 16, Nr. 5, Mai 1989, S. 353–61

124 Matejec R. et al.: *Preoperative concentration of beta-lipotropin immunoreactive material in cerebrospinal fluid: a predictor of postoperative pain?* Neuropeptides. 40, Nr. 1, Februar 2006, S. 11–21

125 Rezvani S. et al.: *The effect of aquatic exercises on primary dysmenorrhoea in nonathlete girls.* Iran J Nurs Midwifery Res. 2013 Sep-Oct; 18(5): 378–383

126 Kim S. D. et al.: *Yoga for menstrual pain in primary dysmenorrhea: A meta-analysis of randomized controlled trials.* Meta-Analysis Complement Ther Clin Pract. 2019 Aug;36:94

127 Yang N. Y. et al.: *Effects of a Yoga Program on Menstrual Cramps and Menstrual Distress in Undergraduate Students with Primary Dysmenorrhea: A Single-Blind, Randomized Controlled Trial.* Randomized Controlled Trial J Altern Complement Med

128 Sakuma Y. et al.: *Effect of a home-based simple yoga program in child-care workers: a randomized controlled trial. Randomized Controlled Trial.* J Altern Complement Med. 2012 Aug;18(8):769–76

129 Chang et al.: *Prospektive epidemiologische studie bei Vegetariern: Ergebnisse nach 10 Jahren Follow-up.* Deutsches Krebsforschungszentrum Heidelberg, 1991

130 Watzel B. et al.: *Bioaktive Substanzen in Lebensmitteln.* Hippokrates-Verlag, Stuttgart, ISBN 3-7773-1115-4, 1995

131 Trock et al.: *Dietary fiber, vegetables and colon cancer, critical review and meta-analysis of the epidemiologic evidence.* J. Natl Cancer Inst 82(199):650–61

132 Oynlola O. et al.: *Fruit and vegetable consumption and all cause cancer and CVD mortality: analysis of Health Survey for England data.* J. Epidemiol Community Health Published online first 19.4.2014 doi: 10.1136/jech-2013-203 500

133 Dull A. et al.: *Therapeutic Approaches of Resveratrol on Endometriosis via Anti-Inflammatory and Anti-Angiogenic Pathways.* Molecules 2019 Feb 13; 24(4):667

134 Bell D. et al.: *Integrated genomic analyses of ovarian carcinoma.* Nature. 30. Juni 2011, Nr. 474, S. 609–615

135 IGeL-Monitor: *Ultraschall der Eierstöcke zur Krebsfrüherkennung*, abgerufen am 19. Oktober 2018

136 AWMF: *Home Leitlinien Detail Leitlinien-Detailansicht Diagnostik, Therapie und Nachsorge maligner Ovarialtumoren (Living Guideline).* Abgerufen am 7. Januar 2021

137 Bell D. et al.: *Integrated genomic analyses of ovarian carcinoma.* Nature 30. Juni 2011, Nr. 474, S. 609–615

138 Fachinformation Avastin (PDF; 265 kB), Stand 02/2012

139 Leitlinie Maligne Ovarialtumore; Diagnostik, Therapie und Nachsorge (Memento des Originals, 23. September 2015 (PDF) Kommission Ovar

140 HIPEC | Klinikum Frankfurt Hoechst. Abgerufen am 27. Oktober 2019

141 Ortmann O. et al.: *Ovarialkarzinom: Therapiepaket für bessere Prognose.* Pharmazeutischen Zeitschrift, Ausgabe 44 / 2015

142 Leitlinie Maligne Ovarialtumore; Diagnostik, Therapie und Nachsorge (Memento des Originals vom 23. September 2015 im Internet Archive) (PDF) Kommission Ovar der Arbeitsgemeinschaft für Gynäkologie Onkologie (AGO) e.V.

143 Fachinformation Avastin (PDF; 265 kB), Stand 02/2012

144 Leitlinie Maligne Ovarialtumore; Diagnostik, Therapie und Nachsorge (Memento des Originals vom 23. September 2015 in Internet Archive

145 TESARO Announces European Commission Approval of ZEJULA® for Women With Recurrent Ovarian Cancer, PM TESARO vom 20. November 2017, abgerufen am 27. November 2017

146 Morgan G. et al.: *The contribution of cytotoxic chemotherapy to 5-year survival in adult malignancies.* Clin Oncol (R Coll Radiol)., 2004 Dec, 16(8), S. 549–560

147 Cassileth B.: *Gerson regimen.* Oncology (Williston Park) 2010 Feb;24(2):201

148 Gerson M.: *The cure of advanced cancer by diet therapy: a summary of 30 years of clinical experimentation.* Physiol Chem Phys 1978;10(5):449–64

149 Thiago B. et al.: *Cytotoxic potential of selected medicinal plants in northeast Brazil.* BMC Complementary and algernative medicine, Springer link, Art. No.199 (2016)

150 Mans D.R.A: *Anti-Cancer drugs discovery and development in Brazil: Targeted plant collection as rational strategy to acquire candidate anti-cancer compounds.* The oncologist 5(3):185–98

151 De Mesquita M.L. et al.: *Cytotoxic activity of Brazilian Cerrado plants used in traditional medicine against cancer cell lines.* J Ethnopharmacol 2009 Jun 25;123(3):439–45

152 Kitdamrongtham W. et al.: *Potent anti-cancer activity: synergistig effects of Thai medicinal plants in recipe No40 selected from the MANOSROI III database.* J Ethnopharmacol. 2013 Aug 26;149(1):288–96

153 Wangchuk P. et al.: *Evaluation of ethnopharmacologically selected Bhutanese medicinal plants for their major classes of phytochemicals and biological activities.* J Ethnopharmacol 2011 Sep 1;137(1):730–42

154 Jacobo-Herrera N.J. et al.: *Medicinal plants used in Mexican traditional medicine for the treatment of colorectal cancer.* J Ethnopharmacol 2016 Feb 17;179: 391–42

155 Shati A.A. et al.: *Secondary metabolites of saussurea costus leaf extract induce apoptosis in breast, liver, and colon cancer cells by caspase-3-dependent intrinsic pathway.* Biomed Res Int 2020 Jul 12;2020:1608942:doi:10.1155(2020/16089 42.eCollection 2020

156 Aboyade M. et al.: Sutherlandia frutescens: *The Meeting of Science and Traditional Knowledge.* J Altern Complement Med. 2014 Feb 1; 20(2): 71–76

157 Universitätsklinikum Tübingen: *Minimalinvasive Therapie von Myomen der Gebärmutter (Uterusmyomembolisation).* abgerufen am 17.Dezember 2008

158 J.P.Pelage: *Alles, was Sie über die Embolisation von Gebärmuttermyomen wissen sollten.* Momento European Congress of Radiology, 2008

159 Knapp P. et al.: *Molecular and cytogenetic evidence for the development of fibroids.* Postepy Hig Med Dosw (Online) 2012 Jan 30;66: 23–32

160 Mc.Williams M.M. et al.: *Recent Advances in Uterine Fibroid Etiology.* Semin Reprod Med 2017 Mar;35(2):181–189

161 Halder S.K. et al.: *Matrix-associated protein expression in human uterine fibroid cells.* PMID: 24174578 PMCID: PMC4076359 DOI: 10.1095/biolreprod.113.107714

162 Halder S.K. et al.: *Vitamin D3 inhibits expression and activities of matrix metalloproteinase-2 and -9 in human uterine fibroid cells.* Hum Reprod 2013 Sep;28(9):2407–16

163 Alhendi A. et al.: *1,25-dihydroxyvitamin D3 regulates expression of sex steroid receptors in human uterine fibroid cells.* J Clin Endocrinol Metab 2015 Apr;100(4):E572–82. doi: 10.1210/jc.2014-4011

164 Halder F.K. et al.: *1,25-Dihydroxyvitamin D3 reduces TGF-beta3-induced fibrosis-related gene expression in human uterine leiomyoma cells.* J Clin Endocrinol Metab 2011 Apr;96(4):E754-62

165 Elkafas H. et al.: *Vitamin D3 Ameliorates DNA Damage Caused by Developmental Exposure to Endocrine Disruptors in the Uterine Myometrial Stem Cells of Eker Rats.* Cells 2020 Jun 12;9(6):1459

166 Brakta S. et al.: *Role of vitamin D in uterine fibroid biology.* Fertil Steril. 2015 Sep;104(3): 698–706

167 Ciebiera M. et al.: *The Evolving Role of Natural Compounds in the Medical Treatment of Uterine Fibroids.* J Clin Med. 2020 May 14;9(5):1479

168 Bhagwat S. et al.: *USDA Database for the Flavonoid Content of Selected Foods, Release 3* (PDF) (Report). (PDF) Agricultural Research Service, U.S.Department of Agriculture, September 2011, abgerufen am 18.Mai 2015 (englisch)

169 Balik M.Y. et al.: Medicinal plants used by latino healers for women's health conditions in New York City 1. Economic Botany 54(3) pp. 344–357. 2000

170 Razali F.N. et al.: *Tumor suppression effect of Solanum nigrum polysaccharide fraction on Breast cancer via immunomodulation.* Int J Biol Macromol 2016 Nov; 2:185–193

171 Pavone D. et al.: *Epidemiology and Risk Factors of Uterine Fibroids.* Best Pract Res Clin Obstet Gynaecol 2018 Jan;46:3–11

172 Gao M. et al.: *Frequent milk and soybean consumption are high risks for uterine leiomyoma:* A

prospective cohort study. Observational Study Medicine (Baltimore). 2018 Oct;97(41):e12009

173 Chiaffarino F. et al.: *Diet and uterine myomas.* Obstet Gynecol 1999 Sep;94(3):395–8

174 Shen Y. et al.: *Vegetarian diet and reduced uterine fibroids risk: A case-control study in Nanjing, China.* J Obstet Gynaecol Res 2016 Jan;42 (1):87–94

175 Tinelli A. et al.: *Uterine Fibroids and Diet.* Int J Environ Res Public Health 2021 Jan 25;18(3):1066

176 He Y. et al.: *Associations between uterine fibroids and lifestyles including diet, physical activity and stress: a case-control study in China.* Asia Pac J Clin Nutr 2013;22(1):109–17

177 Harris H.R. et al.: *Dietary fat intake, erythrocyte fatty acids, and risk of uterine fibroids.* Fertil Steril 2020 Oct;114(4):837–847

178 Cleveland-Clinic: *Number of Fibroids Removed May Impact Fertility After Myomectomy.* Oct. 31, 2017 / Ob/Gyn & Women's Health / News & Insight

179 Kröncke T. et al.: *Ergebnisse des 2. Radiologisch-gynäkologischen Expertentreffens – Uterusarterienembolisation (UAE) zur Myombehandlung.* (Konsensuspapier) Fortschr Röntgenstr., 2007, 179, S.325–326

180 Kröncke T. et al.: *Uterusarterienembolisation zur Myombehandlung.* Frauenarzt. 51 (2010), S.644–646

181 David M. et al.: *Uterine Fibroid Embolisation – Potential Impact on Fertility and Pregnancy Outcome.* Geburtshilfe Frauenheilkd 2013; 73, S.247–255

182 Kröncke T. et al.: *Magnetresonanzgeführter fokussierter Ultraschall zur Myombehandlung – Ergebnisse des 2. Radiologisch-gynäkologischen Expertentreffens.(Konsensuspapier).* Fortschr Röntgenstr., 2015, 187, S.480–482

183 Inversion des Uterus. Wikipedia

184 Zaino R. et al.: *Tumors of the uterine Corpus: epithelial Tumours and Precursors.* C M Kurmann, C S Harrington, Joung R H (Hrsg.): WHO Classification of Tumours of the Female Reproductive Tract. IARC Press, Lyon, 2014, S.125–126

185 Leitlinienprogramm Onkologie (Deutsche Krebshilfe, AWMF): *Diagnostik, Therapie und Nachsorge der Patientinnen mit Endometrium-*

karzinom. Langversion 1.0, 2018. 2018, abgerufen am 26.Juli 2019

186 Leitlinienprogramm Onkologie (Deutsche Krebshilfe, AWMF): *Diagnostik, Therapie und Nachsorge der Patientinnen mit Endometriumkarzinom,* Langversion 1.0, 2018. 2018, abgerufen am 26.Juli 2019

187 Nicolaije K.A. et al.: *Follow-up practice in endometrial cancer and the association with patient and hospital characteristics: A study from the population-based PROFILES registry.* Gynecologic Oncology. 129 (2), 2013, S.324–331

188 Yaman C. et al.: *The role of three-dimensional volume measurement in diagnosing endometrial cancer in patients with postmenopausal bleeding.* Gynecol Oncol. 2008 Sep; 110(3), S.390–395

189 Leitlinienprogramm Onkologie (Deutsche Krebshilfe, AWMF): *Diagnostik, Therapie und Nachsorge der Patientinnen mit Endometriumkarzinom, Langversion* 1.0, 2018. 2018, abgerufen am 26.Juli 2019

190 Diedrich K. et al.: *Gynäkologie und Geburtshilfe.* 2.Auflage. Springer Verlag, 2007, S.240

191 Nicolaije K.A. et al.: *Follow-up practice in endometrial cancer and the association with patient and hospital characteristics: A study from the population-based PROFILES registry.* Gynecologic Oncology. 129 (2), 2013, S.324–331

192 Gross G.E. et al.: *HPV-assoziierte Läsionen der äusseren Genitalregion und des Anus – Genitalwarzen und Krebsvorstufen der Vulva, des Penis und der peri- und intraanalen Haut.* S2k Leitlinie HPV-assoziierte Läsionen der äusseren Genitalregion und des Anus, AWMF-Registernummer: 082-008

193 Winer R.L. et al.: *Condom Use and the Risk of Genital Human Papillomavirus Infection in Young Women.* The new england journal of medicine. 22.Juni 2006

194 Deutsche Gesellschaft für Proktologie: *Anale Feigwarzen.* AWMF-Leitlinien-Register Nr.081/008

195 Deutsches Krebsforschungszentrum, Krebsinformationsdienst: *Humane Papillomviren (HPV) als Krebs-Auslöser.* Information HPV du Krebs, 7.7.2020

196 Nico A.F. et al.: *HPV vaccines: a controversial issue?* Braz J Med Biol Res. 2016;49(5):e5060. doi: 10.1590/1414-431X20155060. Epub 2016 Apr 8

197 Hammer A. et al.: *Possible side effects from HPV vaccination in Denmark*. Ugeskr Laeger. 2016 Jun 27;178(26):V03160205.PMID: 27402125

198 Martinez-Lavin M. et al.: *Serious adverse events after HPV vaccination: a critical review of randomized trials and post-marketing case series*. Clin Rheumatol 2017 Oct;36(10):2169–2178

199 WHO: *Cancer Incidence and Mortality Worldwide in 2012* Abgerufen am 22.August 2014

200 Beckmann M.W. et al.: *Therapiefortschritte beim primären Zervixkarzinom* (PDF) *Dtsch Ärztebl* Band 102, 2005, A-979

201 Robert Koch Institut: *Daten zum Gebärmutterhalskrebs (Zervixkarzinom)* 2014

202 Marra F. et al: *Effectiveness and cost effectiveness of human papillomavirus vaccine: a systematic review*. *Pharmacoeconomics* Band 27, Nummer 2, 2009, S.127–147

203 Beckmann M.W. et al.: *Therapiefortschritte beim primären Zervixkarzinom (PDF)* Dtsch Ärztebl Band 102, 2005, A-979

204 Smith I-S. et al.: *Cervical cancer and use of hormonal contraceptives: a systematic review*. The Lancet. Band 361, Nummer 9364, April 2003, S.1159–1167

205 International Collaboration of Epidemiological Studies of Cervical Cancer: *Cervical cancer and hormonal contraceptives: collaborative reanalysis of individual data for 16,573 women with cervical cancer and 35,509 women without cervical cancer from 24 epidemiological studies*. The Lancet. Band 370, Nummer 9599, November 2007, S.1609–1621

206 Berrington de González et al.: *Comparison of risk factors for squamous cell and adenocarcinomas of the cervix: a meta-analysis*. British Journal of Cancer. Band 90, Nummer 9, Mai 2004, S.1787–1791,

207 Castellsagué S. et al.: *Intrauterine device use, cervical infection with human papillomavirus, and risk of cervical cancer: a pooled analysis of 26 epidemiological studies*. The Lancet Oncology. Band 12, Nummer 11, Oktober 2011, S.1023–1031

208 Kapeu A.S. et al.: *Is smoking an independent risk factor for invasive cervical cancer? A nested case-control study within Nordic biobanks*. American Journal of Epidemiology. Band 169, Nummer 4, Februar 2009, S.480–488

209 Appleby P. et al.: *An International Collaboration of Epidemiological Studies of Cervical Cancer,.: Carcinoma of the cervix and tobacco smoking: collaborative reanalysis of individual data on 13,541 women with carcinoma of the cervix and 23,017 women without carcinoma of the cervix from 23 epidemiological studies*. International Journal of Cancer. Band 118, Nummer 6, März 2006, S.1481–1495,

210 Al-Daraji W.I. et al.: *Infection and cervical neoplasia: facts and fiction*. International Journal of Clinical and Experimental Pathology. Band 2, Nummer 1, 2009, S.48–64, ISSN 1936–2625

211 Smith J.S. et al.: *Chlamydia trachomatis and invasive cervical cancer: a pooled analysis of the IARC multicentric case-control study*. International Journal of Cancer. Band 111, Nummer 3, September 2004, S.431–439,

212 Streich M.: *Das Zervixkarzinom: praxisrelevante Aspekte. Prävention, Diagnostik, Therapie*. Der Gynäkologe Band 6, 2005, S, 23–25

213 Streich M.: *Das Zervixkarzinom: praxisrelevante Aspekte. Prävention, Diagnostik, Therapie*. Der Gynäkologe Band 6, 2005, S, 23–25

214 Bodner K. et al.: *Is therapeutic conization sufficient to eliminate a high-risk HPV infection of the uterine cervix? A clinicopathological analysis*. Anticancer Research. 22, Nummer 6B, 2002 Nov-Dec, S.3733–3736

215 Nagai Y. et al.: *Persistence of human papillomavirus infection after therapeutic conization for CIN 3: is it an alarm for disease recurrence?* Gynecologic oncology. Band 79, Nummer 2, November 2000, S.294–299

216 Streich M.: *Das Zervixkarzinom: praxisrelevante Aspekte. Prävention, Diagnostik, Therapie*. Der Gynäkologe Band 6, 2005, S, 23–25

217 Morgan G. et al.: *The contribution of cytotoxic chemotherapy to 5-year survival in adult malignancies*. Clin Oncol (R Coll Radiol)., 2004 Dec, 16(8), S.549–560

218 Cassileth B.: *Gerson regimen*. Oncology (Williston Park) 2010 Feb;24(2):201

219 Gerson M.: *The cure of advanced cancer by diet therapy: a summary of 30 years of clinical experimentation*. Physiol Chem Phys 1978; 10(5):449–64

220 Robert Koch Institut: Daten zum Zervixkarzinom, 2014

221 Jeffrey Weeks: *Sexuality and its discontents: meanings, myths, & modern sexualities.* Psychology Press, 1985, ISBN 0-415-04503-7, S.324

222 Flaherty J.A, et al: *The amount of time of sexual arousal needed to reach orgasm is variable – and usually much longer – in women than in men; thus, only 20–30 % of women attain a coital climax. b. Many women (70–80 %) require manual clitoral stimulation. Psychiatry: Diagnosis & therapy. A Lange clinical manual.* Appleton & Lange (Original from Northwestern University), 1993, *ISBN 0-8385-1267-4,* S.544

223 *Narjani G.: Considérations sur les causes anatomique de la frigidité chez la femme.* Journal Médicale de Bruxelles. 27.April 1924, S.776 f.

224 A.Moore: *Relocating Marie Bonaparte's Clitoris.* Australian Feminist Studies, 24 (60) 2009, S.149–165

225 Wallen E.A. et al.: Female sexual arousal: Genital anatomy and orgasm in intercourse. Hormones and behavior, 59 (5) 2011, S.780–792,

226 Masters W.H. et al.: *Human sexual response.* Little/ Brown, Boston 1966, ISBN 0-316-54987-8

227 Dudenhausen J.W.: Frauenheilkunde und Geburtshilfe. de Gruyter, Berlin 2003, ISBN 3-11-016562-7, S.612

228 Komisaruka B.R. et al.: *Brain activation during vaginocervical self-stimulation and orgasm in women with complete spinal cord injury: fMRI evidence of mediation by the Vagus nerves. Brain Research.* Band 1024, 2004, S.77–88

229 Haeberle E.J.: *Die Sexualität des Menschen.* de Gruyter, 1985, ISBN 978-3-110-87365-8, S.63

230 Haeberle E.J.: Die Sexualität des Menschen. de Gruyter, 1985, ISBN 978-3-110-87365-8, S.39

231 Mike Kleist: *Geheimwissen Männlicher Multi-Orgasmus.* Satzweiss.com, 2012, ISBN 978-3-929-40350-3

232 Haeberle E.J.: *Die vier Phasen der sexuellen Reaktion.* → 3. Orgasmusphase. in „Die Sexualität des Menschen". Abschnitt 3.2.1: Magnus-Hirschfeld-Archiv für Sexualwissenschaft. (Memento vom 17.Mai 2013 im Internet Archive)

233 Bettex M. et al.: *Kinderchirurgie. Diagnostik, Indikation, Therapie, Prognose.* 2. neubearbeitete Auflage. Thieme, Stuttgart/New York 1982, ISBN 3-13-338102-4, S.8.218 f.

234 Roth M. et al.: *Endoscopic ablation of longitudinal vaginal septa in prepubertal girls: A minimally invasive alternative to open resection.* Journal of Pediatric Urology. Band 6, Nr.5, 2010, S.464–468

235 Pschyrembel Wörterbuch Sexualität: *Vagina-Lageanomalien.* Berlin 2006, S.563

236 Allsworth J.E. et al.: *Prevalence of bacterial vaginosis: 2001–2004 National Health and Nutrition Examination Survey data.* Obstetrics and Gynecology. Band 109, Nr.1, Januar 2007, ISSN 0029-7844, S.114–120

237 Cohen C.R. et al.: *Bacterial vaginosis associated with increased risk of female-to-male HIV-1 transmission: a prospective cohort analysis among African couples.* PLoS medicine. Band 9, Nr.6, 2012, ISSN 1549-1676, S. e1001251

238 Schwiertz A. et al.: *Throwing the dice for the diagnosis of vaginal complaints?* Annals of clinical microbiology and antimicrobials. Band 5, 2006, S.4, ISSN 1476-0711

239 Leitlinie Bakterielle Vaginose in Gynäkologie und Geburtshilfe der Deutschen Gesellschaft für Gynäkologie und Geburtshilfe (DGGG). In: AWMF online (Stand 2013)

240 FDA Drug Safety Datasheet for Flagyl

241 Emery S.J. et al.: *Sex Transm. Infect.* June 2012 Vol 88 Suppl 1.p A27

242 Pschyrembel: *Vaginitis.* Wörterbuch Sexualität. Berlin 2006, S.563

243 Pschyrembel: *Vaginalfistel.: Pschyrembel Wörterbuch Sexualität.* Berlin 2006, S.564

244 Baltzer J.: Klassifikation maligner Tumoren der weiblichen Genitalorgane. Springer 2005, ISBN 9783540436362, S.63

245 Thomas C.: *Spezielle Pathologie.* Schattauer Verlag, 3.Aufl. 1996, ISBN 9783794517138, S.428

246 Pschyrembel: *Vaginaltumor.* Pschyrembel Wörterbuch Sexualität. Berlin 2006, S.565

247 Pschyrembel: *Vaginodynie.* Pschyrembel Wörterbuch Sexualität. Berlin 2006, S.565

248 Pschyrembel: *Vaginismus.* Wörterbuch Sexualität. Berlin 2006, S.565–566

249 Pschyrembel: *Scheidenriss.* Pschyrembel Wörterbuch Sexualität. Berlin 2006, S.457

250 Stricker T. et al.: *Vaginal foreign bodies. Journal of Paediatrics and Child Health.* Band 40, Nr.4, 2004, S.205–207

251 Raghavaiah N.V. et al.: *Primary vaginal stones. The Journal of urology.* Band 123, Nr.5, Mai 1980, S.771–772

252 Kreklau A. et al.: *Measurements of a 'normal vulva' in women aged 15–84: a cross-sectional prospective single-centre study.* BJOG: An International Journal of Obstetrics & Gynaecology. 2018

253 Brodie K.E, et al.: *A Study of Adolescent Female Genitalia: What is Normal?.* Journal of Pediatric and Adolescent Gynecology. 2018

254 Pschyrembel: *Vulvitis.* de Gruyter, Berlin 2006, *ISBN 3-11-016965-7*, S.582

255 Batchelor J. et al.: *Skin disorders affecting the vulva. Obstetrics, Gynaecology & Reproductive Medicine.* Band 18, Nr.3, März 2008

256 Pschyrembel: *Vulvadystrophie.* Pschyrembel Wörterbuch Sexualität. de Gruyter, Berlin 2006, *ISBN 3-11-016965-7*, S.581

257 Sherman V. et al.: *The high rate of familial lichen sclerosus suggests a genetic contribution: an observational cohort study. Journal of the European Academy of Dermatology and Venereology.* Februar 2013

258 Marren M. et al.: *The association between lichen sclerosus and antigens of the HLA system. British Journal of Dermatology.* Band 132, Nr.2, 29.Juli 2006, S.197–203

259 Owen C.M. et al.: *Genital lichen sclerosus associated with incontinence.* Journal of Obstetrics and Gynaecology. Band 22, Nr.2, Januar 2002, ISSN 0144-3615, S.209–210

260 Bunker C.B. et al.: *Male genital lichen sclerosus and tacrolimus.* British Journal of Dermatology. Band 157, Nr.5, November 2007, ISSN 0007-0963, S.1079–1080

261 Günthert A.G. et al.: *Early onset vulvar Lichen Sclerosus in premenopausal women and oral contraceptives. European Journal of Obstetrics & Gynecology and Reproductive Biology.* Band 137, Nr.1, März 2008, S.56–60

262 Debra L. et al.: *High prevalence of thyroid disease in patients with lichen sclerosus.* The Journal of Reproductive Medicine. Band 52, Nr.1, Januar 2007, ISSN 0024-7758, S.28–30

263 Pschyrembel: *Vulvodynie.* Pschyrembel Wörterbuch Sexualität. de Gruyter, Berlin 2006, ISBN 3-11-016965-7, S.582

264 Chilla B.K. et al.: *Beckenvenensyndrom.* Praxis. 2006, Band 95, Nr.41, ISSN 1661-8165, S.1583–1588

265 Schmidt-Mathiessen H. et al.: *Hyperprolaktin-*

ämie – Prolaktinome: Physiologie – Klinik – Therapie. Hrsg.: Ortrun Jürgensen. Springer-Verlag, Heidelberg 2013

266 Bier A.: *(IBCLC) für den Newsletter des Europäischen Instituts für Stillen und Laktation.* April 2018

267 Crenshaw J.T. et al.: *Effects of Skin-to-Skin Care During Cesareans: A Quasiexperimental Feasibility/Pilot Study.* Breastfeeding Medicine 2019 14:10, 731–743

268 Chung I.S, et al.: *Breastfeeding and maternal and infant health outcomes in developed countries.* Evid Rep Technol Assess (Full Rep). 2007; 153:1–186

269 Chung J.S. et al.: *Breastfeeding and maternal and infant health outcomes in developed countries.* Evid Rep Technol Assess (Full Rep). 2007; 153:1–186

270 Chetwynd E.M. et al.: *Cumulative lactation and onset of hypertension in African American women.* Am J Epidemiol. 2017

271 Süddeutsche Zeitung: *Muttermilch: Mädchen kriegen mehr, Jungen reichhaltigere Milch.* sueddeutsche.de, 16.Februar 2014, abgerufen am 18.Februar 2014

272 Georgeson G.D. et al.: *Antioxidant enzyme activities are decreased in preterm infants and in neonates born via caesarean section.* European Journal of Obstetrics, Gynecology, and Reproductive Biology. Band 103, Nr.2, 2002, ISSN 0301-2115, S.136–139

273 Wissenschaftspreis für Forschungen zum Aromaprofil von Muttermilch. Friedrich-Alexander-Universität Erlangen-Nürnberg, abgerufen am 7.Januar 2013

274 Hanna N. et al.: *Effect of storage on breast milk antioxidant activity.* Archives of Disease in Childhood Fetal and Neonatal Edition. Band 89, Nr.6, 2004, ISSN 1359-2998, S. F518–F520,

275 Spitzer J. et al.: *Lagerung von Muttermilch – Verändertes Aroma.* HighChem hautnah – Aktuelles aus der Lebensmittelchemie. Band V, hrsg. von der Gesellschaft Deutscher Chemiker, 2010, ISBN 978-3-936028-64–5, S.38–39

276 Lawrence R.: *Breastfeeding: A Guide for the Medical Profession.* 6.Auflage, 2005

277 Monica Kalt: *„Nestlé tötet Babies" – Tötet Nestlé Babies?* (Memento vom 9.Dezember 2012 im Webarchiv archive.today) (RTF)

278 Hebammenforum: Übersicht der in Muttermilch und Fertignahrung enthaltenen Inhaltsstoffe. Was ist eigentlich in Muttermilch? – Was ist eigentlich in Formula? Hebammenforum 6/2014

279 Candra R.K. et al.: *Cumulative incidence of atopic disorders in high risk infants fed whey hydrolysate, soy, and conventional cow milk formulas.* Clinical Trial Ann Allergy. 1991 Aug;67(2 Pt 1):129–32

280 Halken S. et al.: *Prevention of allergic disease in childhood: clinical and epidemiological aspects of primary and secondary allergy prevention.* Review Pediatr Allergy Immunol. 2004 Jun;15 Suppl 16:4–5, 9–32

281 Cantani A. et al.: *Natural history of cow's milk allergy. An eight-year follow-up study in 115 atopic children.* Eur Rev Med Pharmacol Sci. Jul-Aug 2004;8(4):153–64

282 Salpietro C.D. et al.: *The almond milk: a new approach to the management of cow-milk allergy/ intolerance in infants.* Randomized Controlled Trial Minerva Pediatr. 2005 Aug;57(4):173–80

283 Dalal P.G. et al.: *Safety of the breast-feeding infant after maternal anesthesia.* Paediatr Anaesth. 2014;359–71

284 Charité Universitätsmedizin Berlin. Embryotox [Internet]. Einsehbar unter: http://www.embryotox.de. Zugegriffen: 24.01.2017

285 U.S.National Library of Medicine. The LactMed® database [Internet]. Available from: https://toxnet.nlm.nih.gov/newtoxnet/lactmed. htm. Zugegriffen: 02.01.2018

286 Nassen C.A. et al.: *Anästhesie und Analgesie in der Stillperiode.* Anaesthesist. 2014;415–21. https://doi.org/10.1007/s00101-014-2311-1

287 Spiesser-Robelet L. et al.: *Knowledge, representations, attitudes, and behaviors of women faced with taking medications while breastfeeding.* J Hum Lact. 2017;98–114

288 Montgomery A. et al.: *ABM clinical protocol #15: analgesia and anesthesia for the breastfeeding mother, revised 2012.* Breastfeed Med. 2012;547–53

289 Bennet P.N.: *Drugs and human lactation.* Amsterdam: Elsevier; 1988

290 Cobb B. et al.: *Breastfeeding after anesthesia: a review for anesthesia providers regarding the transfer of medications into breast milk.* Transl Perioper Pain Med. 2015;1(2):1–7

291 Feilberg V.L. et al.: *Excretion of morphine in human breast milk.* Acta Anaesthesiol Scand. 1989;33(5):426–8

292 Robieux I. et al.: *Morphine excretion in breast milk and resultant exposure of a nursing infant.* J Toxicol Clin Toxicol. 1990;28(3):365–70

293 Dalal P.G. et al.: *Safety of the breast-feeding infant after maternal anesthesia.* Paediatr Anaesth. 2014;359–71

294 Sachs H.C. et al: *Committee on Drugs. The transfer of drugs and therapeutics into human breast milk: an update on selected topics.* Pediatrics. 2013; e796–809

295 Dalal P.G. et al.: *Safety of the breast-feeding infant after maternal anesthesia.* Paediatr Anaesth. 2014;359–71

296 Ong B.Y. et al.: *Lorazepam and diazepam as adjuncts to epidural anaesthesia for caesarean section.* Can Anaesth Soc J. 1982;31–4

297 Cormack R.S. et al.: *Respiratory effects and amnesia after premedication with morphine or lorazepam.* Br J Anaesth. 1977;49(4):351–61

298 Poon S. et al.: *Neonatal benzodiazepines exposure during breastfeeding.* J Pediatr. 20.12;448–51

299 Kelly L.E. et al.: *Neonatal benzodiazepines exposure during breastfeeding.* J Pediatr. 2012;448–51

300 Chaves R.G. et al.: *Association between duration of breastfeeding and drug therapy.* Asian Pac J Trop Dis. 2011;216–21

301 Charité Universitätsmedizin Berlin. Embryotox [Internet]. Einsehbar unter: http://www.embryotox.de. Zugegriffen: 24.01.2017

302 Sachs H.C., Committee on Drugs: *The transfer of drugs and therapeutics into human breast milk: an update on selected topics.* Pediatrics. 2013; e796–809

303 Bates S.M.et al.: *VTE, thrombophilia, antithrombotic therapy, and pregnancy: antithrombotic therapy and prevention of thrombosis.* 9th ed: American College of Chest Physicians EvidenceBased Clinical Practice Guidelines. Chest. 2012; e691S–e736S

304 Stergiakouli E. et al.: *Association of acetaminophen use during pregnancy with behavioral problems in childhood: evidence against confounding.* Jama Pediatr. 2016;964–70

305 Sachs H.C. et al.: *The transfer of drugs and therapeutics into human breast milk: an update on selected topics.* Pediatrics. 2013; e796–809

306 Dalal P.G. et al.: *Safety of the breast-feeding infant after maternal anesthesia.* Paediatr Anaesth. 2014;359–71

307 U.S. National Library of Medicine. T*he LactMed® database [Internet].* Available from: https://toxnet.nlm.nih.gov/newtoxnet/lactmed.htm. Zugegriffen: 02.01.2018

308 Cobb B. et al.: *Breastfeeding after anesthesia: a review for anesthesia providers regarding the transfer of medications into breast milk.* Transl Perioper Pain Med. 2015;1(2):1–7

309 Nassen C.A. et al.: *Anästhesie und Analgesie in der Stillperiode.* Anaesthesist. 2014;415–21

310 Datta S. et al.: *Clinical effects and maternal and fetal plasma concentrations of epidural ropivacaine versus bupivacaine for cesarean section.* Anesthesiology. 1995;82(6):1346–52

311 Lemas D.J. et al.: *Exploring the contribution of maternal antibiotics and breastfeeding to development of the infant microbiome and pediatric obesity.* Semin Fetal Neonatal Med. 2016;406–9

312 Lemas D.J. et al.: *Exploring the contribution of maternal antibiotics and breastfeeding to development of the infant microbiome and pediatric obesity.* Semin Fetal Neonatal Med. 2016;406–9

313 Nassen C.A. et al. *Anästhesie und Analgesie in der Stillperiode.* Anaesthesist. 2014;415–21

314 U.S. National Library of Medicine. The Lact-Med® database [Internet]. Available from: https://toxnet.nlm.nih.gov/newtoxnet/lactmed. htm. Zugegriffen: 02.01.2018

315 Kirsten R. et L.: *Clinical pharmacokinetics of vasodilators.* Part II. Clin Pharmacokinet. 1998;9–36

316 Charité Universitätsmedizin Berlin. Embryotox [Internet]. Einsehbar unter: http://www.embryotox.de. Zugegriffen: 24.01.2017

317 Wee C.E. et al.: *Understanding Breast Implant Illness, Before and After ExplantationA Patient-Reported Outcomes Study.* Ann Plast Surg. 2020 Jul; 85(Suppl): S82–S86

318 S3-Leitlinie: *Therapie entzündlicher Brusterkrankungen in der Stillzeit* (Memento des Originals vom 26. Februar 2015 im Internet Archive

319 Jahanfar S. et al.: *Antibiotics for mastitis in breastfeeding women.* Cochrane Database of Systematic Reviews. 2013, Issue 2. Art. No.: CD005458

320 Strauss A. et al.: *Sonographically guided percutaneous needle aspiration of breast abscesses – a minimal-invasive alternative to surgical incision.* Ultraschall in der Medizin (Stuttgart, Germany: 1980). Band 24, Nummer 6, Dezember 2003, S. 393–398

321 Rhiem K. et al.: *Risikofaktoren und Prävention des Mammakarzinoms.* Onkologe. Band 21, 2015, S. 202–210

322 https://www.br.de/nachrichten/wissen/zum-weltkrebstag-brustkrebs-haeufigste-krebsart-vor-lungenkrebs,SNwgK3e/ abgerufen am 6. Februar 2021

323 Katalinic A. et al.: *Epidemiologie Mammakarzinom.* Universität Lübeck, 2006. (krebsregister-sh. de (Memento vom 6. Oktober 2007 im Internet Archive)

324 Johnson J.H. et al.: *Incidence of breast cancer with distant involvement among women in the United States, 1976 to 2009. JAMA.* Band 309, Nummer 8, Februar 2013, S. 800–805

325 Antoniou A. et al.: *Average risks of breast and ovarian cancer associated with BRCA1 or BRCA2 mutations detected in case Series unselected for family history: a combined analysis of 22 studies.* Band 72, 2003, S. 1117–1130

326 Schmutzler Ra. et al.: *Das hereditäre Mammakarzinom: Genetik und Prävention.* Aktuelle Empfehlungen zur Therapie primärer und fortgeschrittener Mammakarzinome. (Hrsg. C. Thomssen für die Kommission Mamma der Arbeitsgemeinschaft Gynäkologische Onkologie e.V.). Zuckschwerdt-Verlag, 2007, ISBN 978-3-88603-916-6

327 Hemminki K. et al.: *Surveying germline genomic landscape of breast cancer.* Breast Cancer Res Treat. Band 113, 2009, S. 601–603

328 Wagenmann U.: *Familial breast cancer.* The Lancet. Band 358, 2001, S. 1389–1399

329 Schmutzler K. et al.: *Familiärer Brust- und Eierstockkrebs: Von der Forschung zur Regelversorgung.* Deutsches Ärzteblatt. Band 102, Nr. 50. Deutscher Ärzte-Verlag, 16. Dezember 2005, S. A-3486 / B-2948 / C-2461 (aerzteblatt.de)

330 Siegmund-Schultze N. et al.: *Hormontherapie und Brustkrebs: Ein Blick auf aktuelle Datenlage.* Deutsches Ärzteblatt. Band 105, Nr. 6. Deutscher Ärzte-Verlag, 8. Februar 2008, S. A-260/B-234/C-230

331 Straszewski J.: *Age at menarchy and breast cancer. Journal of the National Cancer Institute.* Band 47, 1971, S. 935

332 Trichopoulos D.: *Menopause and breast cancer risk. Journal of the National Cancer Institute.* Band 48, 1972, S. 605

333 Dwivedi S. N. et al.: *Reproductive factors and risk of breast cancer: A Review.* Indian Journal of Cancer. Band 51, Nr. 4, 1. Oktober 2014, ISSN 0019-509X, S. 571,

334 Ackermann-Liebrich U.: *Stillen als Prävention gegen Brustkrebs.* (Memento vom 24. Oktober 2007 im Internet Archive) infomed.org, November/Dezember 2002. Nach einer Veröffentlichung in The Lancet, 260/2002, S. 187–195

335 Beral V. et al.: *Breast cancer and abortion: collaborative reanalysis of data from 53 epidemiological studies, including 83.000 women with breast cancer from 16 countries.* The Lancet. 363/2004, S. 1007–1016

336 Fisher B. et al.: *Tamoxifen for prevention of breast cancer: Report of the National Surgical Adjuvant Breast and Bowel Project P-1 Study.* Journal of the National Cancer Instistute. Band 90, 1998, S. 1371–1388

337 Ramadhani M. K. et al.: Innate left handedness and risk of breast cancer: case-cohort study. BMJ (Clinical research ed.). Band 331, Nummer 7521, Oktober 2005, S. 882–883

338 Titus-Ernstoff L. et al.: *Left-handedness in relation to breast cancer risk in postmenopausal women.* Epidemiology (Cambridge, Mass.). Band 11, Nummer 2, März 2000, S. 181–184

339 Fritschi et al.: *Left-handedness and risk of breast cancer. Br J Cancer.* 97, 2007, S. 686–687

340 Geschwind N. et al.: *Cerebral lateralization. Biological mechanisms, associations, and pathology: I. A hypothesis and a program for research.* Archives of neurology. Band 42, Nummer 5, Mai 1985, S. 428–459

341 Roychoudhuri R. et al.: *Cancer and laterality: a study of the five major paired organs (UK).* Cancer Causes & Control 17, 2006, S. 655–662

342 Weiss H. A. et al.: *Laterality of breast cancer in the United States.* Cancer Causes & Control. 7, 1996, S. 539–543

343 Roychoudhuri R. et al.: *Cancer and laterality: a study of the five major paired organs (UK).* In: Cancer Causes & Control 17, 2006, S. 655–662

344 Nekolla E.: *Epidemiologie des strahleninduzierten Mammakarzinoms.* Dissertation, LMU München, 2004

345 Mettler F. A. et al.: *Benefits versus risks from mammography: a critical reassessment.* Cancer. Band 77, Nummer 5, März 1996, S. 903–909

346 Reynolds S. et al.: *Active smoking, household passive smoking, and breast cancer: evidence from the California Teachers Study.* Journal of the National Cancer Institute. Band 96, Nummer 1, Januar 2004, S. 29–37

347 Zubor P. et al.: *Breast cancer and Flammer syndrome: any symptoms in common for prediction, prevention and personalised medical approach?* EPMA Journal. Band 8, Nr. 2, 10. Apr 2017, S. 129–140

348 Smollich M. et al.: *On the role of endothelin-converting enzyme-1 (ECE-1) and neprilysin in human breast cancer.* Breast cancer research and treatment. Band 106, Nummer 3, Dezember 2007, S. 361–369

349 Lynch B. M. et al.: *Physical activity and breast cancer prevention.* Recent results in cancer research. Band 186, 2011, S. 13–42,

350 Women's Health Initiative, Gyne online, 4. Juni 2007 zitiert nach Brustkrebs-Risiko bei Übergewicht (Memento vom 11. Februar 2009 im Internet Archive)

351 Ganz P. A. et al.: *Nutrition and breast cancer.* Oncology (Williston Park) 1993 Dec;7(12):71-5; discussion 76, 79–80

352 Rose D. P.: *Dietary factors and breast cancer.* Cancer Surv 1986;5(3):671–87

353 Farvid M. S. et al.: *Dietary protein sources in early adulthood and breast cancer incidence: prospective cohort study.* BMJ (Clinical research ed.). Band 348, 2014, S. g3437

354 Karjicick R. A. et al.: *Insulin-like growth factor I (IGF-I), IGF-binding proteins, and breast cancer.* Cancer Epidemiol Biomarkers Prev. *2002 Dec;11(12):1566-73*

355 Muti P. et al.: *Fasting glucose is a risk factor for breast cancer: a prospective study.* Cancer Epidemiol Biomarkers Prev 2002 Nov;11(11):1361-8

356 Solberg A. S. et al.: *Serum high-density lipoprotein cholesterol, metabolic profile, and breast cancer risk.* J Natl Cancer Inst 2004 Aug 4;96(15):1152-60

357 Women's Health Initiative, Gyne online, 4. Juni 2007 zitiert nach Brustkrebs-Risiko bei Überge-

wicht (Memento vom 11. Februar 2009 im Internet Archive)

358 Aceves C. et al.: *Is iodine a gatekeeper of the integrity of the mammary gland?* Journal of Mammary Gland Biology and Neoplasia. Band 10, Nr. 2, April 2005, S. 189–196,

359 Memento vom 30. September 2007 in Internet Archive: *Sonnenmangel fördert Krebs!* () (PDF; 2,0 MB). Medical Tribune. 42. Jg., Nr. 23, 8. Juni 2007, S. 21

360 Lappe J.M. et al.: *Vitamin D and calcium supplementation reduces cancer risk: results of a randomized trial.* The American journal of clinical nutrition. 85/2007, S. 1586–1591

361 Wakai K. et al.: *Dietary intakes of fat and fatty acids and risk of breast cancer: a prospective study in Japan.* Cancer Science. Band 96, Nummer 9, September 2005, S. 590–599

362 Gago-Dominguez et al.: *Opposing effects of dietary n-3 and n-6 fatty acids on mammary carcinogenesis: The Singapore Chinese Health Study.* British Journal of Cancer. Band 89, Nummer 9, November 2003, S. 1686–1692

363 Zheng U. S. et al.: *Intake of fish and marine n-3 polyunsaturated fatty acids and risk of breast cancer: meta-analysis of data from 21 independent prospective cohort studies.* BMJ (Clinical research ed.). Band 346, 2013, S. f3706

364 *Impact of Soy Foods on the Development of Breast Cancer and the Prognosis of Breast Cancer Patients.* Abgerufen am 28. Februar 2021

365 Qiu S. et al.: *Soy and isoflavones consumption and breast cancer survival and recurrence: a systematic review and meta-analysis.* In: European Journal of Nutrition. Band 58, Nr. 8, Dezember 2019, ISSN 1436-6215, S. 3079–3090,

366 Wei Y. et al.: *Soy intake and breast cancer risk: a prospective study of 300,000 Chinese women and a dose-response meta-analysis.* European Journal of Epidemiology. Band 35, Nr. 6, Juni 2020, ISSN 1573-7284, S. 567–578

367 Miller A. B. et al.: *Twenty five year follow-up for breast cancer incidence and mortality of the Canadian National Breast Screening Study: randomised screening trial.* BMJ (Clinical research ed.). 348, 11. Februar 2014, ISSN 1756-1833, S. g366

368 Aiello E. J. et al.: *Rate of breast cancer diagnoses among postmenopausal women with self-reported breast symptoms.* The Journal of the American Board of Family Practice / American Board of Family Practice. Band 17, Nummer 6, Nov–Dez 2004, S. 408–415

369 Thomas D. B. et al.: *Randomized trial of breast self-examination in Shanghai: final results.* Journal of the National Cancer Institute. Band 94, Nummer 19, Oktober 2002, S. 1445–1457

370 Kösters J.P. et al.: *Regular self-examination or clinical examination for early detection of breast cancer.* Cochrane Database Syst Rev. 2/2003, Art. CD003373

371 Agency for Healthcare Research and Quality: *Screening for Breast Cancer.* (Memento vom 5. Januar 2007 im Internet Archive) vom Februar 2002, abgerufen am 27. November 2009

372 Ringash J. and the Canadian Task Force on Preventive Health Care: *Preventive health care, 2001 update: screening mammography among women aged 40–49 years at average risk of breast cancer.* Memento vom 2. Januar 2007 im Internet Archive) Abgerufen am 27. Dezember 2009

373 Patientenbroschüre zur AWMF-Leitlinie (077/001) „Brustkrebs-Früherkennung" der Deutschen Krebsgesellschaft und der Deutschen Krebshilfe Früherkennung bei Brustkrebs – *Eine Entscheidungshilfe für Frauen* (PDF) abgerufen am 12. November 2018

374 Patientenbroschüre zur AWMF-Leitlinie (077/001) *„Brustkrebs-Früherkennung" der Deutschen Krebsgesellschaft und der Deutschen Krebshilfe Früherkennung bei Brustkrebs – Eine Entscheidungshilfe für Frauen* (PDF) abgerufen am 12. November 2018

375 *MR-Tomographie findet mehr Tumore.* Curado. de. 29. März 2007, abgerufen am 27. Dezember 2014

376 Pressemitteilung Universitätsklinikum Heidelberg, 21. Februar 2019. Abgerufen am 21. Februar 2019

377 Dahl E.: *Diagnostik: Liquid Biopsy – Status 2016.* Dtsch Ärztebl 2016; 113(39)

378 Dahl E. et al.: *Chancen und Risiken der blutbasierten molekularpathologischen Analytik zirkulierender Tumorzellen (CTC) und zellfreier DNA (cfDNA) in der personalisierten Krebstherapie. Eine Stellungnahme des Arbeitskreises „Liquid Biopsy" der AG Molekularpathologie in der Deutschen Gesellschaft für Pathologie (DGP).*

Der Pathologe 2015, DOI 10.1007/s00292-014-2069-x

379 Garcia-Murillas I. et al.: *Mutation tracking in circulating tumor DNA predicts relapse in early breast cancer.* Sci Transl Med 2015; 7: 302ra133 http://stm.sciencemag.org/content/7/302/302ra133

380 Baltzer J. et al.: *Praxis der gynäkologischen Onkologie – Praxis der Frauenheilkunde.* 2. Auflage. Band 3, Georg Thieme Verlag, 2000, *ISBN 3-13-109912-7*, S. 296

381 S3-Leitlinie Früherkennung, Diagnostik, Therapie und Nachsorge des Mammakarzinoms der 2020. In: AWMF online

382 Goldhirsch A. et al.: *Progress and promise: highlights of the international expert consensus on the primary therapy of early breast cancer 2007.* Annals of Oncology. Band 18, Nummer 7, Juli 2007, S. 1133–1144

383 Carey L.A. et al.: *Race, breast cancer subtypes, and survival in the Carolina Breast Cancer Study.* JAMA. Band 295, Nummer 21, Juni 2006, S. 2492–2502

384 Eckert N. et al.: *Mammakarzinom: Mehr Gewissheit für die Therapie.* Dtsch Arztebl. Band 116, Nr. 29-30, 2019, S. A-1373 / B-1135 / C-1119

385 S3-Leitlinie Früherkennung, Diagnostik, Therapie und Nachsorge des Mammakarzinoms der 2020. AWMF online

386 Travis K.: *Bernard Fisher reflects on a half-century's worth of breast cancer research. Journal of the National Cancer Institute.* Band 97, Nummer 22, November 2005, S. 1636–1637

387 Janni W. et al.: *Zertifizierte medizinische Fortbildung: Therapie des primären, invasiven Mammakarzinoms.* Deutsches Ärzteblatt. Band 102, Nr. 41. Deutscher Ärzte-Verlag, 14. Oktober 2005, S. A-2795 / B-2360 / C-2226

388 Hartsell W.F. et al.: *Should multicentric disease be an absolute contraindication to the use of breast-conserving therapy? Int J Radiat Oncol Biol Phys* 30, 1994, S. 49–53

389 Gentilini O. et al.: *Conservative surgery in patients with multifocal/multicentric breast cancer.*

Breast cancer research and treatment. Band 113, Nummer 3, Februar 2009, S. 577–583

390 Kühn T. et al.: *Sentinel-Node-Biopsie beim Mammakarzinom.* (PDF). *Geburtsh Frauenheilk.* Band 63, 2003, S. 835–840

391 Cavallo B. et al.: *Clinical Experience in Noninvasive Treatment of Focal Breast Cancer with Magnetic Resonance Guided High Intensity Focused Ultrasound* (MRgFUS). Journal of Therapeutic Ultrasound 2(Suppl 1), December 2014:A16-A16

392 Mills E. et al.: *Melatonin in the treatment of cancer: a systematic review of randomized controlled trials and meta-analysis.* J Pineal Res. 2005 Nov;39(4):360-6

393 https://www.ccc.ac.at/news/singleview/neue-therapieoption-reduziert-rueckfallrisiko-bei-her2-positivem-brustkrebs-signifikant/7a6f69ab17c63442bb4f135f42dc88e8/, zuletzt abgerufen am 22.04.2021

394 Cassileth B.: *Gerson regimen.* Oncology (Williston Park) 2010 Feb;24(2):201

395 Gerson M.: *The cure of advanced cancer by diet therapy: a summary of 30 years of clinical experimentation.* Physiol Chem Phys 1978;10(5):449-64

396 Darby S.C. et al.: *Risk of ischemic heart disease in women after radiotherapy for breast cancer.* The New England Journal of Medicine. Band 368, Nummer 11, März 2013, S. 987–998

397 Janni W. et al.: *Zertifizierte medizinische Fortbildung: Therapie des primären, invasiven Mammakarzinoms. Deutsches Ärzteblatt.* Band 102, Nr. 41. *Deutscher Ärzte-Verlag,* 14. Oktober 2005, S. A-2795/B-2360/C-2226

398 von Minckwitz G.: *For The Breast Commission of the German Gynaecological Oncology Working Group (AGO). Evidence-based treatment of metastatic breast cancer – 2006 recommendations by the AGO Breast Commission.* Eur J Cancer. Band 42, 2006, S. 2897–2908

399 Hayes H.F. et al.: *Tamoxifen: Dr. Jekyll and Mr. Hyde? Journal of the National Cancer Institute.* Band 96, Nummer 12, Juni 2004, S. 895–897

Stichwortverzeichnis

193

Wir danken der berühmten Violonistin Dominique Lemonnier-Désplat und Herrn Xavier Forcioli für die Finanzierung der Herstellung dieses Buches.

« Avec le soutien de Galilea Music »

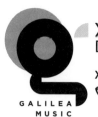

Xavier Forcioli
Directeur de production

xavier@galileamusic.com
☎ +33 (0)6 48 21 82 29

GALILEA
MUSIC